新东方烹饪教育 组编

婴幼儿营养膳食

YINGYOUER　　YINGYANG SHANSHI

中国人民大学出版社
·北京·

本书编委会名单

编委会主任 许邵兵

编委会副主任 金晓峰 姜海波 吴 莉

编委会成员（排名不分先后）

汪 俊 王允明 朱咸龙 柯国君 周后超 卢 洋

李紫芬 徐 婷 聂学奎 张黔发 陈怡福 易兴平

前 言

孩子的健康和教育是家庭的首位，孩子在婴幼儿时期的营养问题尤为重要，此时期造成的问题将会影响孩子的认知发育，导致不可逆转的伤害。全球每年死亡的 5 岁以下儿童中大约有 50% 是直接或间接地由营养不良造成的，其中 2/3 以上与出生后第一年的喂养不当有关。婴幼儿时期的营养不良可导致近期和远期的不良后果，近期表现为体格和智力发育迟缓、患病率和死亡率增加，远期后果为影响儿童智力潜能的发挥、学习和工作能力下降、生殖能力及患慢性疾病的危险性增加。

婴幼儿时期喂养主要包括母乳喂养、辅助食品（以下简称"辅食"）添加及辅食营养补充、特殊情况下的喂养指导等。世界卫生组织推荐的婴幼儿最佳喂养方式为从出生到 6 月龄采用纯母乳喂养，此阶段是婴幼儿生长的重要基础。此后继续母乳喂养至 2 岁或 2 岁以上，同时自婴儿 6 月龄开始，及时、合理、适量且安全地添加辅食和进行辅食营养补充，以满足婴幼儿的营养需求。婴幼儿时期的合理喂养，是控制和降低营养不良的关键措施。

本书按照《中国儿童发展规划纲要（2021—2030）》的总体目标和《婴幼儿喂养全球战略》的总体规划，以 2022 年中国营养学会组织编写的《中国婴幼儿喂养与营养指南》为指导纲领编写而成。希望此书能给父母提供一些参考和依据，以达到保障婴幼儿健康、促进婴幼儿生长发育的目的。

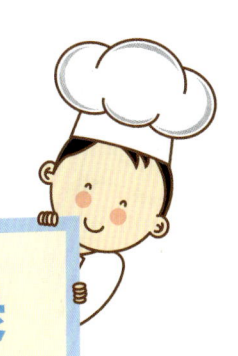

目 录

第一章
婴幼儿营养概述
第一节　营养概述 ……………………………………… 2
第二节　六大营养素 …………………………………… 4

第二章
母乳保护及哺乳期婴幼儿喂养
第一节　母乳喂养的好处 ……………………………… 10
第二节　母乳不足时的替代方法 ……………………… 10
第三节　如何保证充足的母乳 ………………………… 11
第四节　正确的母乳喂养方法 ………………………… 12

第三章
6月龄婴儿泥糊状辅食制作
6+1 天　米粉调制 ……………………………………… 17
6+2 天　米粉调制 ……………………………………… 18
6+3 天　米粉调制 ……………………………………… 19
6+4 天　米粉 + 土豆泥 ………………………………… 20
6+5 天　米粉 + 土豆泥 ………………………………… 21
6+6 天　米粉 + 胡萝卜泥 ……………………………… 22
6+7 天　米粉 + 胡萝卜泥 ……………………………… 23

6+8 天	米粉 + 南瓜泥	24
6+9 天	米粉 + 南瓜泥	25
6+10 天	米粉 + 紫薯泥	26
6+11 天	米粉 + 紫薯泥	27
6+12 天	米粉 + 红薯泥	28
6+13 天	米粉 + 红薯泥	29
6+14 天	米粉 + 红枣泥	30
6+15 天	米粉 + 红枣泥	31
6+16 天	米粉 + 红枣泥 + 红薯泥	32
6+17 天	米粉 + 黑芝麻核桃酱	33
6+18 天	米粉 + 黑芝麻核桃酱	34
6+19 天	米粉 + 山药泥	35
6+20 天	米粉 + 山药泥	36
6+21 天	米粉 + 紫甘蓝泥	37
6+22 天	米粉 + 紫甘蓝泥 + 黑芝麻核桃酱	38
6+23 天	米粉 + 白菜泥	39
6+24 天	米粉 + 白菜泥 + 黑芝麻核桃酱	40
6+25 天	米粉 + 苹果泥	41
6+26 天	米粉 + 苹果泥	42
6+27 天	米粉 + 香蕉泥	43
6+28 天	米粉 + 香蕉泥	44
6+29 天	米粉 + 牛油果泥	45
6+30 天	米粉 + 牛油果泥	46

第四章

7 至 9 月龄婴儿泥状、碎末状辅食制作

山药苹果泥 ······ 49
山药红枣泥 ······ 50

西葫芦泥 ……………………………………… 51

瓢儿白泥 ……………………………………… 52

草莓西芹米粉糊 ……………………………… 53

黄瓜胡萝卜米粉糊 …………………………… 54

圣女果胡萝卜糊 ……………………………… 55

黄瓜雪梨米粉糊 ……………………………… 56

橙子红薯米粉糊 ……………………………… 57

蓝莓葡萄米粉糊 ……………………………… 58

哈密瓜木瓜泥 ………………………………… 59

猕猴桃豌豆米粉糊 …………………………… 60

玉米南瓜粥 …………………………………… 61

玉米豌豆粥 …………………………………… 62

南瓜豌豆粥 …………………………………… 63

菠菜粥 ………………………………………… 64

小米蛋黄粥 …………………………………… 65

香菇粉 ………………………………………… 66

猪肝粉 ………………………………………… 67

虾皮粉 ………………………………………… 68

鸡肉粉 ………………………………………… 69

猪肝芝麻粥 …………………………………… 70

山药蛋黄粒粒面 ……………………………… 71

西兰花香菇粒粒面 …………………………… 72

冬瓜虾滑星星面 ……………………………… 73

山药紫薯浓汤星星面 ………………………… 74

香菇鸡肉碎碎面 ……………………………… 75

西红柿鸡蛋碎碎面 …………………………… 76

时蔬肉末蝴蝶面 ……………………………… 77

丝瓜猪肉蝴蝶面 ……………………………… 78

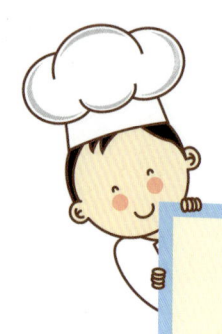

第五章

10 至 12 月龄婴儿碎块状、指状辅食制作

黄瓜瘦肉粥	81
南瓜百合粥	82
豆腐鳕鱼燕麦粥	83
土豆虾仁粥	84
奶香蒸蛋	85
枇杷蒸蛋	86
虾仁蒸蛋	87
银耳雪梨羹	88
蛋黄猪肉饭团	89
鲜虾什锦饭团	90
紫薯山药饭团	91
杂蔬海苔饭团	92
番茄肉酱面	93
青菜番茄面片汤	94
芹菜牛肉小水饺	95
虾仁马蹄小水饺	96
香菇鸡肉小抄手	97
什锦小抄手	98
鲜肉香菇小馄饨	99
鳕鱼杂蔬小馄饨	100
山药手指条	101
奶香南瓜条	102
土豆一口酥	103
米粉手指饼干	104
西兰花鳕鱼小香肠	105
鲜虾玉米肠	106

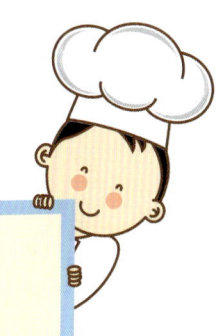

鸡肉胡萝卜香肠……107

秋葵酿虾……108

土豆猪肉酥条……109

香煎蔬菜鲜虾饼……110

第六章
13至24月龄幼儿条块、球块状辅食制作

汤品……113

奶香金手指……114

旺仔馒头……115

紫薯馒头……116

奶黄包……117

银耳雪梨松饼……118

香甜玉米饼……119

香菇豆腐饼……120

菌香牛肉饼……121

南瓜核桃饼……122

火龙果米粉糕……123

玉米发糕……124

蔬菜小蒸包……125

迷你小汤圆……126

香菇猪肉蒸蛋饺……127

葱香小饼干……128

黄油香蕉酥……129

燕麦菠菜鱼丸……130

香菇猪肉丸……131

番茄牛肉丸……132

鲜虾丸……133

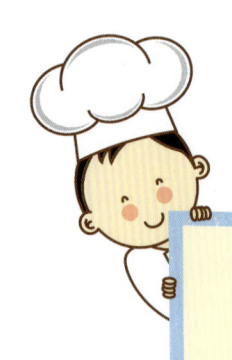

第七章

25至36月龄幼儿条块、球块状、营养餐食搭配制作

水果绿豆沙	137
火龙雪媚娘	138
苹果甜甜圈	139
青提造型三件	140
毛毛虫	140
小虫子	141
小兔子	142
猕猴桃造型三件	143
小雏鸡	143
小乌龟	144
仙人掌	145
西瓜造型三件	146
小螃蟹	146
小恐龙	147
圣诞树	148
哈密瓜造型三件	149
小蜗牛	149
小蜻蜓	150
小爱心	151
香蕉造型三件	152
小乌云	152
小羊	153
椰子树	154
柑橘造型三件	155
猫头鹰	155
幼崽象	156

小猪……………………………………………………157
蛋皮菊花（便当附件造型）……………………158
豆角猪肝焖饭……………………………………159
鲍汁捞饭…………………………………………160
八宝拌面…………………………………………161
肉松寿司…………………………………………162
南瓜焖饭…………………………………………163
香菇焖饭…………………………………………164
饭团造型—兔子…………………………………165
饭团造型—小鸡…………………………………166
黄瓜鹌鹑蛋………………………………………167
肉末土豆丸子……………………………………168
糖醋里脊…………………………………………169
咖喱鸡肉…………………………………………170
番茄土豆炖牛腩…………………………………171
蒜香西兰花………………………………………172
蜜汁鸡翅…………………………………………173
营养套餐搭配视图1……………………………174
营养套餐搭配视图2……………………………174
营养套餐搭配视图3……………………………175

参考文献………………………………………176

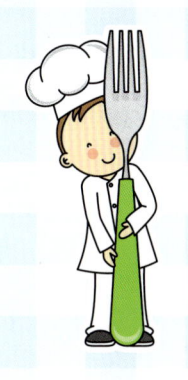

第一章
婴幼儿营养概述

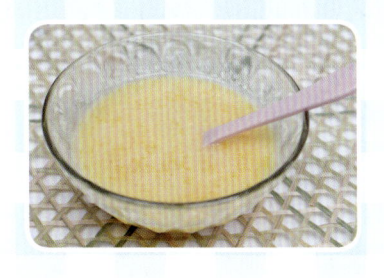

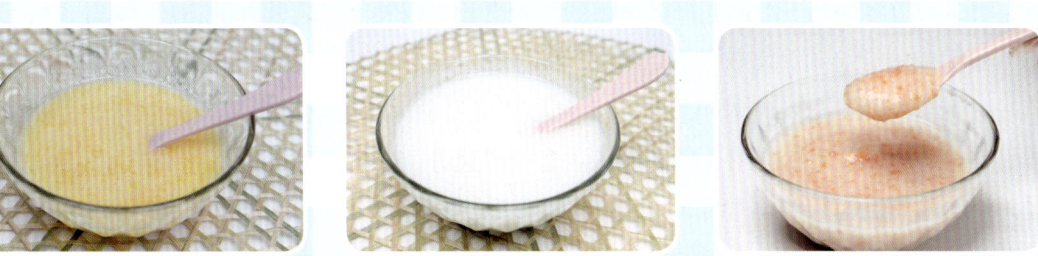

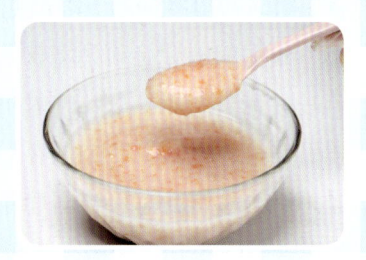

营养是人类优生学的基础。全球每年死亡的 5 岁以下儿童中有 50% 是直接或间接地由营养不良造成的，其中 2/3 以上与出生后第一年的喂养不当有关。有研究表明婴幼儿营养不良会影响到孩子的生长发育。

人体所需营养素可分为水、无机盐、碳水化合物、脂肪、蛋白质、维生素、膳食纤维，七大类营养素对人体非常重要，特别是婴幼儿的成长，例如孩子长期缺钙会导致出现骨骼生长缓慢、个子不高等情况，严重时还会造成外形缺陷。

第一节 营养概述

营养是人体为了满足机体生长发育、组织更新和良好健康状态等正常生理、生长和免疫功能的需要，从外界摄入、消化、吸收、代谢和利用食物中养分的生物学过程。一切营养物质的摄入都是为了维持人体的生长发育。

生长是指整个身体和器官可以用度量衡测量出来的变化，发育是指细胞组织、器官和系统功能的成熟。生长发育包含机体质和量两个方面发育过程的动态变化。机体发育是家长肉眼可见的，特别是婴儿出生后 0～6 个月可明显看出婴儿的成长，所以婴儿在 0～6 个月期间需要大量的营养素摄入，而母乳中含有充足的能量和营养素，能为孩子提供适量、合理的蛋白质、脂肪、乳糖、维生素、铁和其他矿物质、酶和水，而且母乳中这些营养素更容易消化吸收。它可以为 6 个月以下的孩子提供所需要的全部营养，为 6～12 个月的孩子提供一半的营养，为 12～24 个月的孩子提供 1/3 的营养。对于 6 个月后的婴幼儿，辅食是母乳喂养期间给予婴幼儿母乳之外的其他食物，以补充母乳营养的不足。

添加的辅食必须是富含营养的食物，而且要数量充足，以保障和促进婴幼儿的健康和生长发育。同时，母乳喂养仍然是营养素和某些保护因子的重要来源，在添加辅食期间仍要做好母乳喂养。下面介绍人体需要的主要营养成分。

（1）核苷酸可以提高婴儿的免疫力，可以增强身体的抵抗力，能促进肠道有益菌群生长，改善肠道功能，减少腹泻的发生，有助于铁质的吸收，防止宝宝贫血。

（2）藻类 DHA 能够促进宝宝神经系统及视力的发育。DHA 又叫脑黄金，同时又叫二十二碳六烯酸。目前主要有鱼油 DHA 与藻类 DHA，藻类 DHA 比鱼油 DHA 的纯度更高，没有鱼腥味。

（3）双歧杆菌是人体内重要的益生菌，可以增强宝宝体内免疫功能，保护宝宝肠胃健康，刺激肠道蠕动防止便秘。双歧杆菌增殖因子也叫低聚果糖，是能够快速繁殖双歧杆菌，并能抑制有害菌。其可溶于水，促进肠道吸收。

（4）亚油酸是人体不能合成的必须由食物供给的必需脂肪酸。其可降低胆固醇，对糖尿病也有预防作用；可预防心肌梗死的发生；促进宝宝生长，防止宝宝体重过轻；有保护宝宝肝脏的作用。

（5）乳清蛋白易消化、易吸收，有抗衰老，提高免疫力的功能。

（6）亚麻酸有保护血管、心脏的功能。

（7）左旋肉碱是一种特殊的氨基酸，有利于促进脂肪的新陈代谢，可以预防婴儿虚胖。

（8）活性免疫球蛋白（Ig）是新生儿免疫之源。可提高宝宝免疫力，改善肠胃功能。

（9）视黄醇可使眼睛明亮，皮肤柔润，能减少皮脂溢出并保持皮肤的弹性，防止皮肤衰老。

（10）花生四烯酸（又叫 AA 或 ARA），可促进宝宝大脑和视力的发育。

（11）酪蛋白磷酸肽（又叫 CPP）能有效地促进钙、铁、锌等矿物质的吸收利用。

（12）胆碱，可促进脑部发育，是形成宝宝记忆的重要物质之一，可以提高宝宝记忆力。

（13）烟酸，是维生素 B 族中最稳定的维生素，烟酸缺乏可导致糙皮病，典型症状是皮炎。

（14）胡萝卜素，具有解毒作用，能抗氧化，延缓衰老。

（15）维生素 A，缺乏维生素 A 时则易患夜盲症。维生素 A 能促进儿童的正常生长发育，缺乏它时可引起生殖功能衰退，骨骼成长不良及生长发育受阻。维生素 A 还可提高宝宝免疫力。

（16）维生素 C 有保护细胞和抗衰老作用。最典型的维生素 C 缺乏症是坏血症，患者毛细血管易出血，牙龈发炎。

（17）维生素 D 的主要作用是调节钙、磷代谢，促进肠内钙、磷吸收和骨质钙化，维持血钙和血磷的平衡。其可以预防儿童的佝偻病及老年人的骨质疏松。

（18）维生素 E 能抗氧化，延缓衰老，增强肝脏的解毒功能。例如，女士维 E 补铁奶粉中加入了高含量的维生素 E，它能清除代谢中部产物过氧化自由基，阻止脂质过氧化，从而起到滋润皮肤、清除色斑及提高免疫力的作用。

（19）维生素 B1 可促进宝宝的成长和发育，保持神经、肌肉、心脏的正常功能，能防治脚气病，改善精力。缺乏维生素 B1 容易疲劳、情绪低落、记忆力差、肌肉无力、精力不集中等及患脚气病。

（20）维生素 B2 可促进脂肪和蛋白质的分解，防止动脉硬化的作用。

（21）维生素 B6 与铁是制造红血胞的主要物质，可防止宝宝贫血，能促进胰岛素的合成。维生素 B6 不足，胰岛素就不能在人体内合成，其是糖尿病患者必不可少的维生素。

（22）叶酸又叫维生素 B9，可避免流产和防止宝宝畸形美白肌肤，让皮肤更有光泽，弹性。

（23）钙是人体内含量最多的一种矿物质。缺钙会造成骨质疏松及抽筋。钙离子可以帮助燃烧脂肪。

（24）铁是构成细胞的原料。人体缺铁时的主要表现为面色苍白、全身无力、易疲劳、头晕、气促、心跳过速等缺铁性贫血症状（亦称营养性贫血）。

（25）锌可以帮助细胞分裂繁殖，可以增强大脑细胞的活力，维护大脑正常功能。

（26）硒有抗化学致癌功能。缺硒会诱发肝坏死，也可能诱发心血管疾病。

（27）碘是人体不能缺乏的主要无机盐之一，可促进宝宝的新陈代谢和生长发育。人体缺碘后，甲状腺就不能制造出足够的甲状腺素，会引起地方性甲状腺肿大，可能导致幼儿身材矮小、智力低下、语言不清等。

（28）牛磺酸能促进大脑和视力的发育，有利于儿童智力发展。体内若缺乏牛磺酸，可能导致好动，注意力不集中，学习效率和学习成绩难以提高，视网膜功能紊乱，容易患近视。

（29）卵磷脂可促进脑部功能，防止高血压。

第二节 六大营养素

一、水

水是人体组织的重要组成部分，特别是婴儿时期，婴儿体内水分占体重的70%～75%，高于成人（占体重的60%～65%）。由于婴幼儿的自身调节能力有限，故易发生严重失水。水是构成细胞和体液的重要组成部分，其构成人体的内环境，参与人体的新陈代谢过程，使各种生理生化反应能够顺利进行。水通过吸收代谢过程中产生的能量，可调节人体体温；器官、关节、胸腔、胃肠道中的水分发挥着润滑作用。婴幼儿在缺水时容易出现心情烦躁啼哭不停，皮肤出现干裂无光泽等，严重时婴儿会出现嗓子嘶哑等，极度缺水时甚至危及生命。新生婴儿一般情况不会缺水，但在特殊地区与特殊天气应适当给婴儿补充水分，但也不可盲目为新生儿补充水分。

二、碳水化合物

碳水化合物又叫糖，是生命细胞结构的主要成分及主要供能物质，有调节细胞活动的重要功能。机体中碳水化合物的存在形式主要有三种：葡萄糖、糖原和含糖的复合物。碳水化合物的生理功能与其摄入食物的碳水化合物种类和在机体内存在的形式有关。膳食碳水化合物是人类获取能量的最经济和最主要的来源；碳水化合物是构成机体组织的重要物质，并参与细胞的组成和多种活动；此外还有节约蛋白质、抗生酮、解毒和增强肠道功能的作用。婴幼儿时期碳水化合物的主要来源为谷类、蔬菜、水果、奶制品等。婴幼儿时期不用刻意让孩子摄入过多的糖，日常的食物即可满足婴儿日常所需，如需特别添加多以粗粮为主，因为其也可改善婴幼儿肠道。

三、维生素

维生素又名维他命，是维持人体生命的重要物质，更是保持人体健康的重要活性物质。虽然维生素不能为人体提供能量且含量极少，但是维生素的作用主要是参与机体代谢的调节。维生素是人体必不可缺的一类营养素，但是人体又不能合成或者合成量达不到人体所需的量，缺乏时会对婴儿的生长发育及身体健康造成极大的影响。维生素可分为脂溶性维生素和水溶性维生素。

（一）脂溶性维生素

（1）维生素 A，又叫抗干眼病维生素，亦称美容维生素。其并不是单一的化合物，而是一系列视黄醇的衍生物，别称抗干眼病维生素，多存在于鱼肝油、动物肝脏、绿色蔬菜中。缺少维生素 A 易患夜盲症，角膜干燥症，皮肤干燥，脱屑。

（2）维生素 D，钙化醇，脂溶性。亦称为骨化醇、抗佝偻病维生素，主要有维生素 D2，即麦角钙化醇和维生素 D3。这是唯一一种人体可以少量合成的维生素。缺乏时会造成儿童的佝偻病、成人的骨质疏松症。其多存在于鱼肝油、蛋黄、乳制品、酵母中。

（3）维生素 E，又叫抗衰老维生素，生育酚，脂溶性维生素。主要有 α、β、γ、δ 四种，缺乏会导致不育、流产、肌肉性萎缩等。其多存在于鸡蛋、肝脏、鱼类、植物油中。

（4）维生素 K，萘醌类，脂溶性，是一系列萘醌的衍生物的统称，主要有天然的来自植物的维生素 K1、来自动物的维生素 K2 及人工合成的维生素 K3 和维生素 K4。其又被称为凝血维生素，多存在于菠菜、苜蓿、白菜、动物肝脏中。

（二）水溶性维生素

（1）维生素 B1，硫胺素，又称抗脚气病因子、抗神经炎因子等，是水溶性维生素。在生物体内通常以硫胺焦磷酸盐（TPP）的形式存在。缺乏时会造成儿童的佝偻病，成人的骨质疏松症。其多存在于酵母、谷物、肝脏、大豆、肉类中。

（2）维生素 B2，又叫核黄素，也被称为维生素 g，多存在于酵母、肝脏、蔬菜、蛋类中。缺少维生素 B2 易患口腔溃疡、皮炎、口角炎、舌炎、唇裂症、角膜炎等。

（3）维生素 B4（腺嘌呤、氨基嘌呤）又叫胆碱由，现在已经不将其视为真正的维生素。其在蛋类、动物的脑、啤酒酵母、麦芽、大豆卵磷脂中的含量较高。

（4）维生素 C，抗坏血酸维生素。亦称为抗坏血酸。缺乏时会出现抵抗力下降的情况。其多存在于新鲜蔬菜、水果中。

（三）注意事项

日常在给婴幼儿添加维生素时应注意维生素的性质以免造成维生素吸收不完全，应当根据维生素性质采用科学的方法为孩子添加维生素。在空腹时尽量不要给孩子服用维生素，这样会在人体还来不及吸收利用之前就从粪便中排出。如维生素 A 等脂溶性维生素，只有溶于脂肪中才能被胃肠黏膜吸收，宜饭后服用，能够较完全地被人体吸收。另在为孩子添加时，注意维生素会与一些食物相互影响。

（1）维生素 A，服用维生素 A 时需忌酒精。维生素 A 的主要功能是将视黄醇转化为视黄醛，而乙醇在代谢过程中会抑制视黄醛的生成，严重影响视循环和男性精子的生成功能。

（2）维生素 AD，服用维生素 AD 时忌粥。粥又称米汤，含脂肪氧化酶，能溶解和破坏脂溶性维生素，导致维生素 A 和维生素 D 流失。

（3）维生素 B1，蛤蜊和鱼类中含有一种能破坏维生素 B1 的硫胺类物质，因此服用维生素 B1 时应忌食鱼类和蛤蜊。

（4）维生素 B2，高纤维类食物可增加肠蠕动，并加快肠内容物通过的速度，从而降低维生素 B2 的吸收率；高脂肪膳食会提高维生素 B2 的需要量，从而加重维生素 B2 的缺乏。因此，服用维生素 B2 时应忌食高脂肪食物和高纤维类食物。

（5）维生素 B6，食物中的硼元素与人体内的消化液相遇后，若再与维生素 B6 结合，会形成络合物，从而影响维生素 B6 的吸收和利用。因此，服用维生素 B6 时应忌食含硼食物。一般含硼丰富的食物有黄瓜、胡萝卜、茄子等。

四、无机盐

无机盐是指人体除炭、氢、氧氮主要以有机化合物形式存在外的其余各种元素，统称为无机盐，又叫矿物质。无机盐主要分为常量元素和微量元素，常量元素是指占人体体重大于 0.01%（在人体中含量大于 5g）的元素，常量元素包括钙、磷、钠、镁、氯和硫六种。微量元素是指其含量占人体体重小于 0.01 的元素，称为微量元素。无机盐在人体内的分布极不均匀。例如钙和磷绝大部分存在骨和牙等硬组织中。无机盐对组织和细胞的结构很重要，硬组织如骨骼和牙齿，大部分是由钙、磷和镁组成，而软组织含钾较多。体液中的无机盐离子可调节细胞膜的通透性，控制水分，维持正常渗透压和酸碱平衡，帮助运输普通元素到全身，参与神经活动和肌肉收缩等。有些是构成酶的辅基、激素、维生素、蛋白质和核酸的成分，或作为多种酶系统的激活剂，参与许多重要的生理功能。例如，保持心脏和大脑的活动，帮助抗体形成，对人体发挥有益的作用。由于新陈代谢，每天都有一定数量的无机盐从各种途径排出体外，因而必须通过膳食予以补充。无机盐的代谢可以通过分析血液、头发、尿液或组织中的浓度来判断。在人体内无机盐的作用相互关联。在合适的浓度范围有益于人和动植物的健康，缺乏或过多都能致病，而疾病又影响其代谢，往往增加其消耗量。

五、脂类

脂类是油、脂肪、类脂的总称。食物中的油脂主要是油、脂肪，一般把常温下是液体的称作油，而把常温下是固体的称作脂肪。其是人体内必不可缺的营养素之一，更是人体的重要组成部分，具有储存和供给能量的作用。脂肪具有很强的能量储存能力。脂肪更是保护人体内脏的重要组成部分，人体各器官都有脂肪形成的生物膜，这些生物膜包裹在人体各个器官上，可减少各器官之间的摩擦从而达到保护人体器官的作用。人体皮下储存的脂肪可起到绝热的作用，减少人体热量的散发，可维持人体的正常体温。脂类参与维生素的消化吸收，部分维生素需要在脂肪的参与下完成消化吸收。脂类中的胆固醇是人体合成胆汁和类固醇激素的重要物质。脂类是人体所需必须脂肪酸的重要来源，必需脂肪酸是促进机体生长发育和合成前列腺素必不可缺的物质，缺乏时会出现由水代谢严重紊乱引起的湿疹病变，婴儿时期表现特别明显。

（一）必需脂肪酸生理功能

（1）必需脂肪酸是构成动物机体细胞线粒体和细胞膜的重要组成成分，参与磷脂的合成，缺乏时，将影响磷脂代谢，使生物膜磷脂含量降低而导致结构异常，从而引发许多病变，如皮肤出现因水代谢严重紊乱引起的湿疹，血管壁因脆性增强易于破裂出血等。

（2）与胆固醇代谢有密切关系。胆固醇只有与必需脂肪酸结合才能在动物体内运转；若缺乏必需脂肪酸，胆固醇将完全与饱和脂肪酸形成难溶性胆固醇脂，从而影响胆固醇正常转化而导致动物机体代谢异常。

（3）必需脂肪酸在动物体内可代谢转化为一系列长链多不饱和脂肪酸，这些多不饱和脂肪酸可形成强抗凝结因子，它们具有显著抗血栓形成和抗动脉粥样硬化的作用。

（4）必需脂肪酸与精子生成有关。日常长期缺乏，易产生第二性征发育迟缓。

（5）必需脂肪酸是前列腺素合成的原料。前列腺素可控制脂肪组织中甘油三酯的水解过程，缺乏必需脂肪酸时，会影响前列腺素的合成，导致脂肪组织中脂解作用加快。

婴儿期是人一生中生长发育最快的时期。充足的能量，特别是高能量密度脂肪的供给，为婴儿生长发育所必需。良好营养状况的乳母，其乳汁能满足0～6月龄婴儿的营养需要；7～12月龄的婴儿，推荐膳食脂肪提供的能量占总能量的适宜比例为40%；1～3岁的幼儿，推荐膳食脂肪提供的能量占总能量的适宜比例为35%。推荐0～6月龄婴儿花生四烯酸的适宜摄入量为150mg/d；7～12月龄的婴儿，推荐亚油酸的适宜摄入量为4.6g/d，占总能量的6%；1～3岁的幼儿，推荐亚油酸的适宜摄入量应占总能量的4%。

（二）脂类的缺乏与过多

脂肪缺乏会严重影响儿童的生长发育，年龄越小的儿童影响也明显；长期膳食中缺乏必需脂肪酸可导致喂养儿生长发育迟缓、生殖障碍，还会引起严重的皮肤损伤（皮疹）、肝脏、肾脏、神经和视觉等多种疾病。乳脂肪摄入过多会引起肥胖症（摄入量请参考婴幼儿膳食指南）。

（三）脂肪的主要食物来源有食用油脂

猪牛羊等动物中含有大量的油脂，植物的种子中含有大量油脂，如花生、芝麻、核桃、腰果、松子等种子中含有大量油脂，除此之外谷类原料中也含有少量的油脂。

六、蛋白质

蛋白质是人体必需的营养素，也是生命活动中重要的组成成分，在细胞各组分中含量最为丰富，发挥的功能作用也最多。生命的产生、生长发育与生存及最后的消亡都与蛋白质有关，蛋白质是生命的物质基础，没有蛋白质就没有生命。

蛋白质主要是由单个体的氨基酸构成的，是构成人体、组织、器官的重要成分，也是组织修复的重要成分，身体的生长发育可被视为蛋白质的不断积累过程。蛋白质是构成体内多种具有重要生理功能的必需物质（如酶类、多种功能性蛋白质、抗体等），参与维持机体内环境稳定和多种生命活动。生长发育期的儿童需要9种必需氨基酸：异亮氨酸、亮氨酸、赖氨酸、蛋氨酸、苯丙氨酸、苏氨酸、色氨酸、缬氨酸和组氨酸。

蛋白质缺乏在成人和儿童中都有发生，但处于生长阶段的儿童更为敏感。蛋白质的缺乏常见症状是代谢率下降，对疾病抵抗力减退，易患病，常见的是儿童的生长发育迟缓、营养不良、体质量下降、淡漠、易激怒、贫血及干瘦病或水肿，并因为易感染而继发疾病。蛋白质的缺乏，往往又与能量的缺乏共同存在，即蛋白质—热能营养不良，分为两种，一种指热能摄入基本满足而蛋白质严重不足的营养性疾病，称加西卡病。另一种为"消瘦"，指蛋白质和热能摄入均严重不足的营养性疾病。

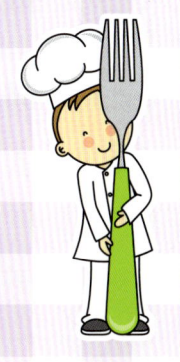

第二章
母乳保护及哺乳期婴幼儿喂养

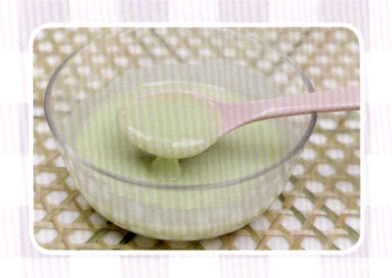

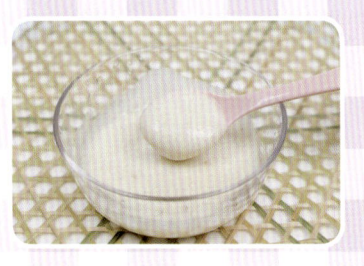

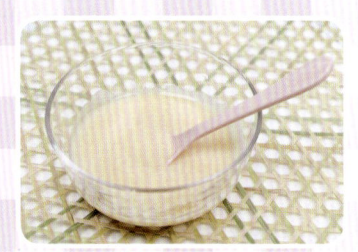

婴幼儿的喂养，尤其是0～6月的婴儿都建议纯母乳喂养。首先母乳喂养不管是对婴儿还是母亲及家庭都有较大的益处。母乳喂养是指用母亲的乳汁喂养婴儿的方式。有研究显示，用母乳喂养的婴儿在生长发育的过程中身体更加健康，抵抗力也比奶粉喂养的更好。世界卫生组织认为，母乳喂养可以降低儿童的死亡率，它对健康带来的益处可以延续到成人期。我们国家更是在婴幼儿膳食指南中提出婴儿0～6月专注纯母乳喂养，更建议母乳喂养孩子直到两岁。

第一节 母乳喂养的好处

母乳中含有充足的能量和营养素，可为孩子提供适量、合理的蛋白质、脂肪、乳糖、维生素、铁和其他矿物质、酶和水，而且母乳中这些营养素更容易消化吸收。母乳中水分充足，可避免孩子出现缺水和皮肤干燥。母乳相比较奶粉也更加安全卫生（如奶粉出现三聚氰胺事件）。母乳中含有许多的抗炎物质可以保护儿童免受包括腹泻、肺炎和中耳炎在内的多种感染性疾病的影响。母乳喂养的孩子不易患糖尿病、心脏病、湿疹、哮喘、类风湿性关节炎和其他过敏性疾病，而且可以预防肥胖。母乳喂养还可以增进孩子和母亲之间的感情联系，亦有研究表明母乳喂养可增强大脑发育、视觉发育和视力。母乳喂养的孩子已被证明具有较高的智商（IQ）、语言学习能力和数学/计算能力。对于母亲而言，母乳喂养可防止产妇出现产后出血、贫血等事件。孩子在吮吸母亲乳房的同时可达到刺激乳腺神经的作用，可降低乳腺癌的发病率。母乳喂养也可帮助母亲避免出现产后肥胖等症状，帮助母亲快速恢复身材。从家庭层面出发，母乳喂养可减少婴幼儿发病率，节省奶粉的用量，是最经济、最实惠的，可减少家庭经济支出。

第二节 母乳不足时的替代方法

虽然提倡母乳喂养，但是母亲也会因为各种原因出现母乳不足或者因为母亲身体原因出现不能用母乳喂养孩子的情况。这时绝大部分家庭会选择用奶粉代替或作为日常添加来喂养孩子。奶粉喂养又叫人工喂养，是指利用动物母乳或动物母乳加工制成的乳制品进行喂养。一般人工喂养应注意选择合格的代乳品，按年龄阶段推荐适合年龄段的奶粉。喂奶量按婴儿的体重及日龄计算，有个体差异，一般按宝宝的需求喂养。奶粉和水的比例一般是1∶4，奶粉过浓或过稀对宝宝均不利，可引起消化功能紊乱。喂奶前要试奶温，可将乳汁滴几滴于手背或手腕处，若无过热感，则表明温度适合。奶嘴的软硬度与奶嘴孔的大小应合适。要避免空气吸入，喂养时奶瓶呈斜位，使得奶嘴及奶瓶的前半部分充满牛奶。特殊疾病如腭裂患儿可使用专用奶嘴。要加强喂养器具的消毒，宝宝用的奶瓶、奶嘴等每天都要进行消毒。

第三节　如何保证充足的母乳

要保证充足母乳，首先要了解女性乳房的结构。乳房包括乳头和乳晕、乳腺组织、支持性的结缔组织和脂肪、血液和淋巴管及神经系统。

母乳的分泌过程为婴儿吮吸母亲乳头，刺激神经系统传递到中枢神经，促使血液中催乳素生成，乳腺在催乳素的作用下产生乳汁。母乳是由泌乳素通过乳房分泌而形成的。女性在进入妊娠期后，雌激素及孕激素就会对乳腺造成刺激，促进乳腺快速发育。当进入妊娠后期一直到哺乳期时，垂体就会生成泌乳素，然后通过血液循环到达乳腺合成乳汁，最后分泌出乳汁，由乳腺导管传达到乳头。当生产后，由于宝宝的吸吮会产生更多的泌乳素，乳汁排出的越多，产奶量就会越多。所以为保证母乳的充足，母亲在生下孩子后的两小时内要进行第一次喂养，以达到刺激乳腺的作用，促使母乳分泌。在日常的喂养中也应加强婴儿的吮吸，只有婴儿吮吸合理才能有更多的乳汁分泌，平时也应注意母亲的饮食问题，避免吃到一些影响母乳分泌的食物（如辛辣刺激性的食物韭菜、蒜薹、辣椒、胡椒、茴香、酒等；麦芽中的麦乳精也会影响母乳的分泌；油炸食物、脂肪高的食物这类食物不易消化，哺乳期妈妈消化力较弱，而且油炸食物的营养在油炸过程中已损失很多，哺乳期吃了对产后恢复健康不利。韭菜、麦芽水、人参等食物这类食物会抑制乳汁分泌，导致母乳供给不足；香烟中的尼古丁、咖啡中的咖啡因这些促使神经活跃的激素也会抑制母乳的分泌）。在哺乳期的母亲也要注意补充营养，如出现母亲本体营养不良也会出现母乳分泌不足的情况，而且尽量以食疗为主，避免服用药物，如需服用药物催乳，也应以中药温和无刺激的为主。哺乳期间应特别注意水分的摄入，因为水分的摄入直接影响母乳的分泌量。在哺乳期的女性也应保持心情愉悦，哺乳期女性的心情也会影响到母乳的分泌。母亲在哺乳期间不能过分追求身形而去减肥，这样会影响到母乳的分泌量。在哺乳期间应注意多吃一些具有催乳效果的食品，以促进母乳的分泌。

第四节　正确的母乳喂养方法

孩子的反射是良好地进行母乳喂养的基础。为使母乳喂养能顺利进行，妈妈需要树立用自己乳汁喂哺婴儿的信心，家人予以充分支持，配合以适当的喂养姿势及正确的婴儿含接乳房的方式。妈妈应该认识到母乳喂养是一个自然过程，是大自然赐予妈妈的伟大权力，健康的妈妈产后具备哺乳能力。绝大多数妈妈能够产生足够的乳汁以满足自己婴儿的需求。乳汁合成量与婴儿的需求量及胃容量均有关，乳汁排空是乳房合成乳汁的信号。催产素反射促进乳汁排出，如果妈妈身体不适或者情绪低落，就会抑制催产素反射，乳汁分泌会突然停止。此时如果妈妈能及时得到支持和帮助，感觉（心情）好起来，并且继续哺乳，乳汁分泌也会恢复。

母乳喂养的姿势很重要，不当的哺乳姿势和婴儿含接乳头方式可能会导致孩子无法摄入足够母乳，引起乳头疼痛、甚至损伤乳房组织，所以需要根据母亲当时情况选择不同的姿势。原则是妈妈所采取的体位要舒适，全身肌肉要放松，一只手抱着孩子的颈背部，另一只手根据当时情况和需要，可以抱着孩子的臀部或托住自己的乳房等；孩子面对妈妈，母子身体最好要做到"三贴"，即胸贴胸、腹贴腹、下颌贴乳房，婴儿头部与背部在一条直线上。在喂奶时，妈妈一定要面部表情安详，微带笑容，用温柔的目光看着自己心爱的宝宝，给孩子一种母爱的感觉，千万不能表情木然、目光呆滞。正确的哺乳姿势见图 2-1，正确的乳头含接方式见图 2-2。

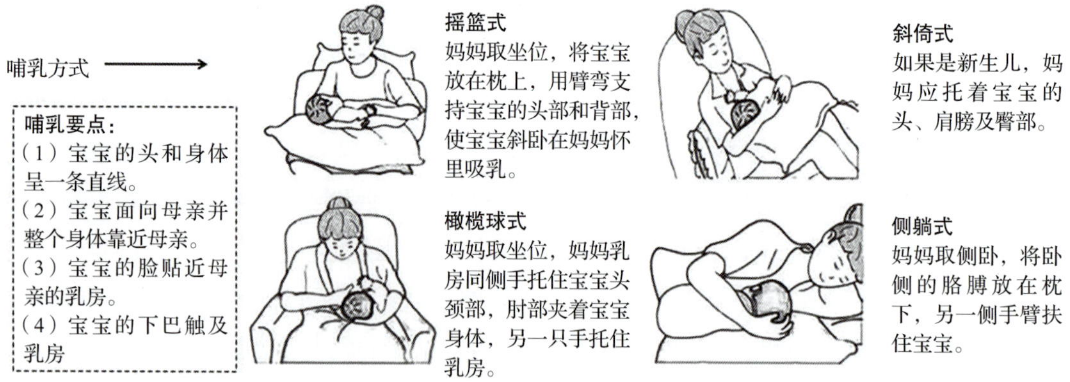

哺乳方式 →

哺乳要点：
（1）宝宝的头和身体呈一条直线。
（2）宝宝面向母亲并整个身体靠近母亲。
（3）宝宝的脸贴近母亲的乳房。
（4）宝宝的下巴触及乳房

摇篮式
妈妈取坐位，将宝宝放在枕上，用臂弯支持宝宝的头部和背部，使宝宝斜卧在妈妈怀里吸乳。

斜倚式
如果是新生儿，妈妈应托着宝宝的头、肩膀及臀部。

橄榄球式
妈妈取坐位，妈妈乳房同侧手托住宝宝头颈部，肘部夹着宝宝身体，另一只手托住乳房。

侧躺式
妈妈取侧卧，将卧侧的胳膊放在枕下，另一侧手臂扶住宝宝。

图 2-1　正确的哺乳姿势和哺乳要点

产后第一天，妈妈可能身体疲倦、虚弱或伤口疼痛，以采取卧位或侧卧位为佳。随着身体的恢复，可逐渐选择坐位喂奶，此时妈妈应舒适地坐在有靠背的椅子上，背靠椅背，靠背前可放一个软垫或枕头，母膝上也可放一个垫子，以抬高宝宝身体便于吸吮。具体做法是，妈妈用一只手托住宝宝，使孩子胸腹部紧贴妈妈身体，婴儿下颌紧贴乳房，口含乳头乳晕进行吸吮；妈妈另一只手的食指沿着胸壁的乳房根部把整个乳房托起，随着孩子的吸吮，妈妈也可用拇指和食指分别放在乳房、乳晕的两侧，朝胸壁方向轻轻向内挤压，帮助把乳汁排空。

含接方式 →

乳头含接要点：
（1）宝宝开始用力吸吮后，应将其小嘴轻轻往外拉约5mm，目的是将乳腺管拉直，有利于顺利哺乳。
（2）妈妈能听到宝宝吞咽的声音，并感受到孩子慢而深地吸吮。
（3）整个喂哺过程妈妈没有感到乳头疼痛。

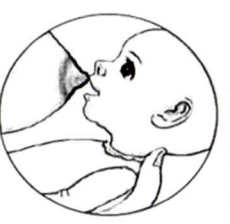

1. 刺激　妈妈用乳头轻碰宝宝嘴唇，让宝宝嘴张开，寻找乳头。

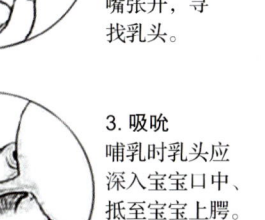

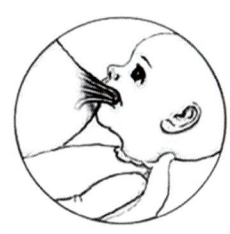

2. 含乳　宝宝含住妈妈大部分乳晕与乳头。

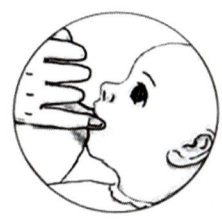

3. 吸吮　哺乳时乳头应深入宝宝口中、抵至宝宝上腭。宝宝面部应接触乳房。

4. 离乳　妈妈用手指将其小嘴轻轻往外拉，结束时宝宝松开乳头，表现有平和满足感。

图 2-2　正确的乳头衔接方式和衔接要点

有的宝宝吸几分钟后即睡着不吸，这时可轻揉他的耳朵或耳垂，或轻轻摇醒宝宝，让他继续吸吮，万一白天母乳吸吮少，可坚持夜间哺喂，以弥补白天的不足，以免影响孩子对营养的摄入，影响生长发育。夜间哺乳，催乳素分泌比白天多，有利于母乳的分泌。但需要注意，喂奶后不能再让孩子继续口含乳头，也不能换个橡皮奶头让孩子含着睡，这样不仅不卫生，还易引起窒息。

母亲产假过后，即使上班，也不要中断母乳喂养，要继续坚持。上班时如胀奶，可以将母乳挤入事先准备好的消毒或煮沸过的大口瓶内，挤后立即加盖，放入冰箱，下班后带回家备用。喂哺时先让孩子吸吮乳房乳汁，不够时再喂备用的乳汁。

喂奶后一定要注意防止孩子溢奶、吐奶或呛咳。除前面已提及的将孩子轻轻抱起抱直，头靠妈妈肩部，轻拍婴儿背，将吸乳时吞入胃中空气排出外，还可让孩子坐在妈妈膝上，身体稍向前倾，妈妈的一只手托住孩子的前胸和下巴，另一只手轻拍孩子背部使气体排出。小婴儿的胃不像大人那样是垂直位的，而是卧位的，因此，吃饱后不宜低头仰卧，而应采取头稍高、右侧卧位，这样即使有吐奶或呛噎现象，也不至于将奶吸入气管而引起窒息。

婴儿从出生开始就需要各类营养素的摄入。母亲也要注意新生婴儿因营养不良所产生的各种营养性疾病的发生。0～6月龄的婴幼儿也是生长发育特别快的时间段，这个时间段的婴儿生长是一天一个样，婴儿是在以肉眼可见的速度生长。所以在婴儿0～6月龄期间应保证充足的营养素摄入，避免出现营养不良的情况。但是期间也不能过多或者特意去给孩子增加一些没有用的营养素。只要孩子没有特别缺某个营养素就不用特意去补充营养素。一般母乳充足的情况下，孩子所需的各种营养素会从母乳中获取。如果是利用乳品代替的，也要注意观察孩子有没有出现营养不良的情况。如婴儿出现体重和身高没有明显的增加或出现体重减轻的情况，可带孩子到医院进行营养检测。如婴儿出现乳品摄入量少而且啼哭不止并带有面色苍白等情况也可能是营养不良的表现。

辅食是作为婴幼儿母乳喂养期间给予婴幼儿母乳之外的其他食物，以补充母乳营养的不足。辅食是完善营养均衡，也是宝宝从液态食物过渡到普通固体食物的一个过渡期，在宝宝生长过程中起着承上启下的作用，承接宝宝吃奶的阶段，开启宝宝的食物向成人过渡。在婴儿阶段，母乳是宝宝最理想的食品，但随着宝宝一天天长大，满六个月开始，光吃母乳或者婴儿配方奶已经无法满足宝宝的营养需求。此时，除了喂母乳或婴儿配方奶之外，还需给予宝宝一些额外的营养物质，也就是我们所说的辅食。辅食包括米粉、面条、泥糊状食品及其他一些婴幼儿可食的食品。

婴儿添加辅食既可以刺激婴儿的味蕾，使婴儿的味觉能够很好地发育，而且还能够避免因为长时间的吃奶，使婴儿出现挑食的情况，对于以后的生长发育也会造成很大的影响。因此，不光要给婴儿吃健康的辅食，还要按照正确的顺序添加。

通过添加辅食还能够使婴儿的牙齿得到更好生长，另外还能够促进婴儿的语言发育，对于婴儿以后的说话表达能力也是非常有利的。通过添加一些辅食，让孩子的咀嚼功能得到开发，可以使婴儿的牙齿生长得更加健康。

在添加辅食的时候，要先给婴儿吃一些比较软烂的食物，慢慢添加一些固体的食物，这样才是最正确的方法。如果添加辅食的时候，一味地给婴儿添加比较软的食物，会不利于生长发育，只有合理添加辅食，才能够使婴儿的肠胃更加健康。

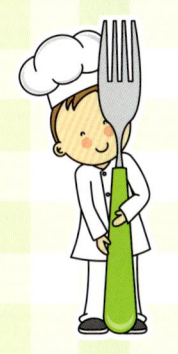

第三章
6月龄婴儿泥糊状辅食制作

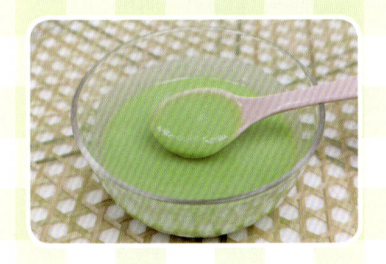

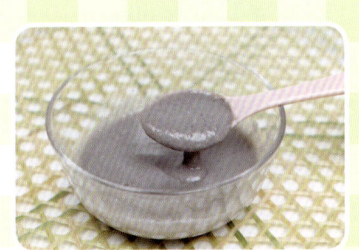

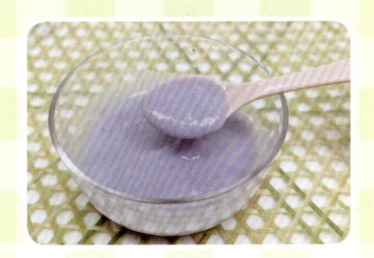

辅食添加初始阶段（6月龄）	
每日餐次	1次
食物用量	每次1～2勺
食物质地	泥糊状
建议用餐时间	上午10:00～11:00
食物种类及用量（每日） 奶类	每天4～6次 上午6:00，中午12:00，下午15:00，下午18:00，晚上21:00 共计800～1000mL（可根据建议时间合理安排）
谷薯类	含铁米粉1～2勺
水果类	水果泥1～2勺
蔬菜类	菜泥1～2勺
豆制品类	—
动物肉类	—
盐和油	—

注：1勺=10mL；1碗=250mL（小饭碗：口径10cm，高5cm）

初始阶段是抚养者尝试让婴儿感受辅食、接受辅食和练习咀嚼、吞咽等摄食技能的过程。这个过程有较大个体差异，一般需1个月左右完成。此阶段应继续母乳喂养，母乳不足者可用奶粉进行混合喂养，保障婴儿每天800～1000mL的奶量。此时添加的辅食应是容易吞咽和消化、不容易导致过敏的食物。婴儿的第一口辅食为含铁米粉，在添加时状态应从稀到稠，由少到多，品类从单一到多种，每添加一种食物观察3～5天，以防过敏（过敏现象通常表现为起红疹、咳嗽、拉肚子等）。抚养者要根据婴儿的症状采取应对措施，暂停添加过敏辅食，严重者需要尽快就医。

在喂养时应将食物送在婴儿舌体的前端，让婴儿自己通过口腔运动把食物移动到口腔后部进行吞咽；避免把食物直接送到舌体后端，否则容易造成卡噎或引起恶心、呕吐。

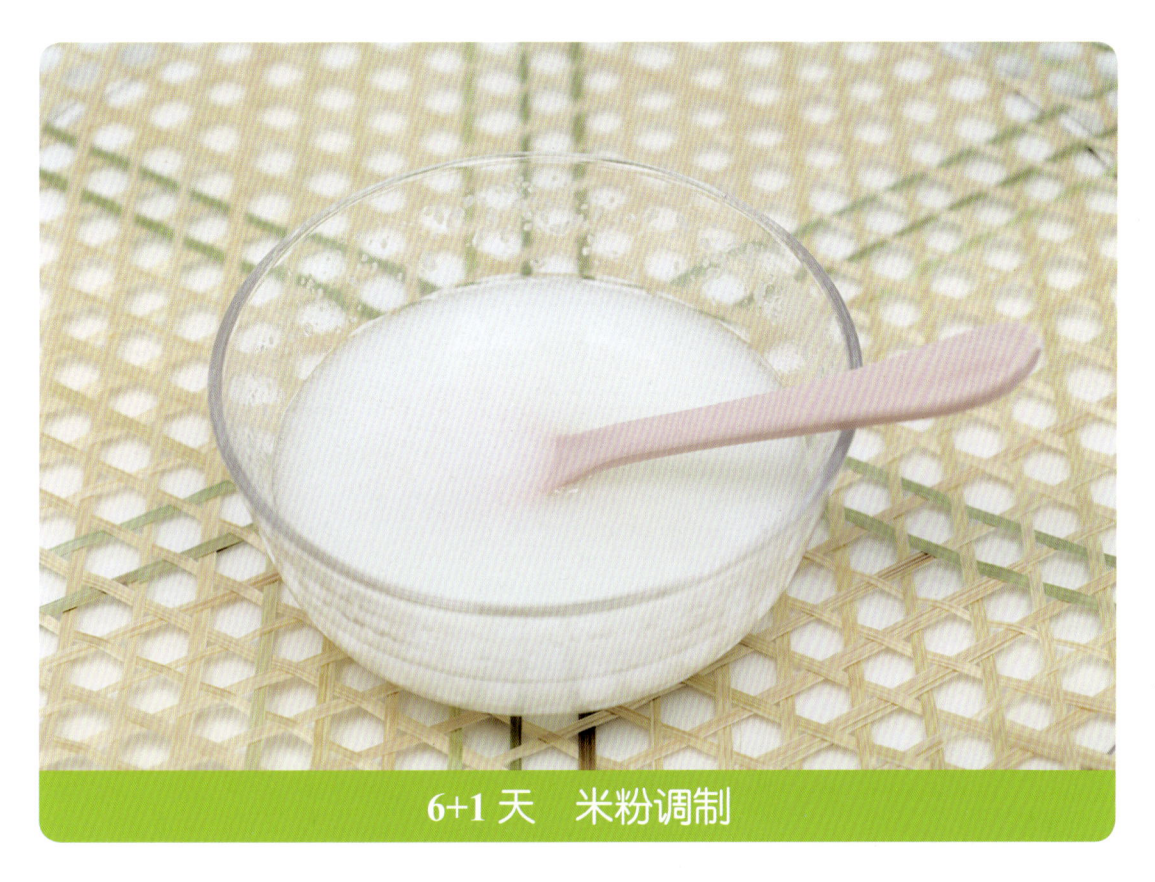

第三章 6月龄婴儿泥糊状辅食制作

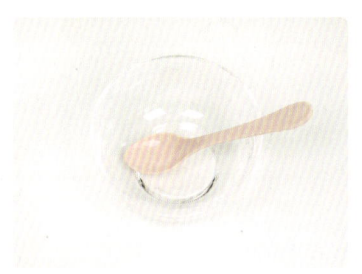

6+1 天　米粉调制

❶ 准备工具：碗和勺子各一个。（此部分未提供全部工具的图片）

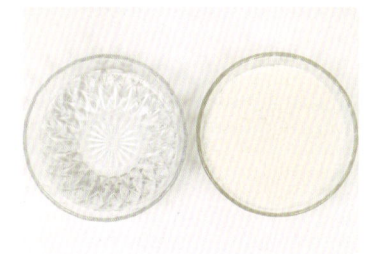

❷ 准备原材料：5g高铁米粉和100g70℃水（米粉与水比例为1∶20）。（此部分未提供全部原材料的图片）

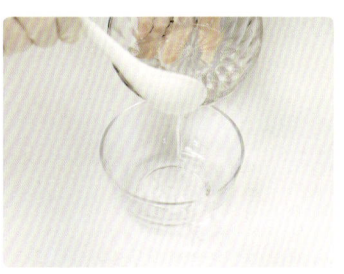

❸ 在净碗中加入100g70℃的水。

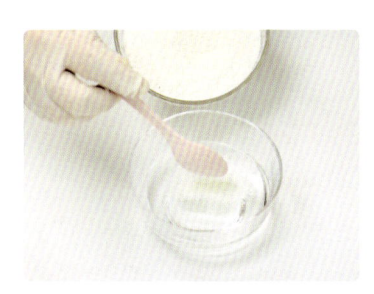

❹ 加入5g高铁米粉，顺时针搅拌均匀。

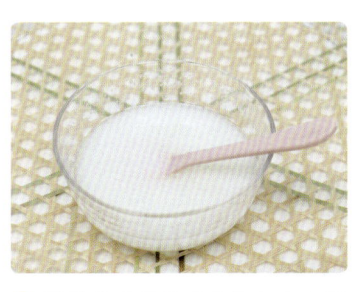

❺ 调制成米粉糊（米粉与水比例为1∶20）。

6+2 天　米粉调制

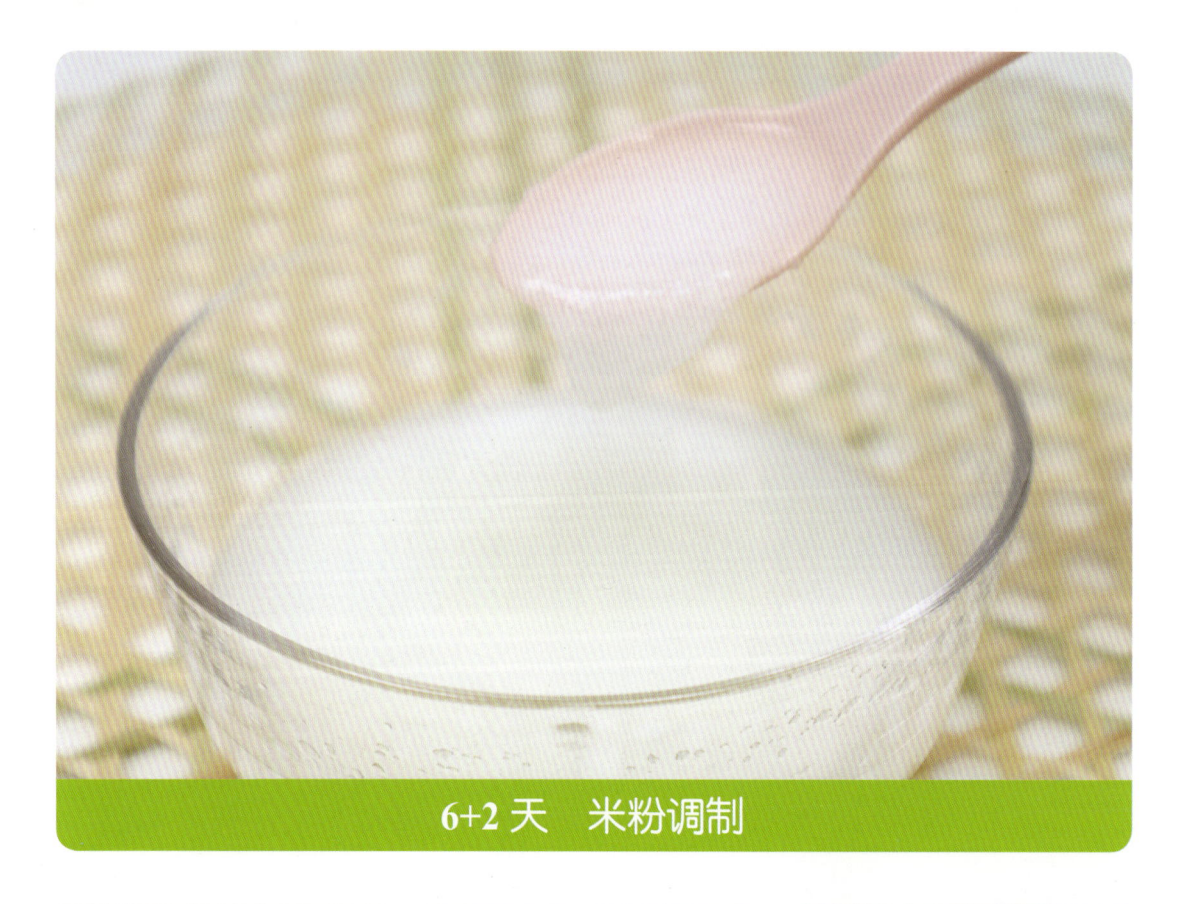

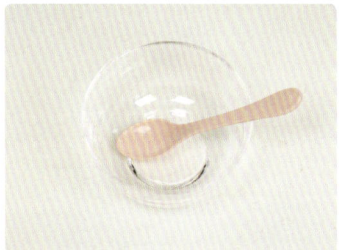

1. 准备工具：碗和勺子各 1 个。

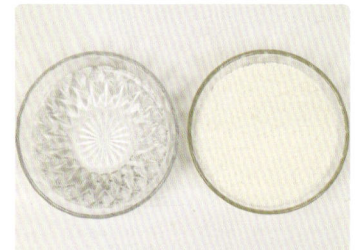

2. 准备原材料：5g 高铁米粉和 75g 70℃水（米粉与水比例为 1∶15）。

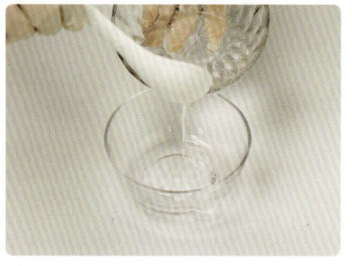

3. 在净碗中加入 75g70℃的水。

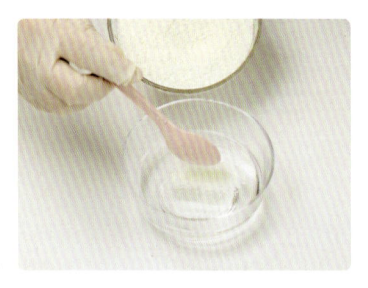

4. 加入 5g 高铁米粉，顺时针搅拌均匀。

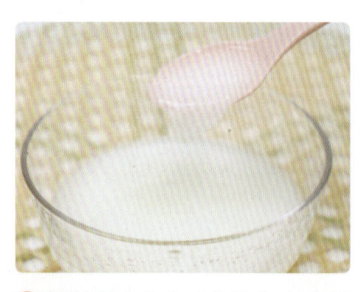

5. 调制成米粉糊（米粉与水比例为 1∶15）。

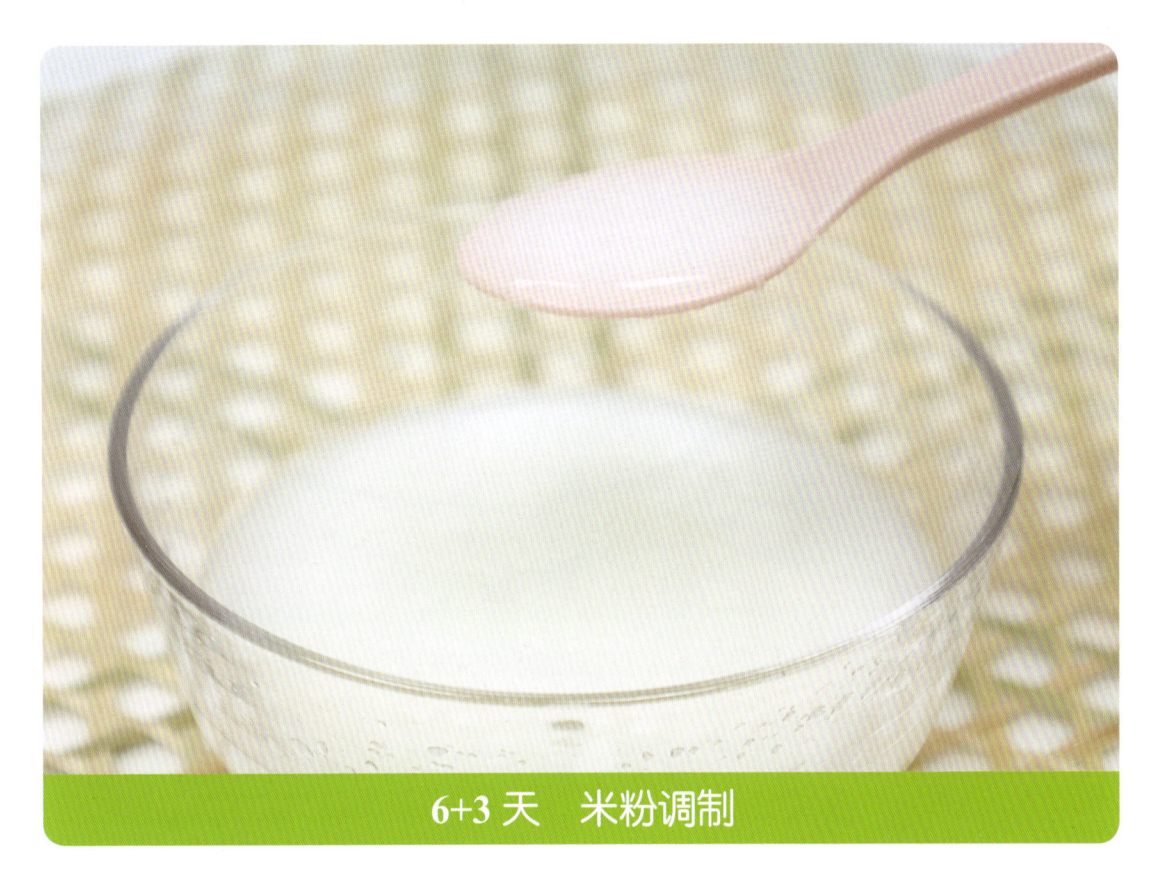

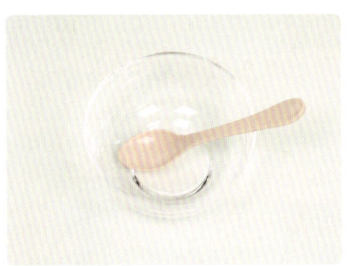

第三章 6月龄婴儿泥糊状辅食制作

6+3 天　米粉调制

❶ 准备工具：碗和勺子各 1 个。

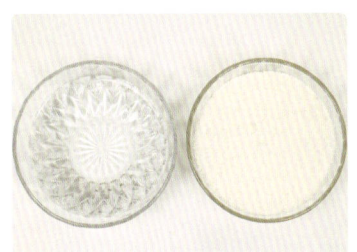

❷ 准备原材料：5g 高铁米粉和 50g 70℃水（米粉与水比例为 1∶10）。

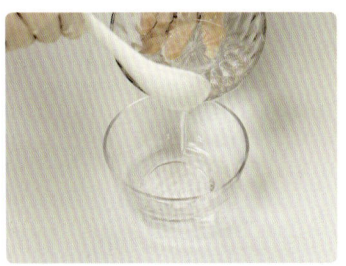

❸ 在净碗中加入 50g70℃的水。

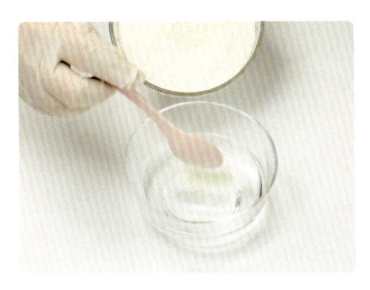

❹ 加入 5g 高铁米粉，顺时针搅拌均匀。

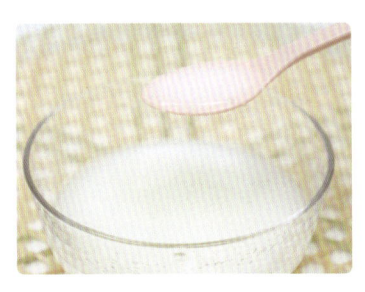

❺ 调制成米粉糊（米粉与水比例为 1∶10）。

6+4 天 米粉+土豆泥

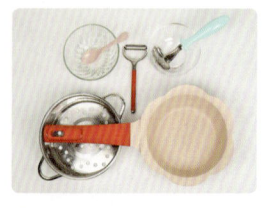

① 准备工具：碗 2 个、勺子 1 把、压泥器 1 个、刮皮刀 1 把、蒸笼 1 个、16cm 奶锅 1 口。

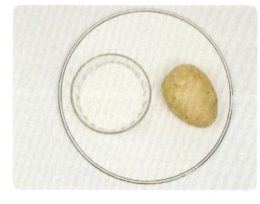

② 准备原材料：5g 高铁米粉和 40g 土豆。

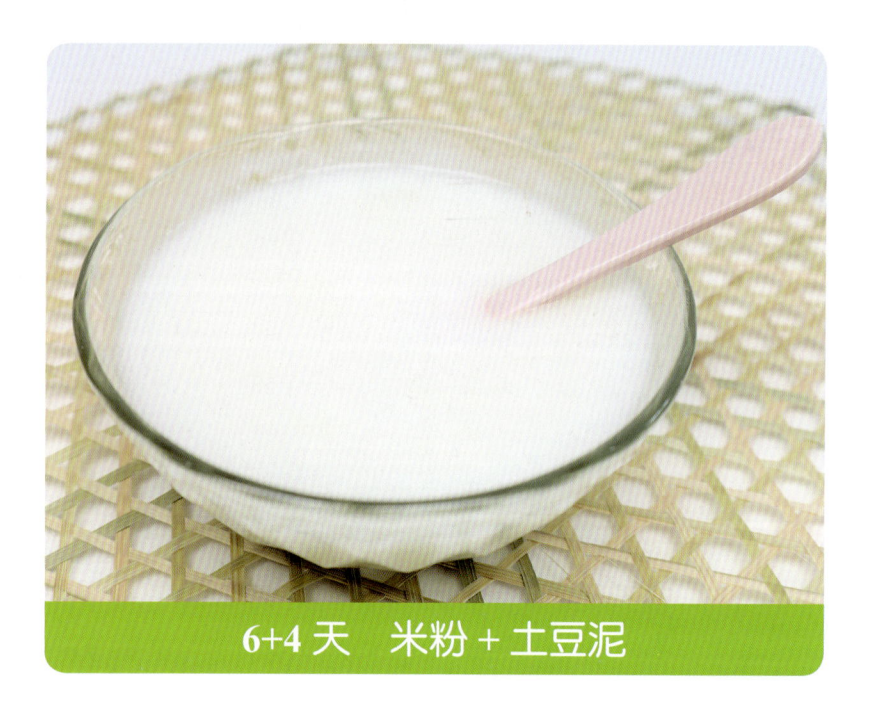

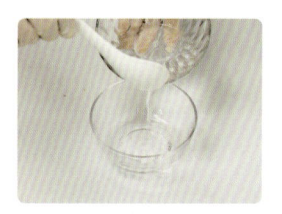

③ 在净碗中加入 50g70℃的水。

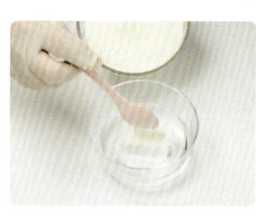

④ 加入 5g 高铁米粉（米粉与水比例为 1∶10），顺时针搅拌均匀。

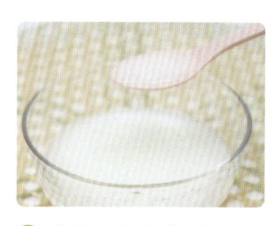

⑤ 米粉调制好备用。

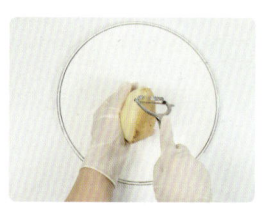

⑥ 土豆去皮洗净备用。

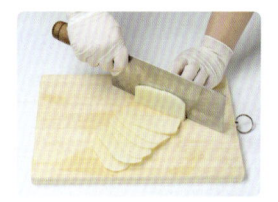

⑦ 土豆切片。

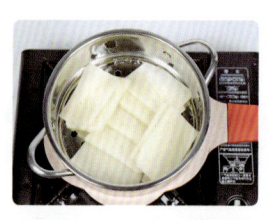

⑧ 将切好的土豆片上锅蒸熟至软。

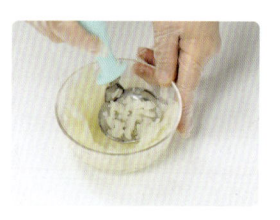

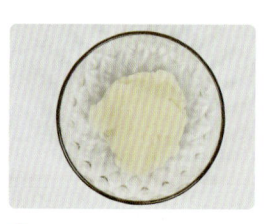

⑨ 将蒸熟的土豆装入碗中用压泥器压成泥。

⑩ 调好土豆泥备用。

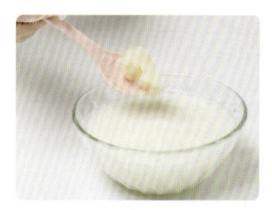

⑪ 将 20g 土豆泥加入调好的米粉中。

⑫ 顺时针方向搅拌均匀。

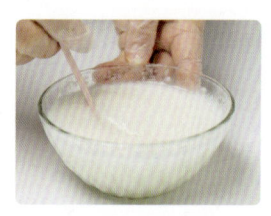

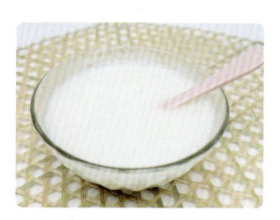

⑬ 米粉土豆泥制作完成（米粉与水比例为 1∶10）。

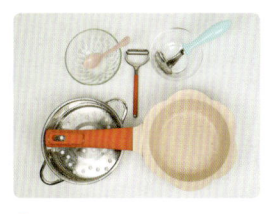

第三章 6月龄婴儿泥糊状辅食制作

❶ 准备工具：碗2个、勺子1把、压泥器1个、刮皮刀1把、蒸笼1个、16cm奶锅1口。

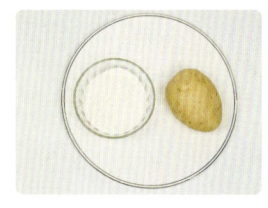

❷ 准备原材料：5g高铁米粉和40g土豆。

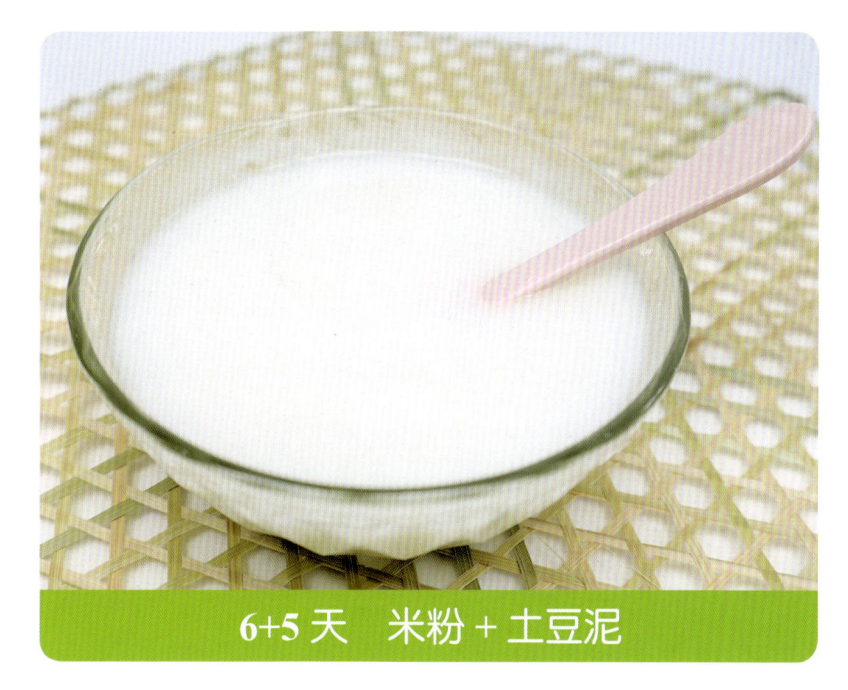

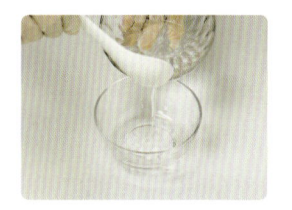

6+5天 米粉+土豆泥

❸ 在净碗中加入40g70℃的水。

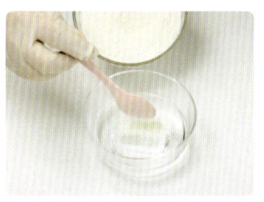

❹ 加入5g高铁米粉（米粉与水比例为1∶8）顺时针搅拌均匀。

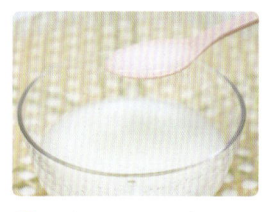

❺ 制成米粉成品备用。

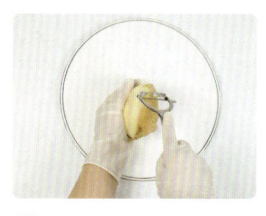

❻ 土豆去皮洗净备用。

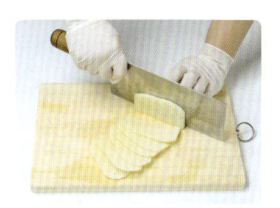

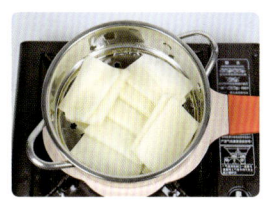

❼ 土豆切片。

❽ 将切好的土豆片上锅蒸熟至软。

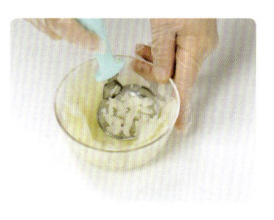

❾ 将蒸熟的土豆装入碗中，用压泥器压成泥状。

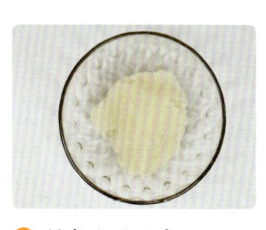

❿ 制成土豆泥成品。

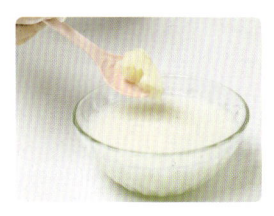

⓫ 将20g土豆泥加入调好的米粉中。

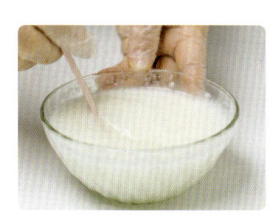

⓬ 顺时针方向搅拌均匀。

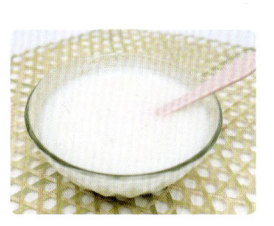

⓭ 制成米粉土豆泥成品（米粉与水比例为1∶8）。

6+6天　米粉+胡萝卜泥

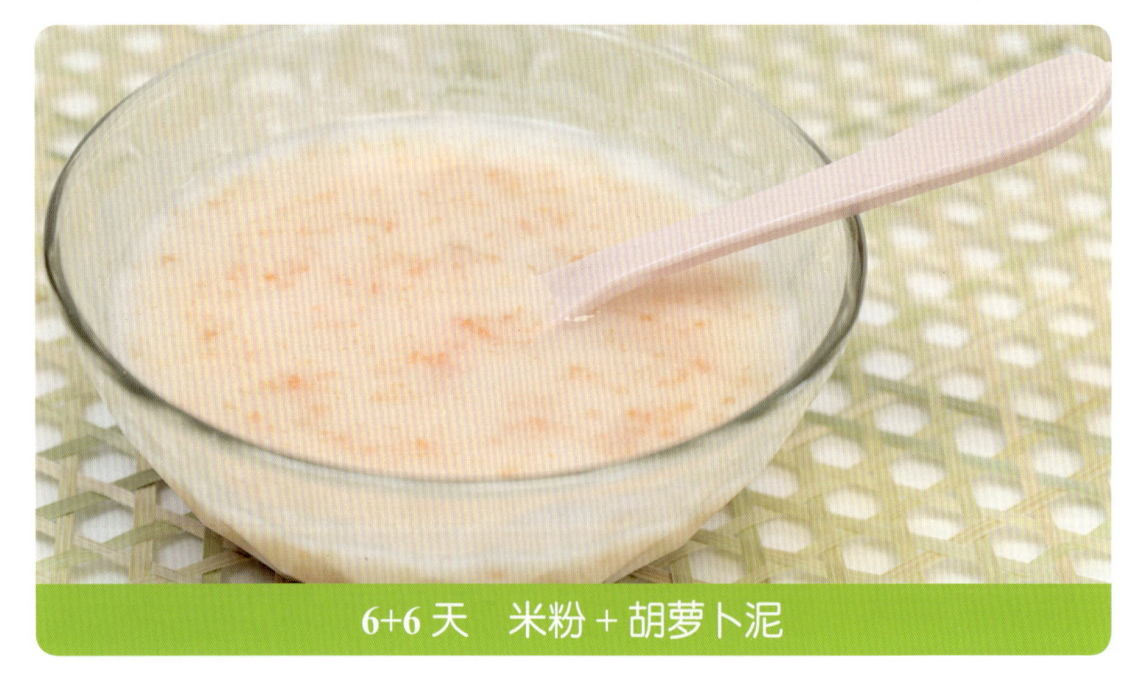

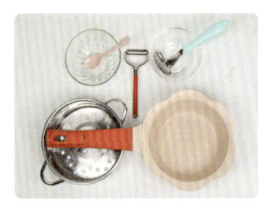

① 准备工具：碗2个、勺子1把、压泥器1个、刮皮刀1把、蒸笼1个、16cm奶锅1口。

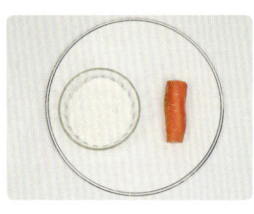

② 准备原材料：5g高铁米粉、40g胡萝卜。

③ 在净碗中加入40g70℃的水。

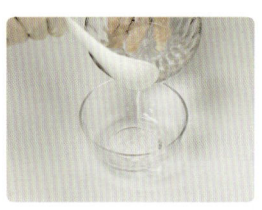

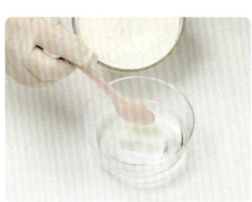

④ 加入5g高铁米粉（米粉与水比例为1∶8），顺时针搅拌均匀。

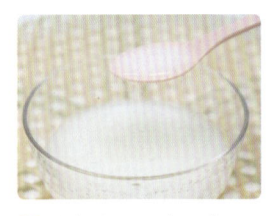

⑤ 制成米粉糊成品备用。

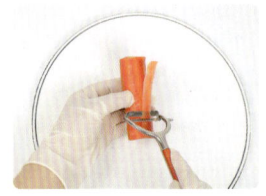

⑥ 胡萝卜用刮皮刀去皮。

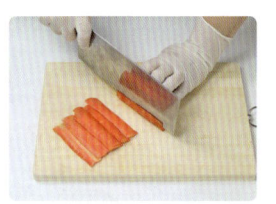

⑦ 将去皮后的胡萝卜切成0.5cm厚的片状。

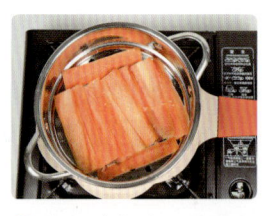

⑧ 将胡萝卜片上笼蒸熟至软。

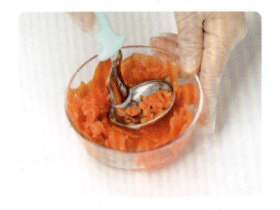

⑨ 将蒸熟的胡萝卜装入碗中，用压泥器制成泥状。

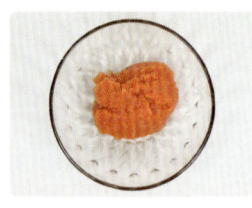

⑩ 制成胡萝卜泥成品。

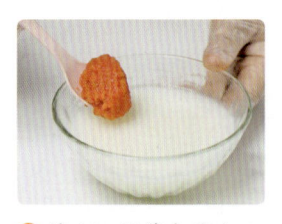

⑪ 将20g胡萝卜泥加入米粉糊中，沿顺时针方向搅拌均匀。

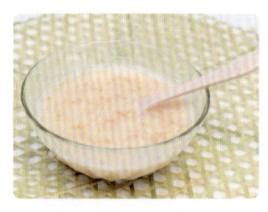

⑫ 调制好胡萝卜米粉糊成品（米粉与水比例为1∶8）。

第三章 6月龄婴儿泥糊状辅食制作

6+7天 米粉+胡萝卜泥

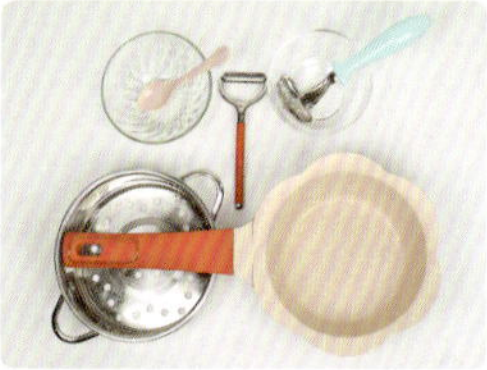

❶ 准备工具：碗2个、勺子1把、压泥器1个、刮皮刀1把、蒸笼1个、16cm奶锅1口。

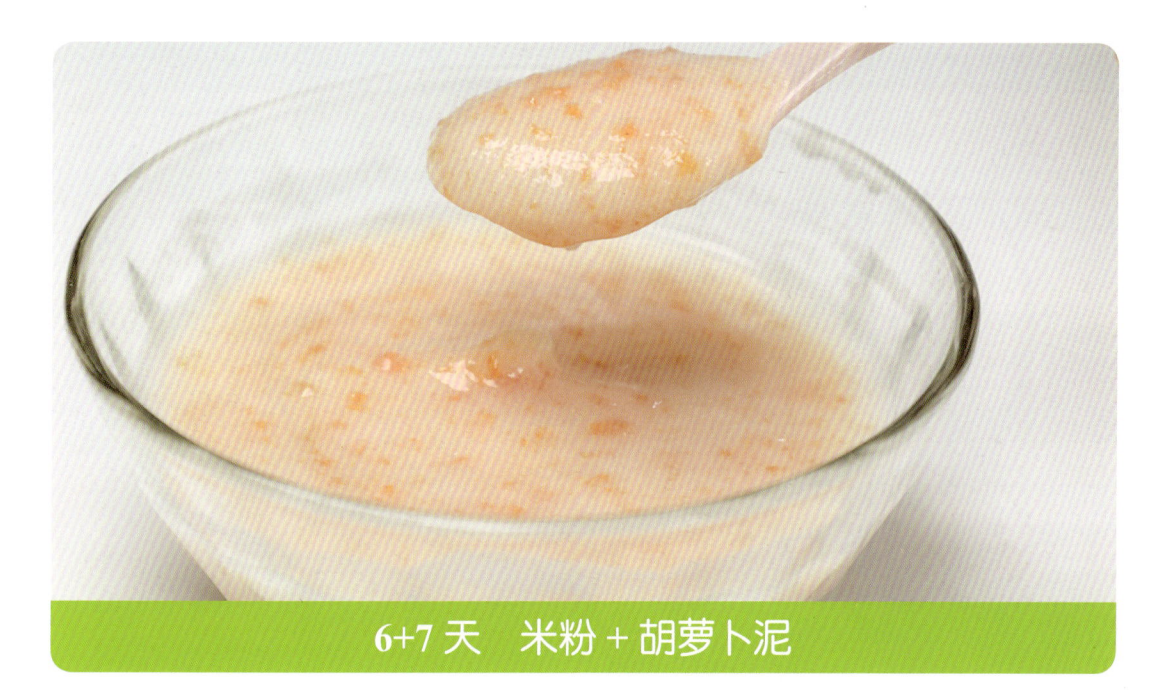

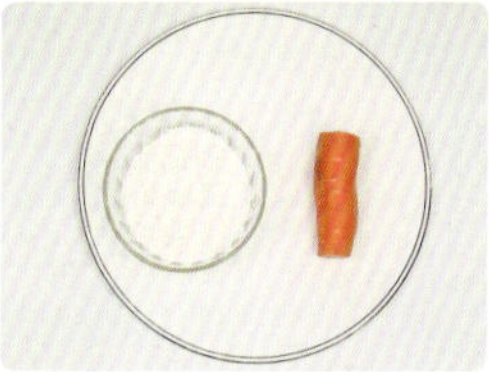

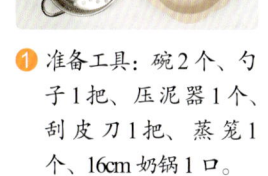

❷ 准备原材料：5g高铁米粉、40g胡萝卜。

❸ 在净碗中加入35g70℃的水。

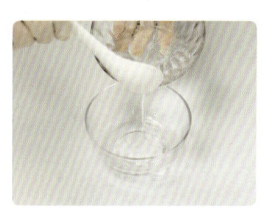

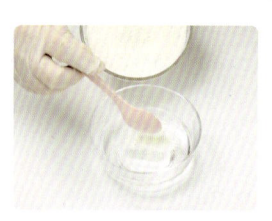

❹ 加入5g高铁米粉（米粉与水比例为1:7），顺时针搅拌均匀。

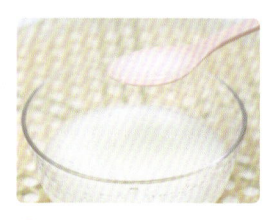

❺ 制成米粉糊成品备用。

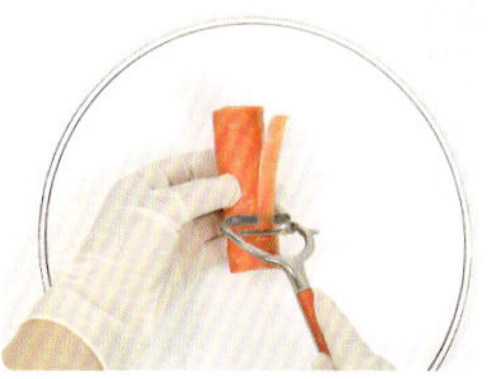

❻ 胡萝卜用刮皮刀去皮。

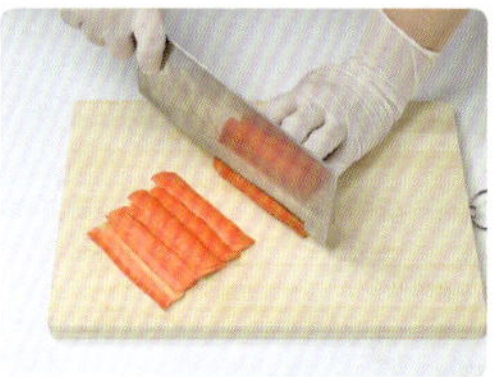

❼ 将去皮后的胡萝卜切成0.5cm厚的片状。

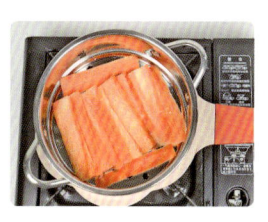

❽ 将胡萝卜片上笼蒸熟至软。

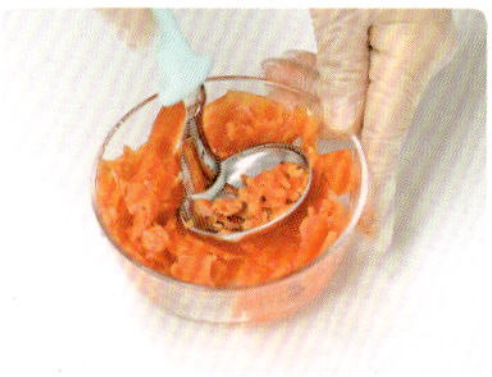

❾ 将蒸熟的胡萝卜装入碗中，用压泥器制成泥状。

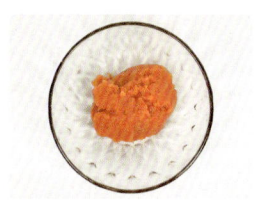

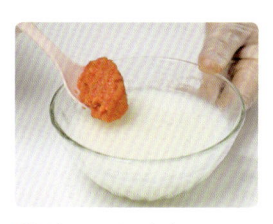

❿ 制成胡萝卜泥成品。

⓫ 将20g胡萝卜泥加入米粉糊中，沿顺时针方向搅拌均匀。

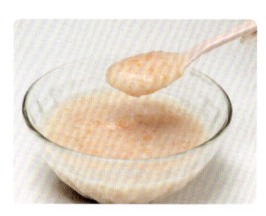

⓬ 调制好胡萝卜米粉糊成品（米粉与水比例为1:7）。

6+8 天　米粉+南瓜泥

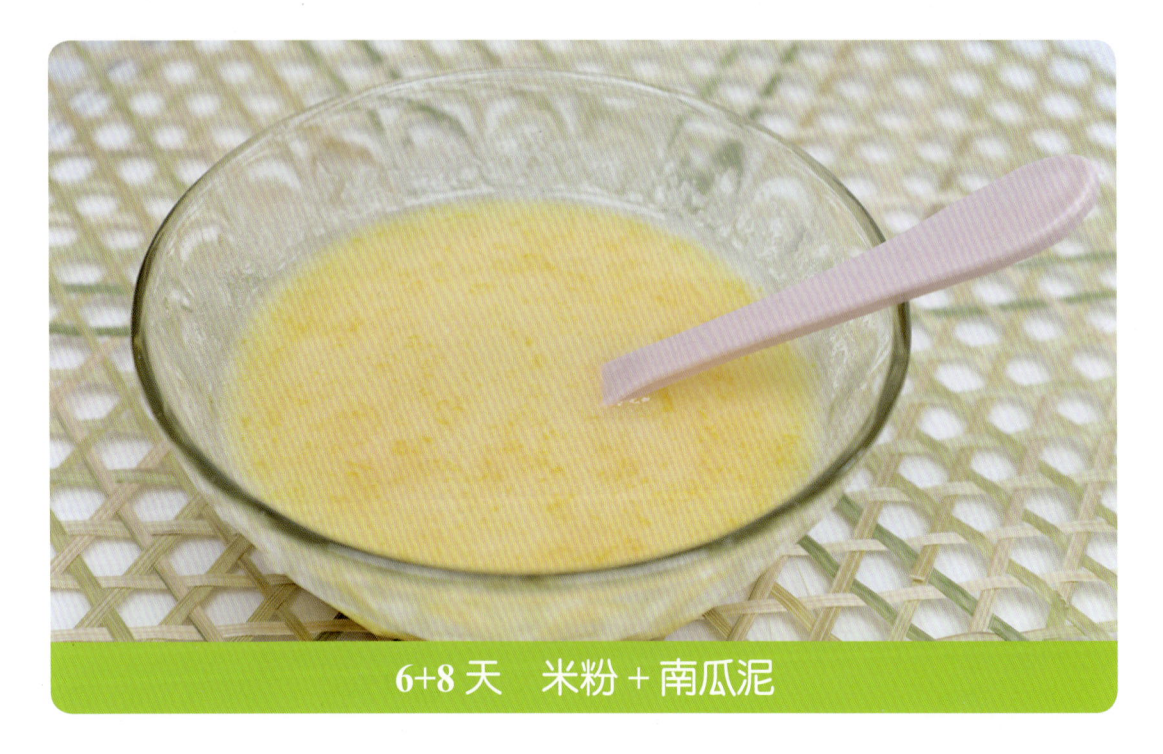

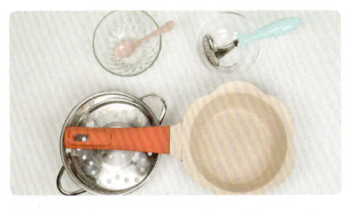

❶ 准备工具：碗2个、勺子1把、压泥器1个、蒸笼1个、16cm奶锅1口。

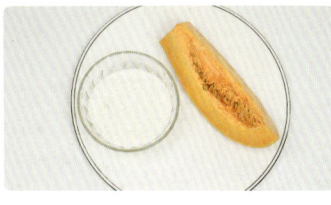

❷ 准备原材料：5g高铁米粉、150g南瓜。

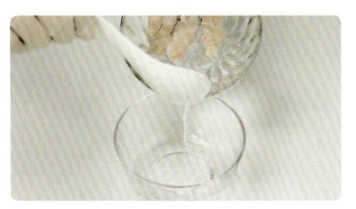

❸ 在净碗中加入35g70℃的水。

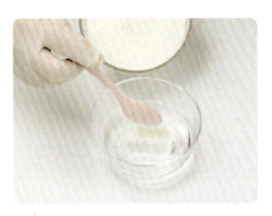

❹ 加入5g高铁米粉（米粉与水比例为1∶7）。

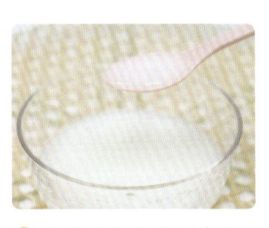

❺ 制成米粉糊成品备用。

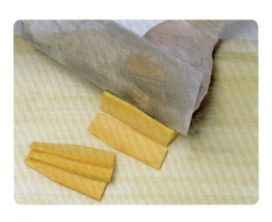

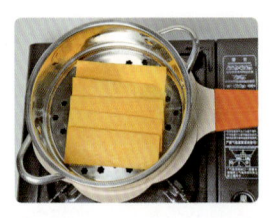

❻ 南瓜切片。

❼ 将切好的南瓜片上锅蒸熟至软。

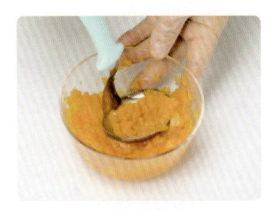

❽ 将蒸熟的南瓜装入碗中，用压泥器压成泥状。

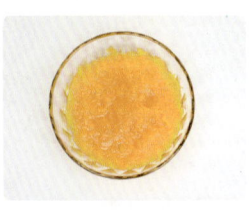

❾ 制成南瓜泥成品。

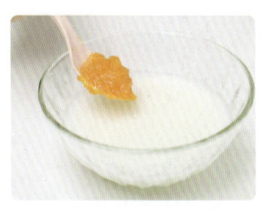

❿ 将20g南瓜泥加入米粉糊中，沿顺时针方向搅拌均匀。

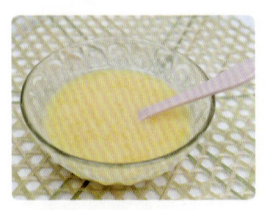

⓫ 调制好南瓜米粉糊成品（米粉与水比例为1∶7）。

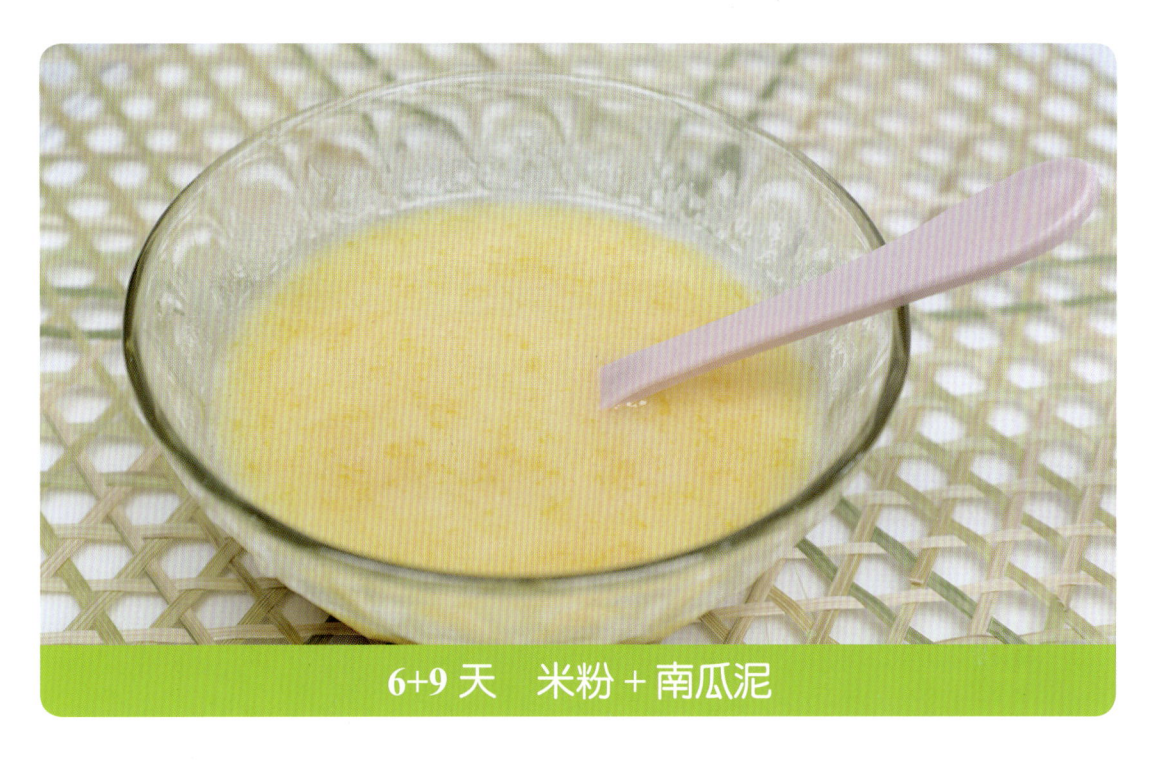

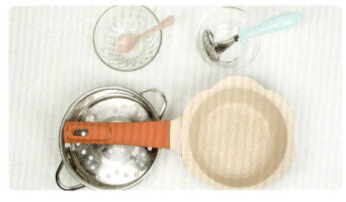

第三章 6月龄婴儿泥糊状辅食制作

6+9 天　米粉+南瓜泥

❶ 准备工具：碗2个、勺子1把、压泥器1个、蒸笼1个、16cm奶锅1口。

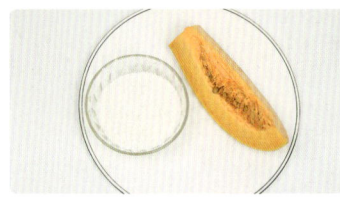

❷ 准备原材料：5g高铁米粉、150g南瓜。

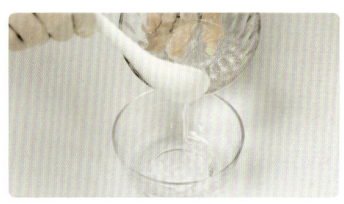

❸ 在净碗中加入35g70℃的水。

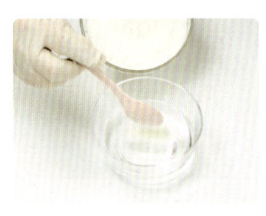

❹ 加入5g高铁米粉（米粉与水比例为1∶7）。

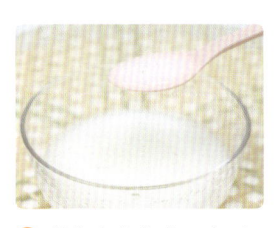

❺ 制成米粉糊成品备用。

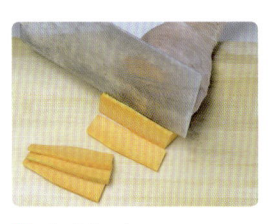

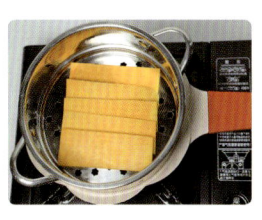

❻ 南瓜切片。

❼ 将切好的南瓜片上锅蒸熟至软。

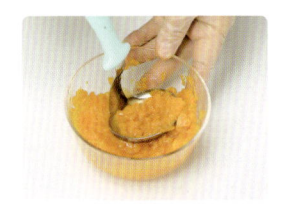

❽ 将蒸熟的南瓜装入碗中，用压泥器压成泥状。

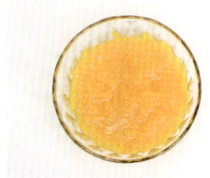

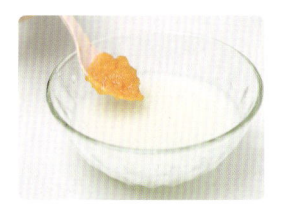

❾ 南瓜泥成品。

❿ 将20g南瓜泥加入米粉糊中，沿顺时针方向搅拌均匀。

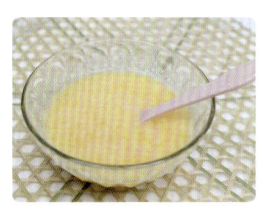

⓫ 调制好南瓜米粉糊成品（米粉与水比例为1∶7）。

6+10 天　米粉+紫薯泥

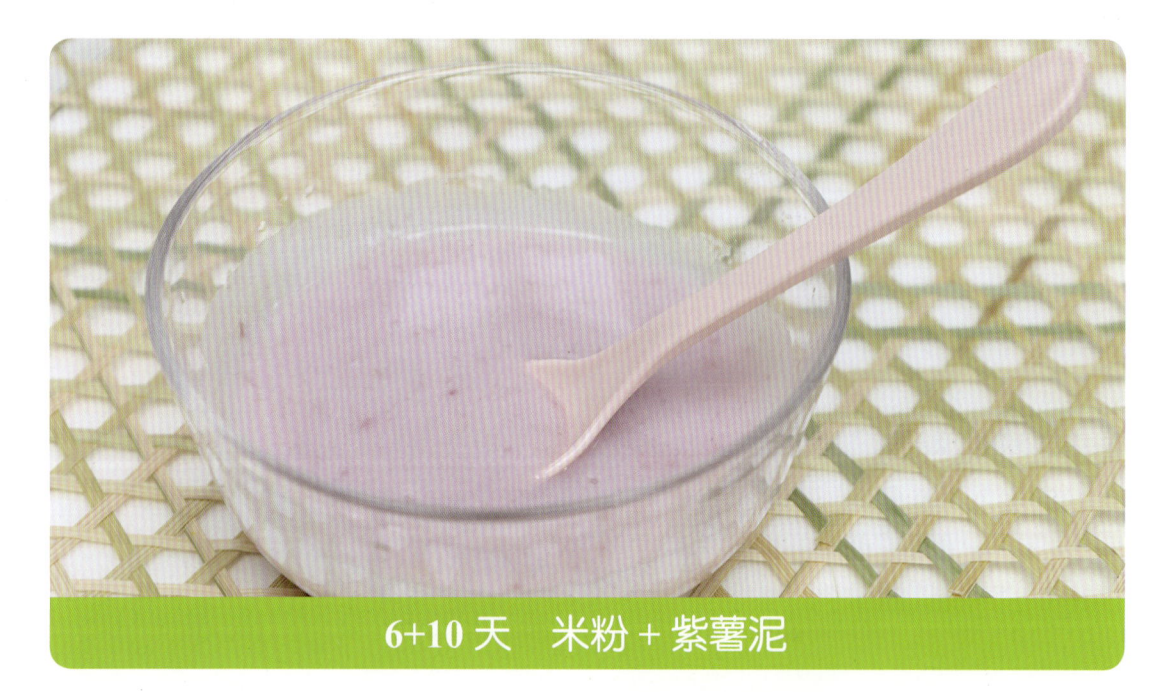

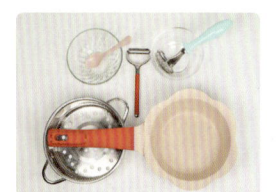

❶ 准备工具：碗2个、勺子1把、压泥器1个、刮皮刀1把、蒸笼1个、16cm 奶锅1口。

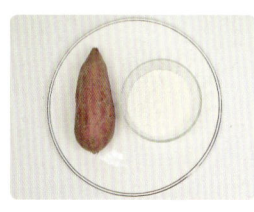

❷ 准备原材料：5g 高铁米粉、150g 紫薯。

❸ 在净碗中加入 30g70℃ 的水。

❹ 加入 5g 高铁米粉（米粉与水比例为 1∶6）。

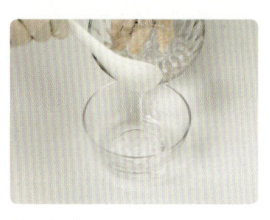

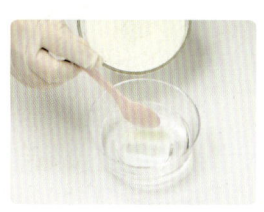

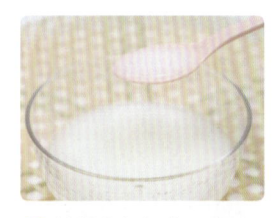

❺ 制成米粉糊成品备用。

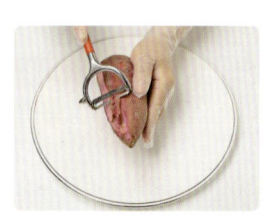

❻ 紫薯用刮皮刀去皮。

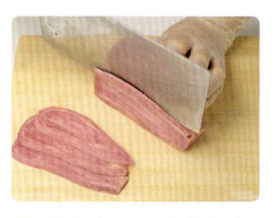

❼ 将去皮后的紫薯切成 0.5cm 厚的片状。

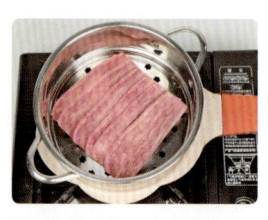

❽ 将紫薯片上笼蒸熟至软。

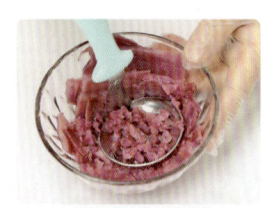

❾ 将蒸熟的紫薯装入碗中，用压泥器制成泥状。

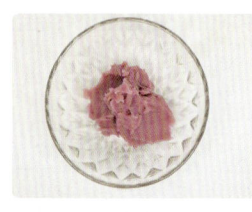

❿ 制成紫薯泥成品。

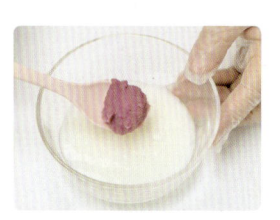

⓫ 将 20g 紫薯泥加入米粉糊中，沿顺时针方向搅拌均匀。

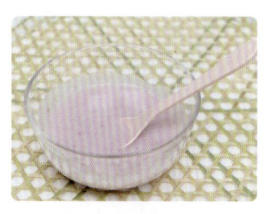

⓬ 调制好紫薯米粉糊成品（米粉与水比例为 1∶6）。

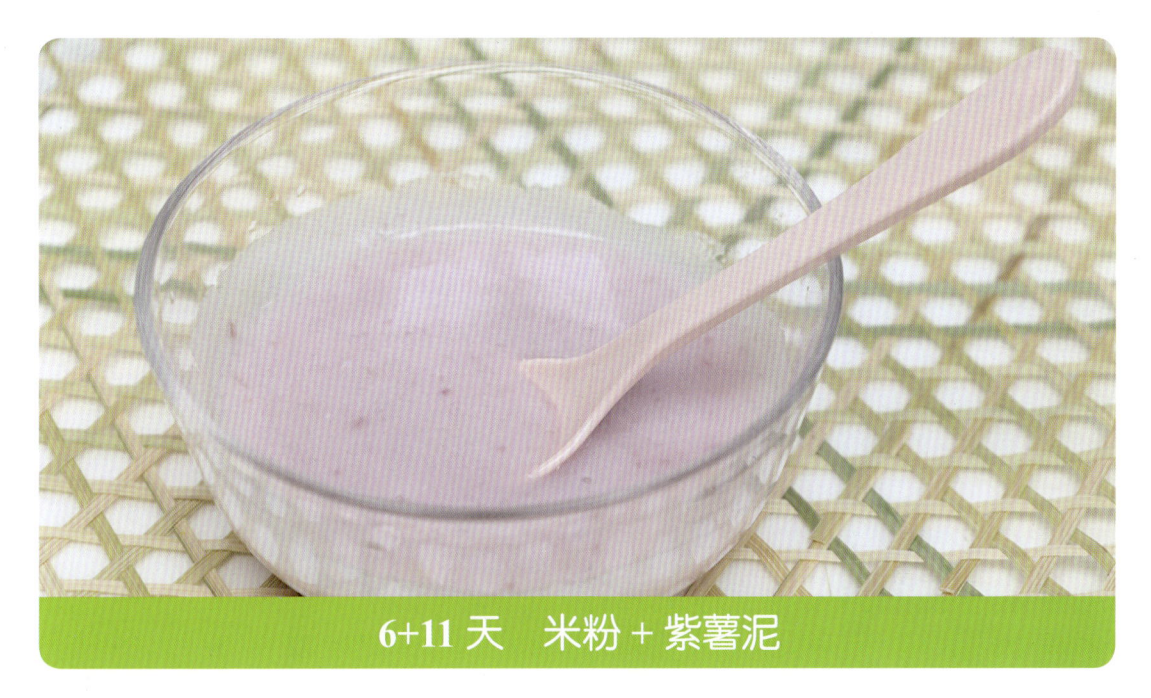

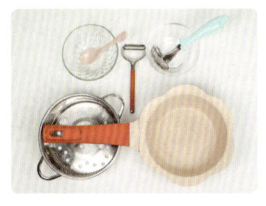

第三章 6月龄婴儿泥糊状辅食制作

6+11 天　米粉+紫薯泥

❶ 准备工具：碗2个、勺子1把、压泥器1个、刮皮刀1把、蒸笼1个、16cm奶锅1口。

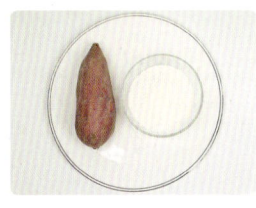

❷ 准备原材料：5g高铁米粉、150g紫薯。

❸ 在净碗中加入30g70℃的水。

❹ 加入5g高铁米粉（米粉与水比例为1∶6）。

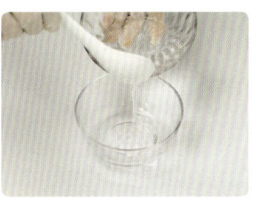

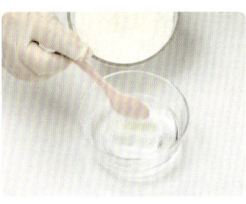

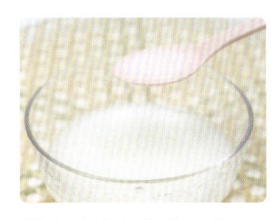

❺ 制成米粉糊成品备用。

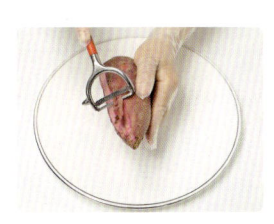

❻ 紫薯用刮皮刀去皮。

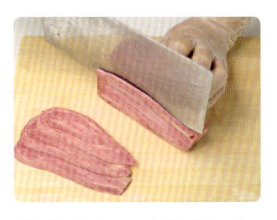

❼ 将去皮后的紫薯切成0.5cm厚的片状。

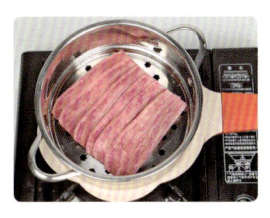

❽ 将紫薯片上笼蒸熟至软。

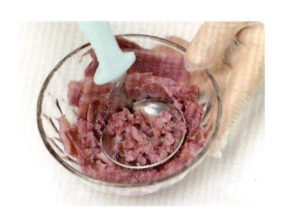

❾ 将蒸熟的紫薯装入碗中，用压泥器制成泥状。

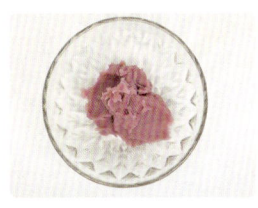

❿ 制成紫薯泥成品。

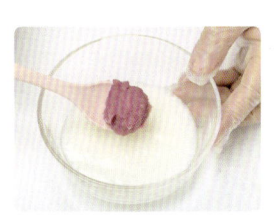

⓫ 将20g紫薯泥加入米粉糊中，沿顺时针方向搅拌均匀。

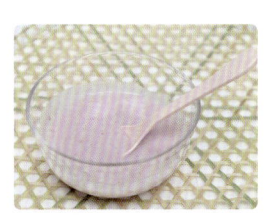

⓬ 调制好紫薯米粉糊成品（米粉与水比例为1∶6）。

6+12天 米粉+红薯泥

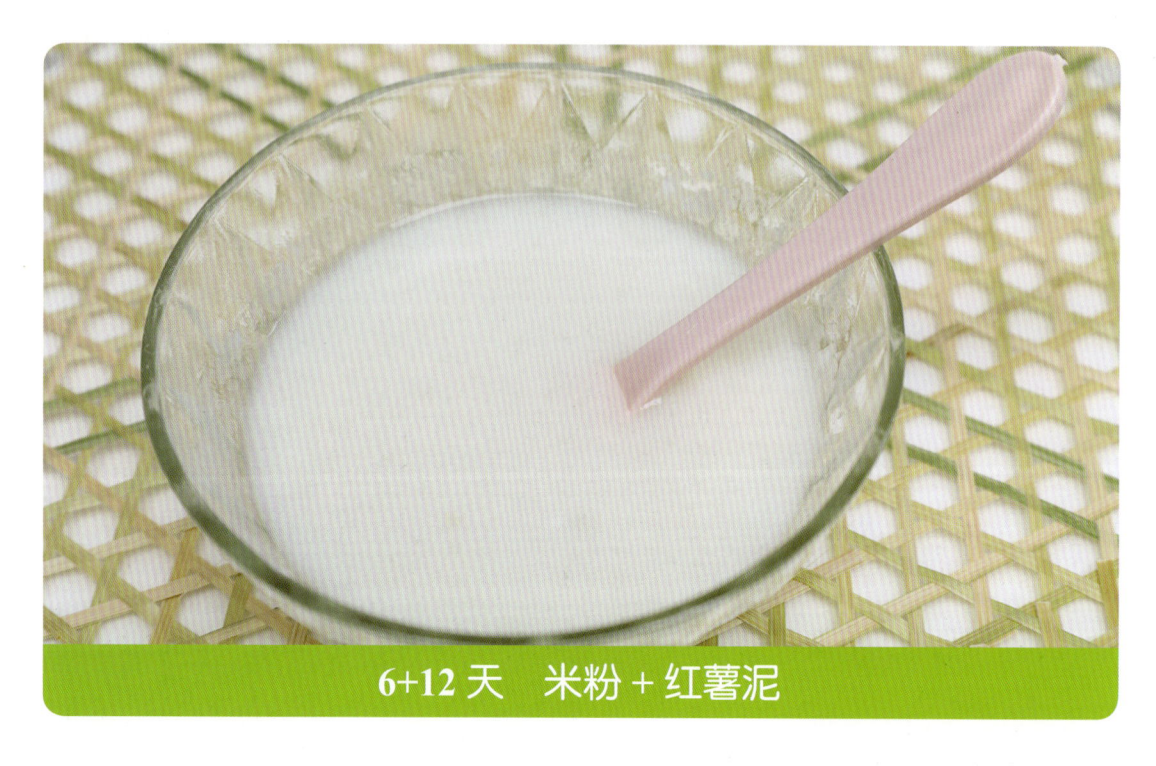

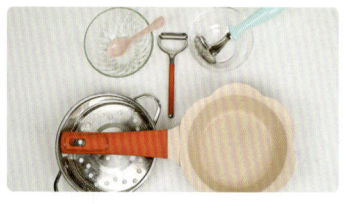

① 准备工具：碗2个、勺子1把、压泥器1个、刮皮刀1把、蒸笼1个、16cm奶锅1口。

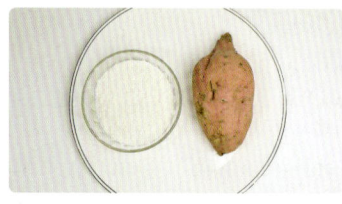

② 准备原材料：5g高铁米粉、150g的红薯。

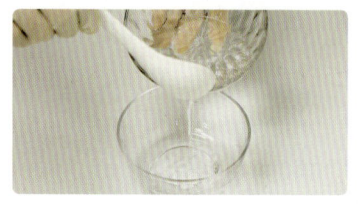

③ 在净碗中加入30g 70℃的水。

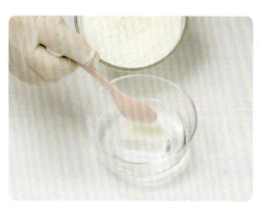

④ 加入5g高铁米粉（米粉与水比例为1∶6）。

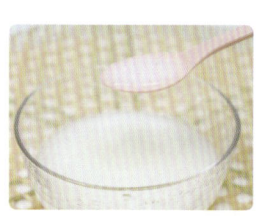

⑤ 制成米粉糊成品备用。

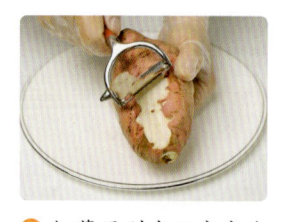

⑥ 红薯用刮皮刀去皮洗净备用。

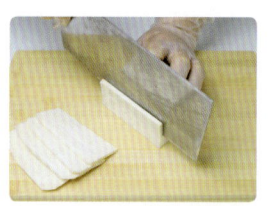

⑦ 将去皮后的红薯切成0.5cm厚的片状。

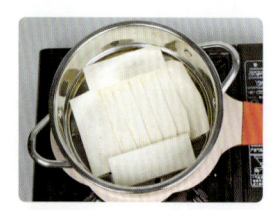

⑧ 将红薯片上笼蒸熟至软。

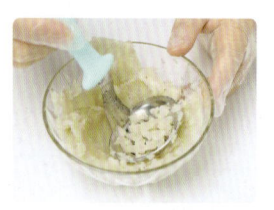

⑨ 将蒸熟的红薯装入碗中，用压泥器制成泥状。

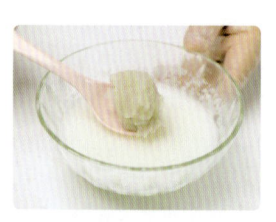

⑩ 将20g红薯泥加入米粉糊中，沿顺时针方向搅拌均匀。

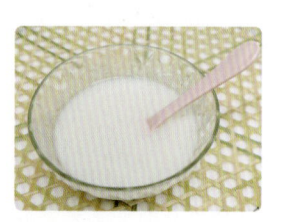

⑪ 调制好红薯米粉糊成品（米粉与水比例为1∶6）。

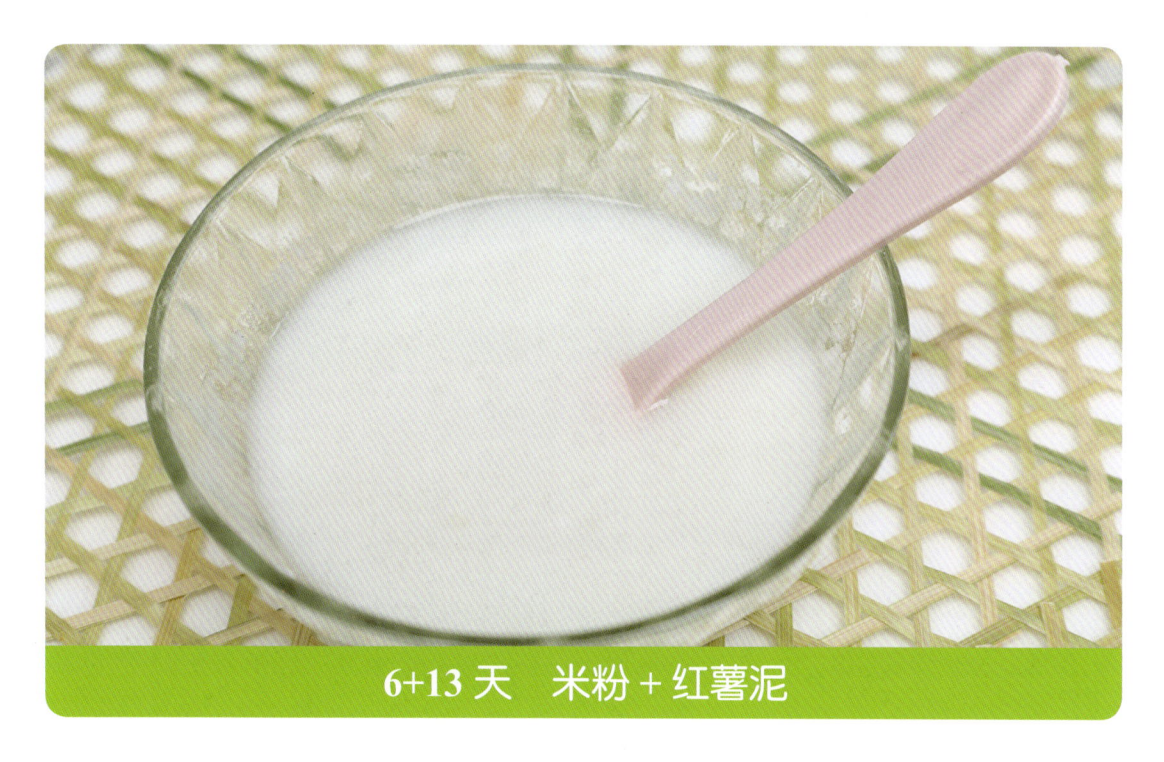

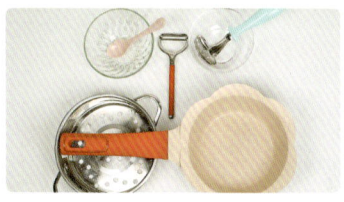

第三章 6月龄婴儿泥糊状辅食制作

6+13 天　米粉+红薯泥

❶ 准备工具：碗2个、勺子1把、压泥器1个、刮皮刀1把、蒸笼1个、16cm奶锅1口。

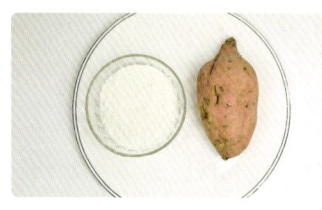

❷ 准备原材料：5g高铁米粉、150g的红薯。

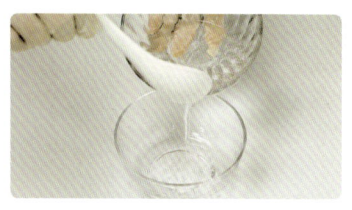

❸ 在净碗中加入30g70℃的水。

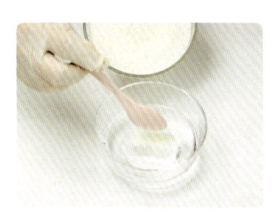

❹ 加入5g高铁米粉（米粉与水比例为1:6）。

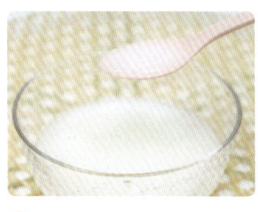

❺ 制成米粉糊成品备用。

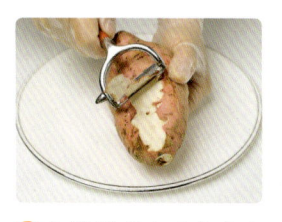

❻ 红薯用刮皮刀去皮洗净备用。

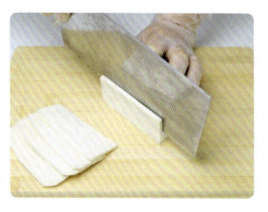

❼ 将去皮后的红薯切成0.5cm厚的片状。

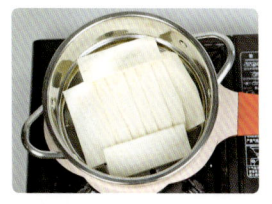

❽ 将红薯片上笼蒸熟至软。

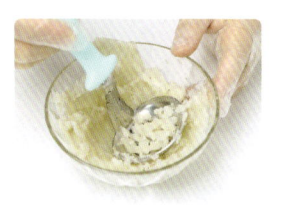

❾ 将蒸熟的红薯装入碗中，用压泥器制成泥状。

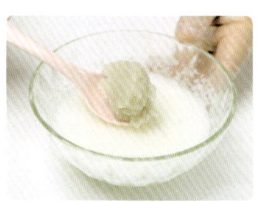

❿ 将20g红薯泥加入米粉糊中，沿顺时针方向搅拌均匀。

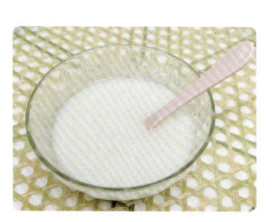

⓫ 调制好红薯米粉糊成品（米粉与水比例为1:6）。

6+14 天　米粉+红枣泥

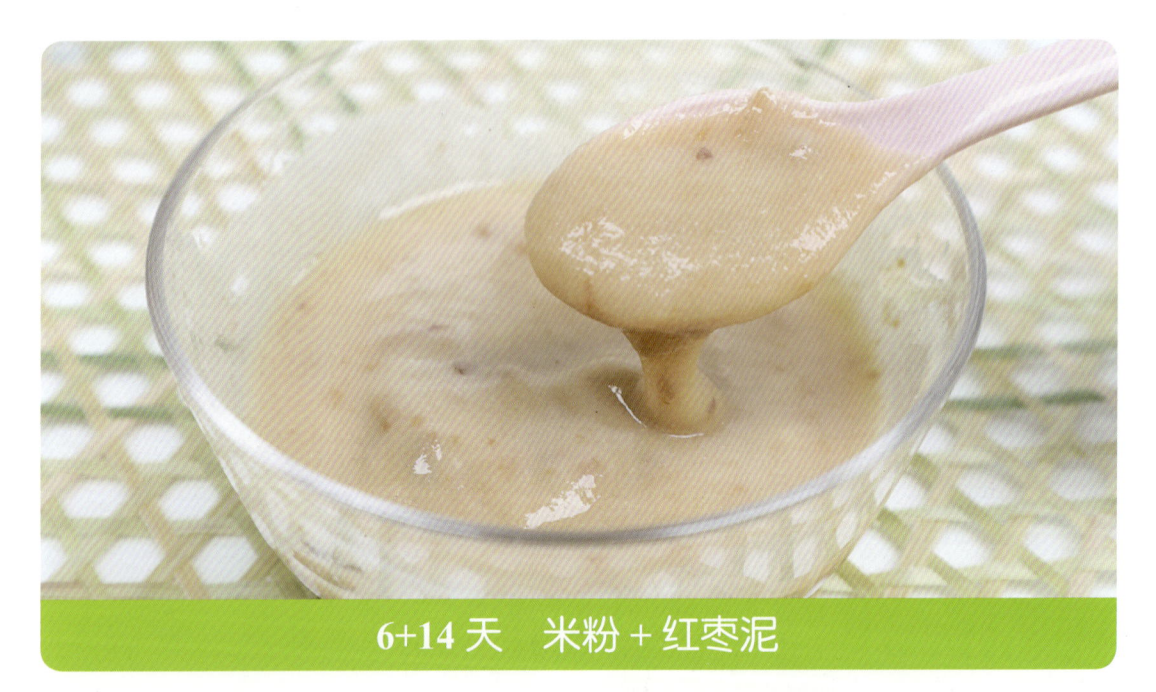

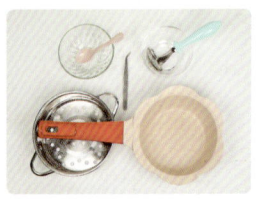

1. 准备工具：碗2个、勺子1把、压泥器1个、镊子1把、蒸笼1个、16cm奶锅1口。
2. 准备原材料：5g高铁米粉和100g红枣。
3. 在净碗中加入30g70℃的水。
4. 加入5g高铁米粉。
5. 制成米粉糊成品备用。
6. 将红枣上笼蒸熟至软。
7. 将红枣去皮。
8. 将红枣去核。
9. 将处理好的红枣装入碗中，用压泥器制成泥状。
10. 制成红枣泥成品。
11. 将20g红枣泥加入米粉糊中，沿顺时针方向搅拌均匀。
12. 调制好红枣米粉糊成品（米粉与水比例为1∶6）。

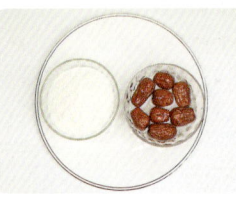

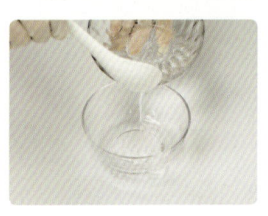

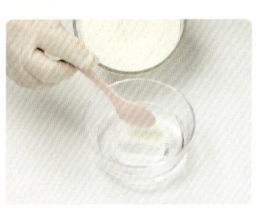

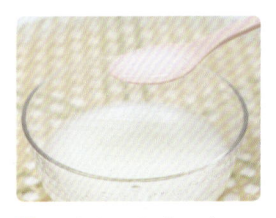

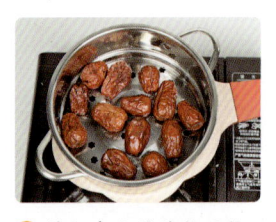

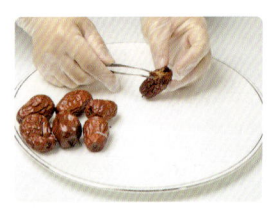

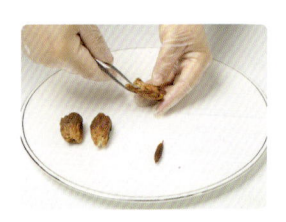

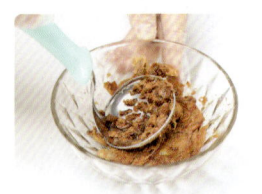

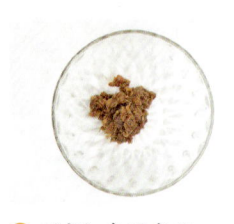

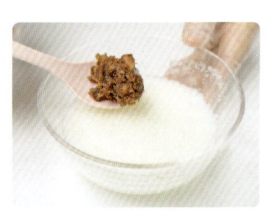

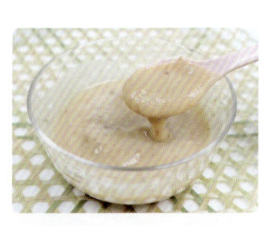

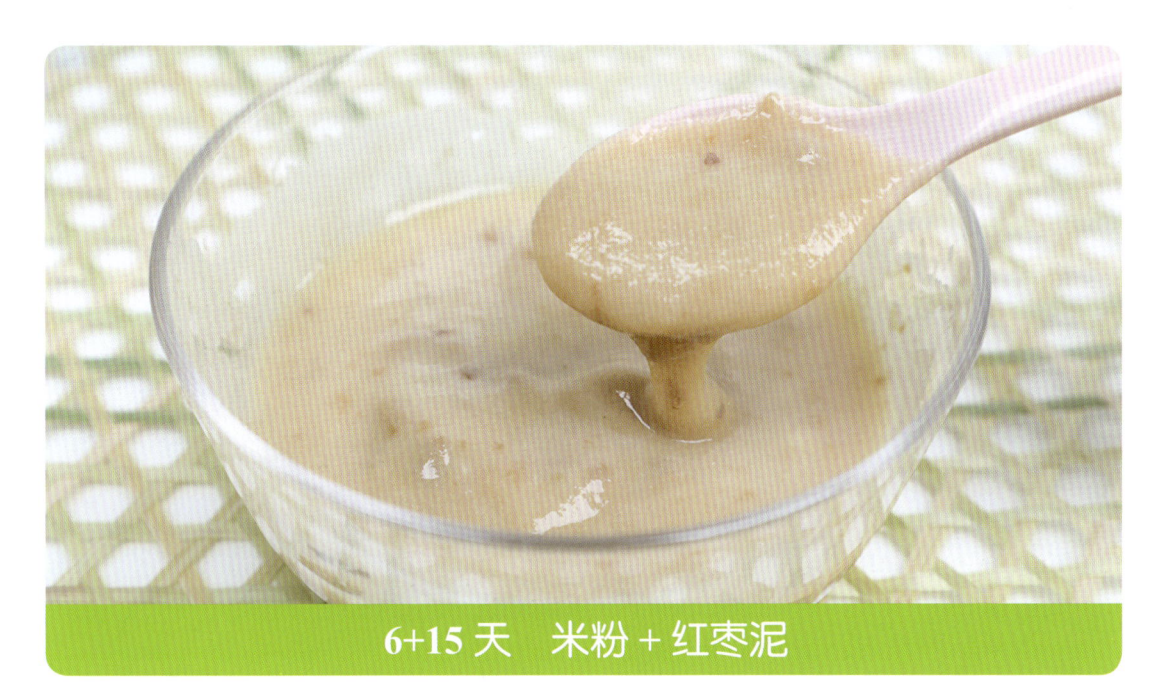

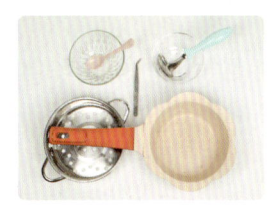

第三章 6月龄婴儿泥糊状辅食制作

6+15天　米粉+红枣泥

❶ 准备工具：碗2个、勺子1把、压泥器1个、镊子1把、蒸笼1个、16cm奶锅1口。

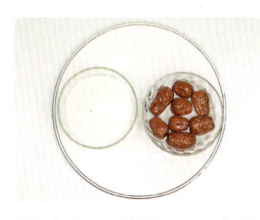

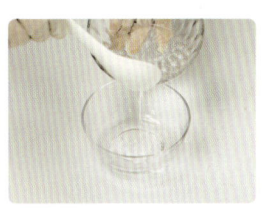

❷ 准备原材料：5g高铁米粉和100g红枣。

❸ 在净碗中加入30g70℃的水。

❹ 加入5g高铁米粉。

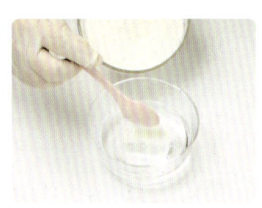

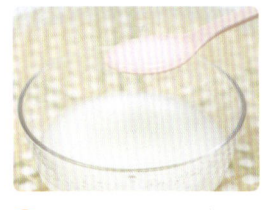

❺ 制成米粉糊成品备用。

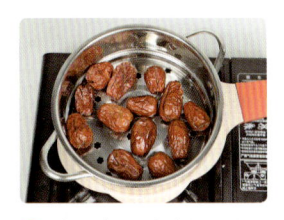

❻ 将红枣上笼蒸熟至软。

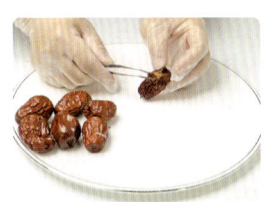

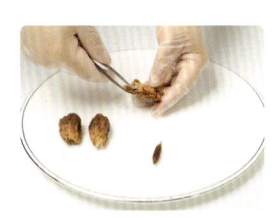

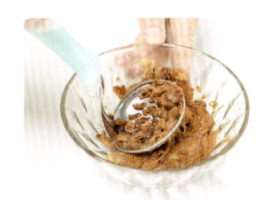

❼ 将红枣去皮。

❽ 将红枣去核。

❾ 将处理好的红枣装入碗中，用压泥器制成泥状。

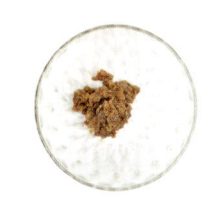

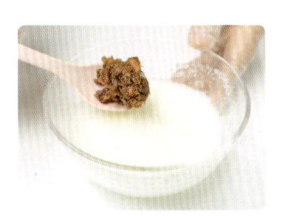

❿ 制成红枣泥成品。

⓫ 将20g红枣泥加入米粉糊中，沿顺时针方向搅拌均匀。

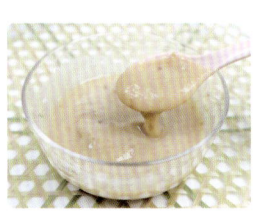

⓬ 调制好红枣米粉糊成品（米粉与水比例为1∶6）。

6+16 天　米粉＋红枣泥＋红薯泥

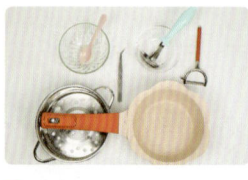

① 准备工具：碗2个、勺子1把、压泥器1个、刮皮刀1把、镊子1把、蒸笼1个、16cm奶锅1口。

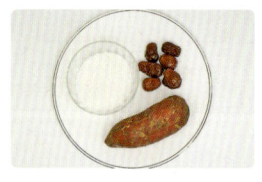

② 准备原材料：5g高铁米粉、100g红枣、150g红薯。

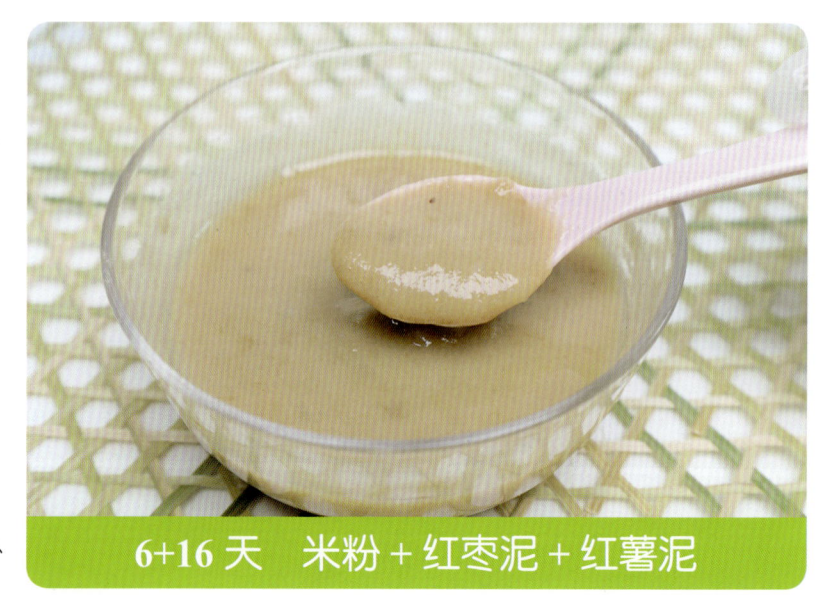

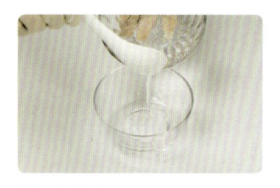

③ 在净碗中加入30g70℃的水。

④ 加入5g高铁米粉。

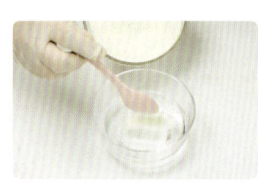

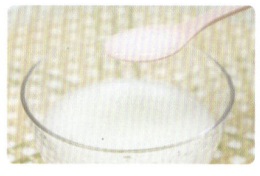

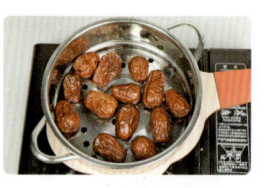

⑤ 制成米粉糊成品备用。

⑥ 将红枣上笼蒸熟至软。

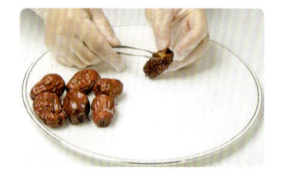

⑦ 将红枣去皮。

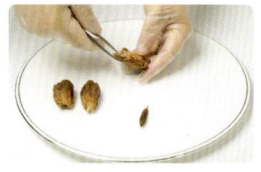

⑧ 将红枣去核。

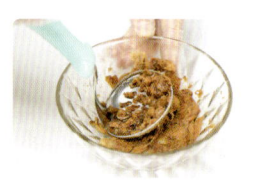

⑨ 将处理好的红枣装入碗中，用压泥器制成泥状。

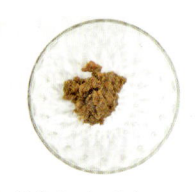

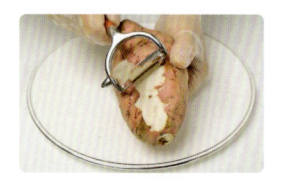

⑩ 制成红枣泥成品。

⑪ 红薯用刮皮刀去皮。

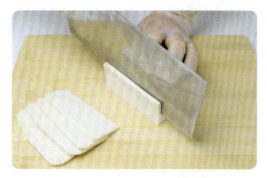

⑫ 将去皮后的红薯切成0.5cm厚的片状。

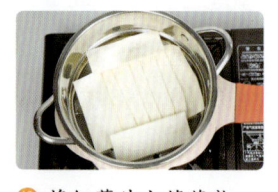

⑬ 将红薯片上笼蒸熟至软。

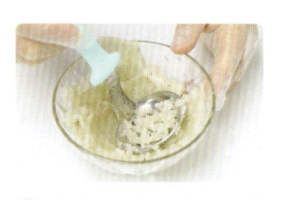

⑭ 将蒸熟的红薯装入碗中，用压泥器制成泥状。

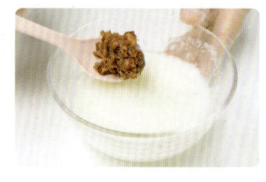

⑮ 将20g红枣泥加入米粉糊中，沿顺时针方向搅拌均匀。

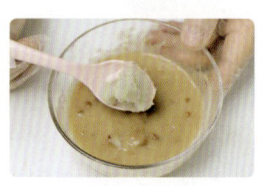

⑯ 将20g红薯泥加入米粉糊中，沿顺时针方向搅拌均匀。

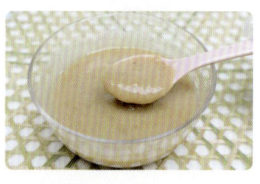

⑰ 调制好红枣红薯米粉糊成品（米粉与水比例为1∶6）。

6+17天　米粉+黑芝麻核桃酱

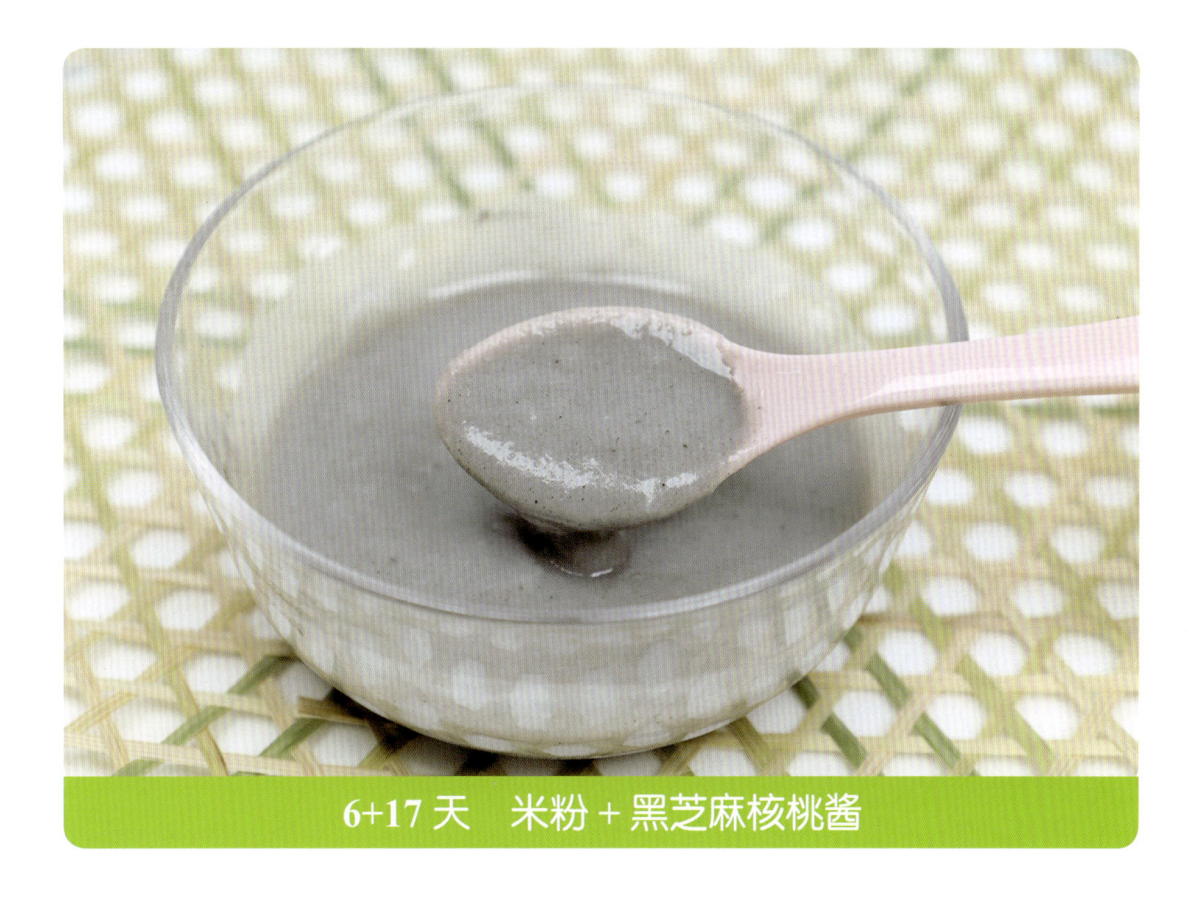

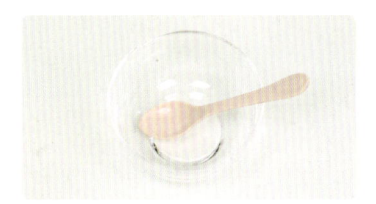

❶ 准备工具：碗和勺子各1个。

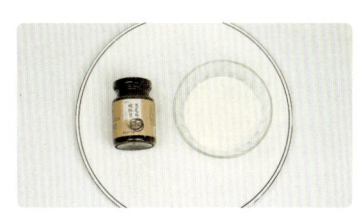

❷ 准备原材料：5g高铁米粉、1g黑芝麻核桃酱。

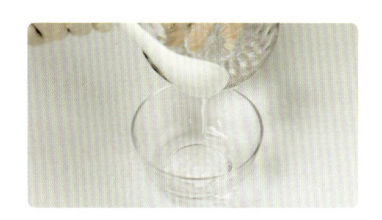

❸ 在净碗中加入25g70℃的水。

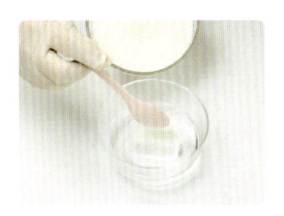

❹ 加入5g高铁米粉。

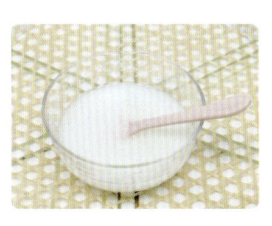

❺ 制成米粉糊成品备用。

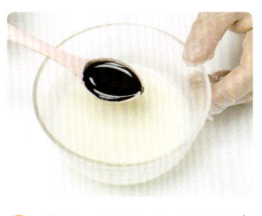

❻ 将1g黑芝麻核桃酱加入米粉糊中，沿顺时针方向搅拌均匀。

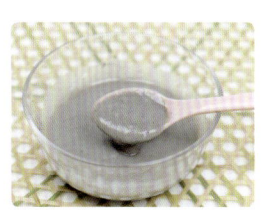

❼ 调制成黑芝麻核桃米粉糊（米粉与水比例为1:5）。

6+18 天　米粉 + 黑芝麻核桃酱

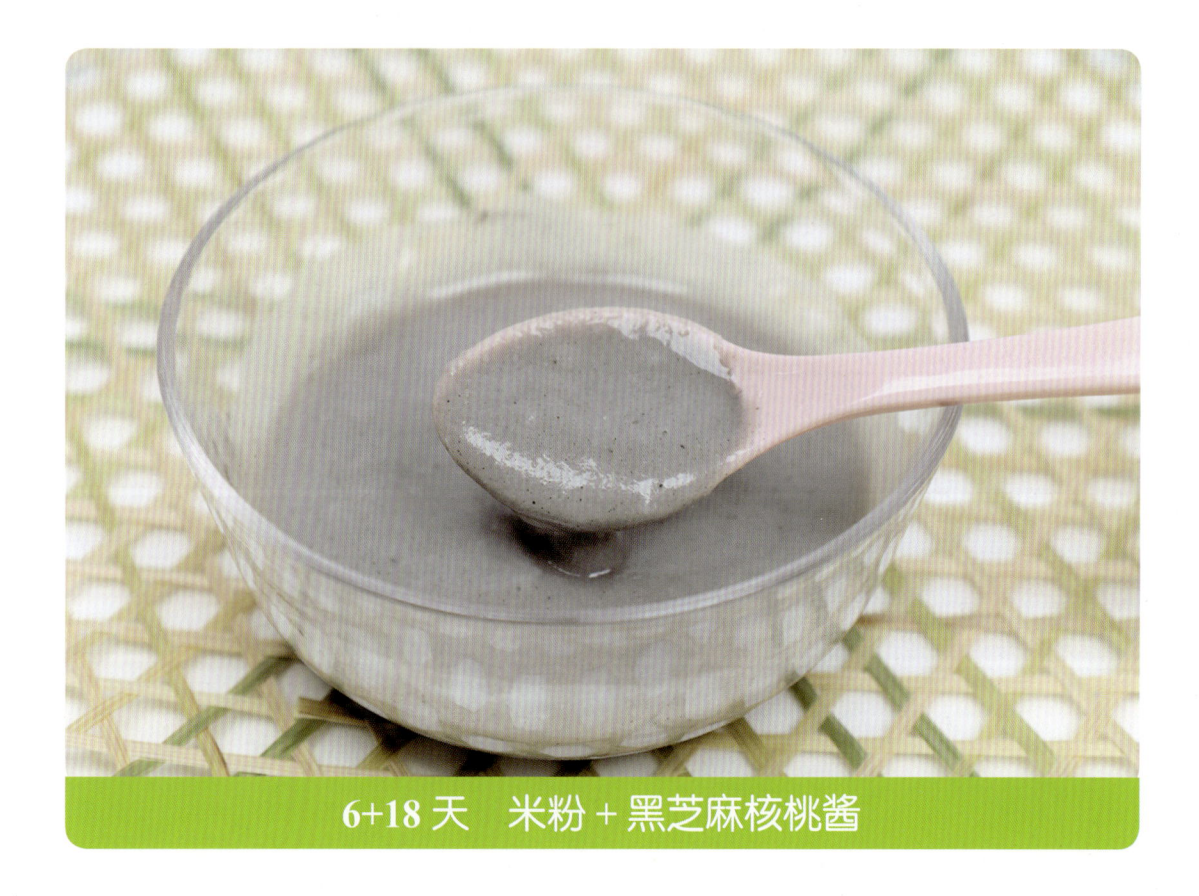

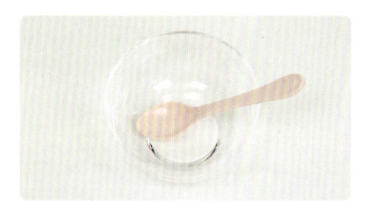

❶ 准备工具：碗和勺子各1个。

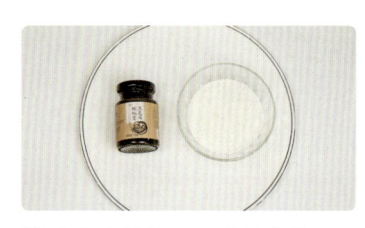

❷ 准备原材料：5g 高铁米粉、1g 黑芝麻核桃酱。

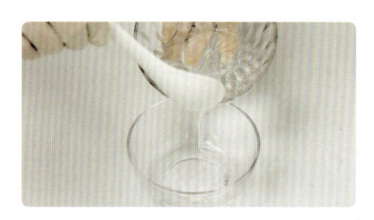

❸ 在净碗中加入 25g70℃的水。

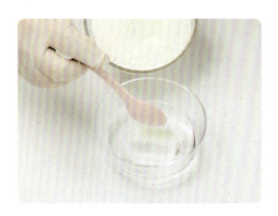

❹ 加入 5g 高铁米粉。

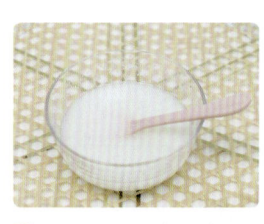

❺ 制成米粉糊成品备用。

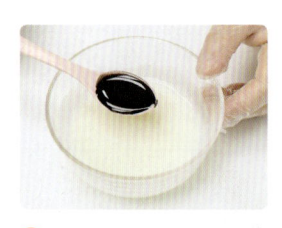

❻ 将 1g 黑芝麻核桃酱加入米粉糊中，沿顺时针方向搅拌均匀。

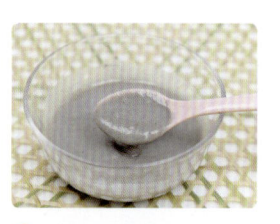

❼ 调制好黑芝麻核桃米粉糊（米粉与水比例为1∶5）。

6+19天 米粉+山药泥

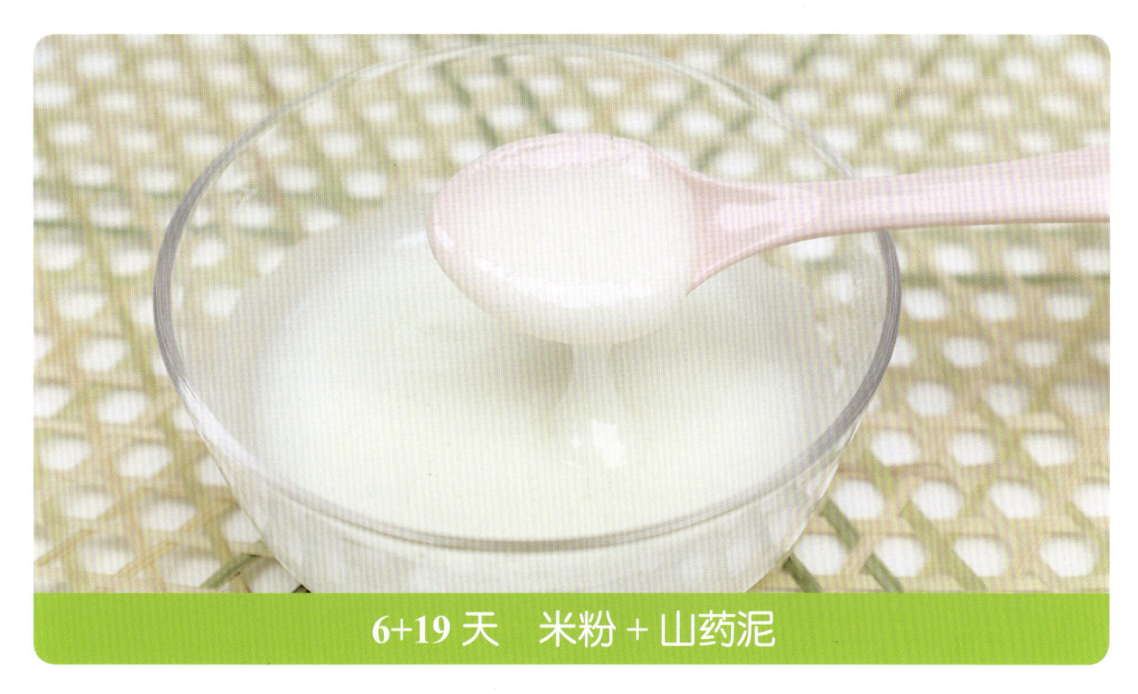

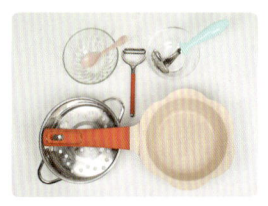

1. 准备工具：碗2个、勺子1把、压泥器1个、刮皮刀1把、蒸笼1个、16cm奶锅1口。
2. 准备原材料：5g高铁米粉、100g山药。
3. 在净碗中加入25g70℃的水。
4. 加入5g高铁米粉。
5. 制成米粉糊成品备用。
6. 将山药去皮洗净。
7. 将去好皮的山药上锅蒸熟至软。
8. 将蒸熟的山药装入碗中，用压泥器压成泥状。
9. 制成山药泥成品。
10. 将20g山药泥加入调好的米粉糊中。
11. 顺时针搅拌均匀。
12. 调制好米粉山药泥成品（米粉与水比例为1∶5）。

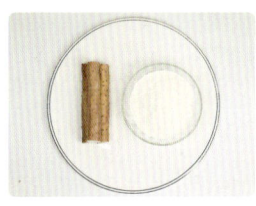

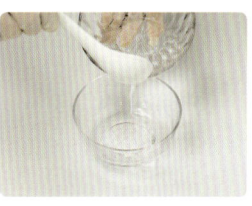

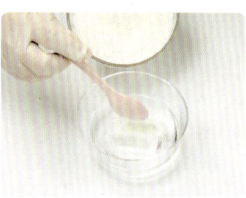

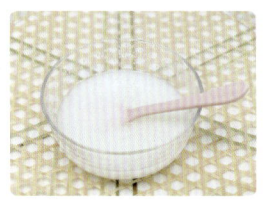

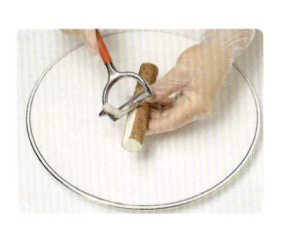

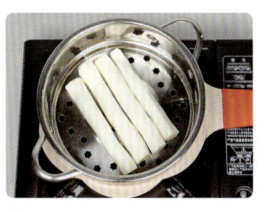

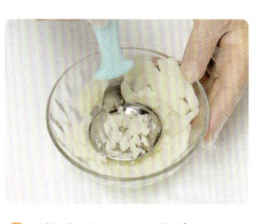

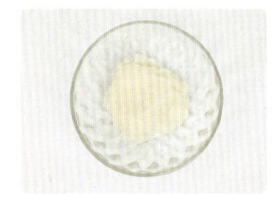

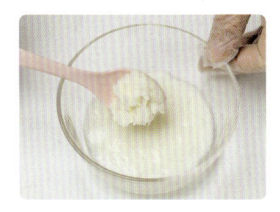

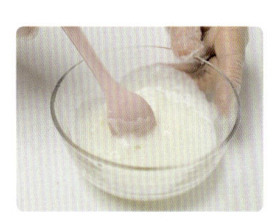

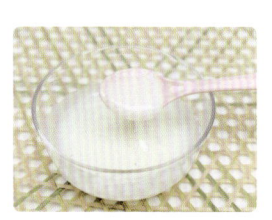

6+20 天　米粉+山药泥

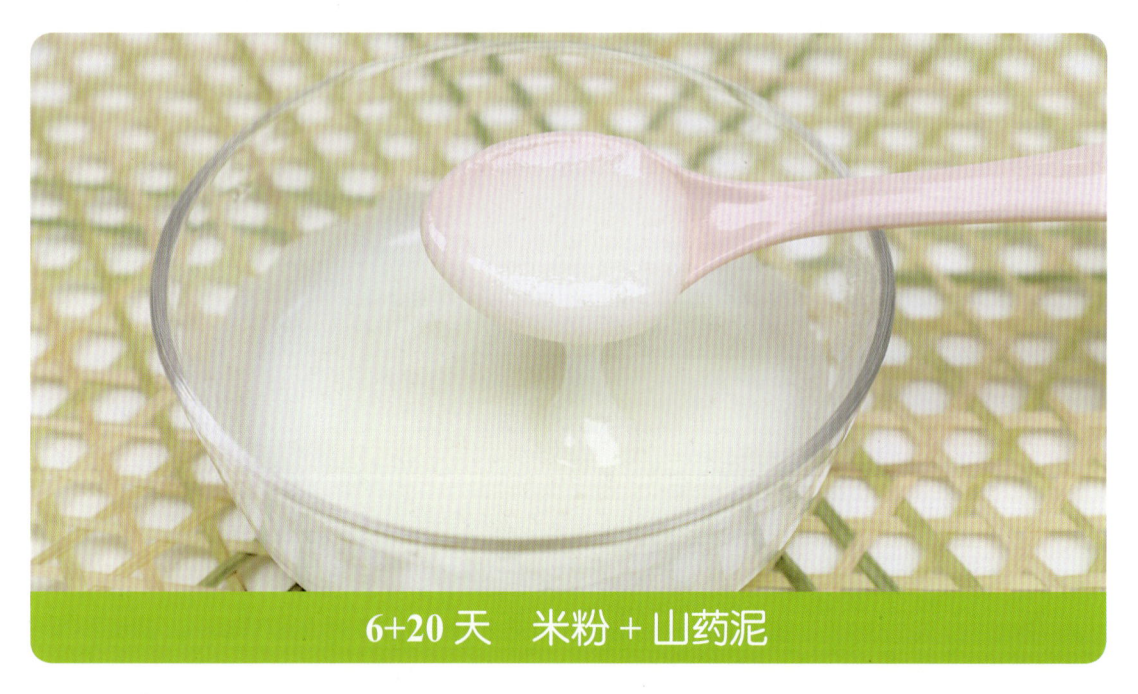

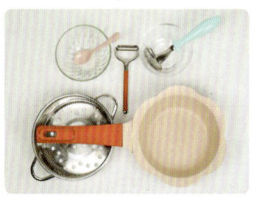

① 准备工具：碗2个、勺子1把、压泥器1个、刮皮刀1把、蒸笼1个、16cm奶锅1口。

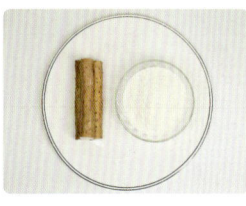

② 准备原材料：5g高铁米粉、100g山药。

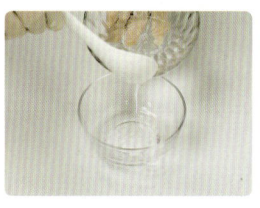

③ 在净碗中加入25g70℃的水。

④ 加入5g高铁米粉。

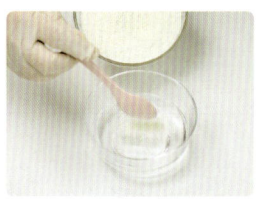

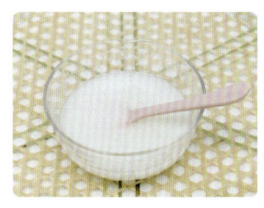

⑤ 制成米粉糊成品备用。

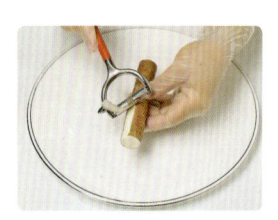

⑥ 将山药去皮洗净。

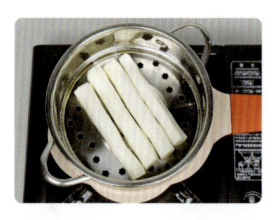

⑦ 将去好皮的山药上锅蒸熟至软。

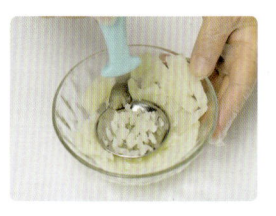

⑧ 将蒸熟的山药装入碗中，用压泥器压成泥状。

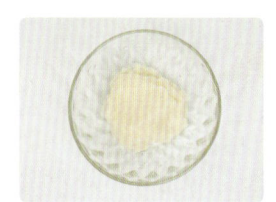

⑨ 制成山药泥成品。

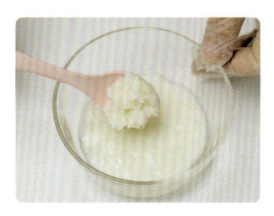

⑩ 将20g山药泥加入调好的米粉糊中。

⑪ 顺时针搅拌均匀。

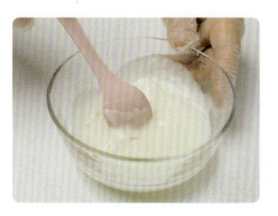

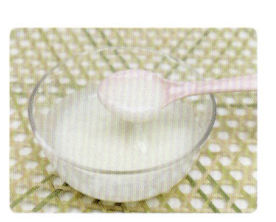

⑫ 制成米粉山药泥成品（米粉与水比例为1∶5）。

6+21 天　米粉 + 紫甘蓝泥

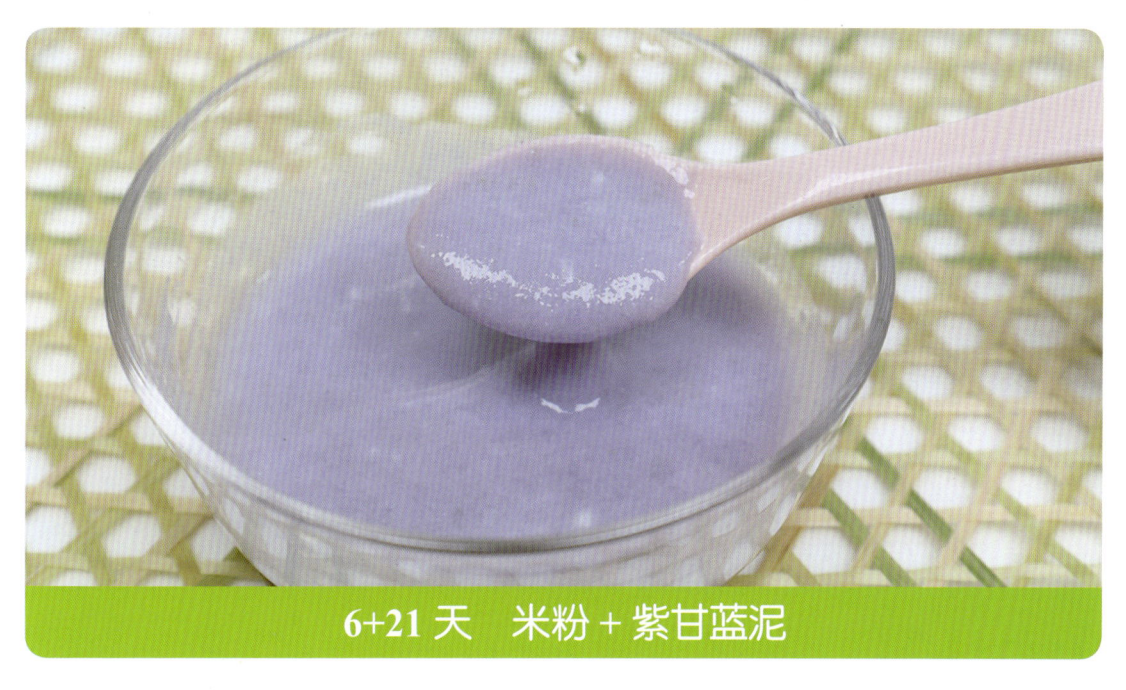

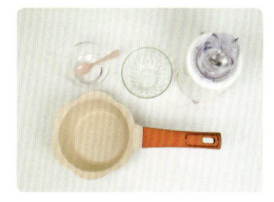

① 准备工具：碗 2 个、勺子 1 把、破壁机 1 台、16cm 奶锅 1 口。

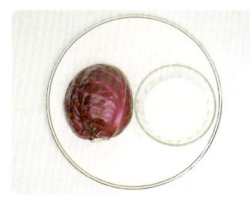

② 准备原材料：5g 高铁米粉、100g 紫甘蓝、1g 黑芝麻核桃酱。

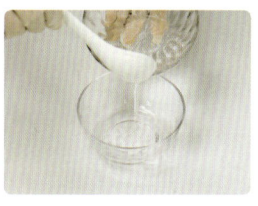

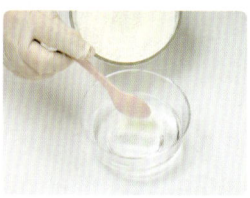

③ 在净碗中加入 30g70℃ 的水。

④ 加入 5g 高铁米粉。

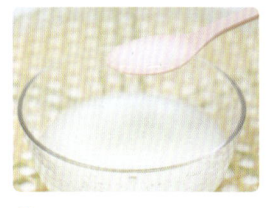

⑤ 制成米粉成品。

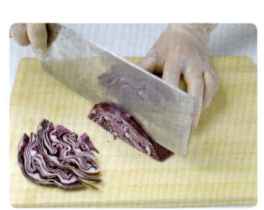

⑥ 将紫甘蓝切成丝。

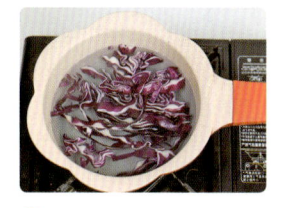

⑦ 将切好的紫甘蓝丝放入开水中煮至软。

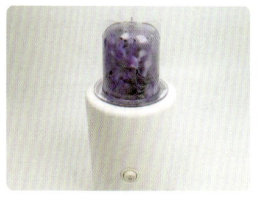

⑧ 将煮熟的紫甘蓝放入破壁机搅拌成泥状。

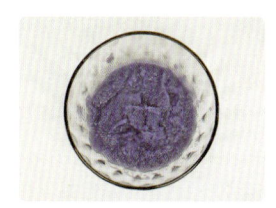

⑨ 制成紫甘蓝泥成品。

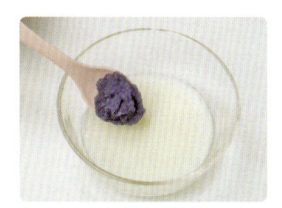

⑩ 将 20g 紫甘蓝泥加入调好的米粉糊中。

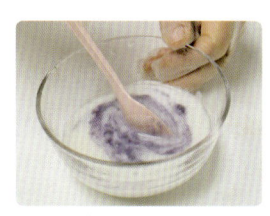

⑪ 顺时针搅拌均匀。

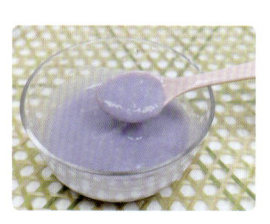

⑫ 调制好紫甘蓝米粉糊成品（米粉与水比例为 1：5）。

6+22 天　米粉 + 紫甘蓝泥 + 黑芝麻核桃酱

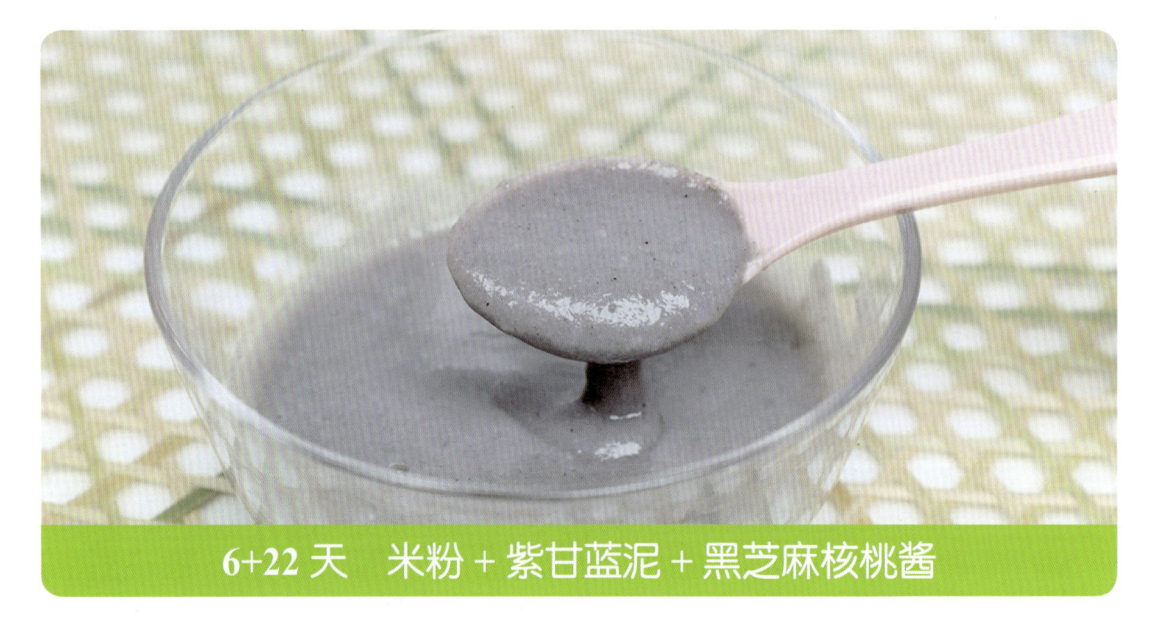

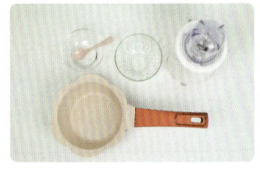

❶ 准备工具：碗 2 个、勺子 1 把、破壁机 1 台、16cm 奶锅 1 口。

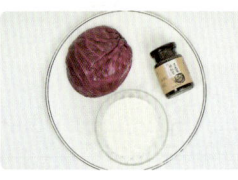

❷ 准备原材料：5g 高铁米粉、100g 紫甘蓝、1g 黑芝麻核桃酱。

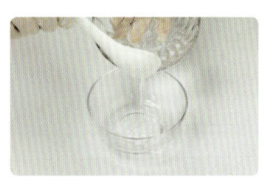

❸ 在净碗中加入 30g 70℃ 的水。

❹ 加入 5g 高铁米粉。

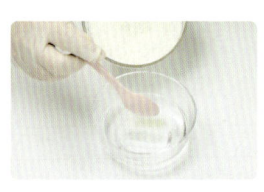

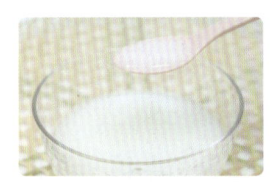

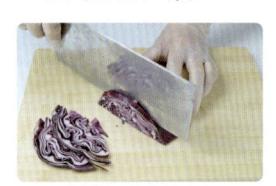

❺ 制成米粉成品。

❻ 将紫甘蓝切成丝。

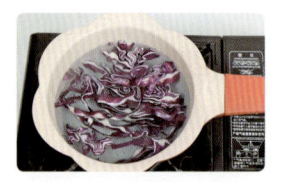

❼ 将切好的紫甘蓝丝放入开水中煮至软。

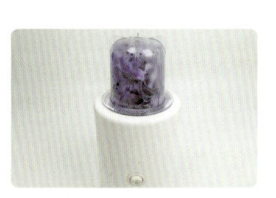

❽ 将煮熟的紫甘蓝放入破壁机搅拌成泥状。

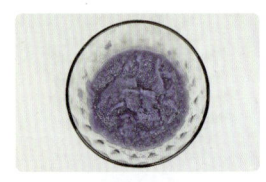

❾ 制成紫甘蓝泥成品。

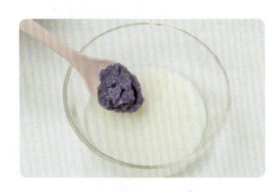

❿ 将 20g 紫甘蓝泥加入调好的米粉糊中。

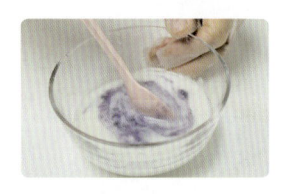

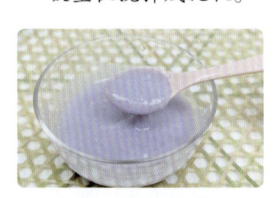

⓫ 顺时针搅拌均匀。

⓬ 制成紫甘蓝米粉糊成品（米粉与水比例为 1∶5）。

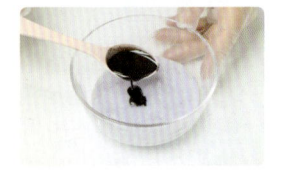

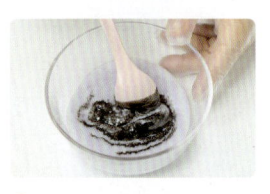

⓭ 加入 1g 黑芝麻核桃酱。

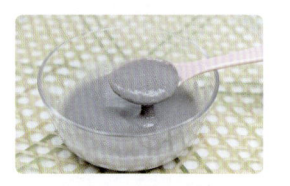

⓮ 顺时针搅拌均匀。

⓯ 制成紫甘蓝黑芝麻核桃糊。（米粉与水比例为 1∶5）

6+23天 米粉+白菜泥

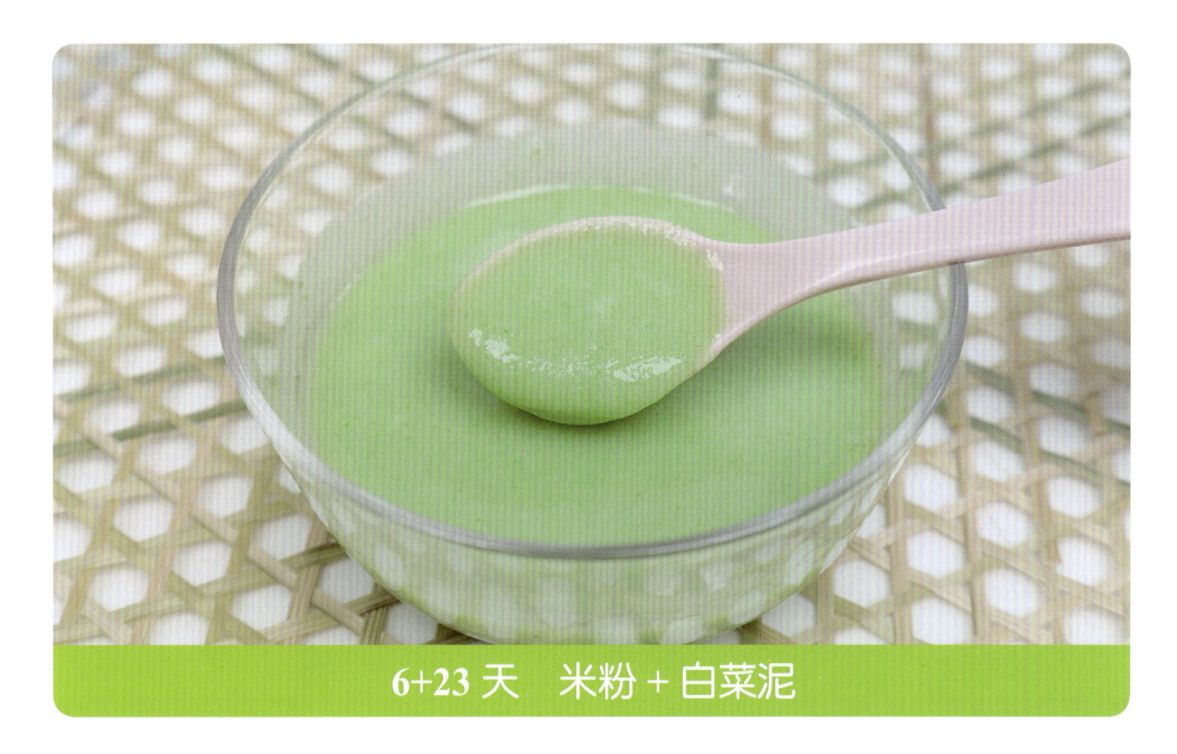

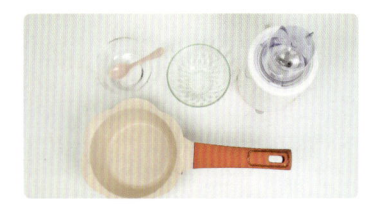

① 准备工具：碗2个、勺子1把、破壁机1台、16cm奶锅1口。

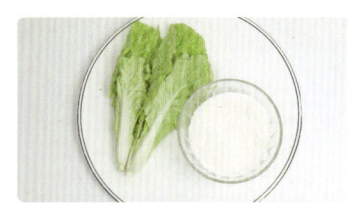

② 准备原材料：5g高铁米粉、200g小白菜。

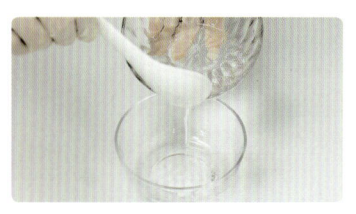

③ 在净碗中加入25g70℃的水。

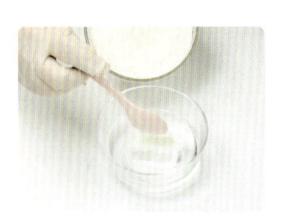

④ 加入5g高铁米粉。

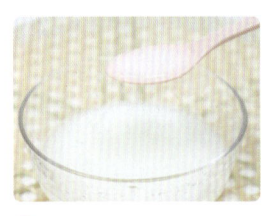

⑤ 制成米粉成品。

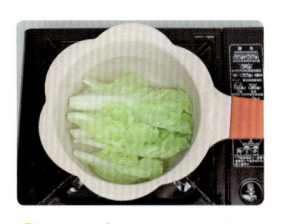

⑥ 将洗净后的小白菜放入锅中煮熟。

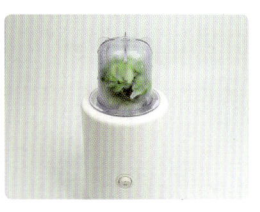

⑦ 将煮熟的小白菜放入破壁机中搅拌成泥状。

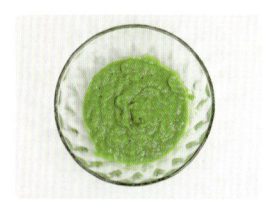

⑧ 制成小白菜泥成品。

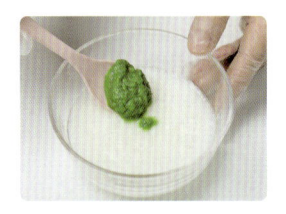

⑨ 将白菜泥加入米粉糊中。

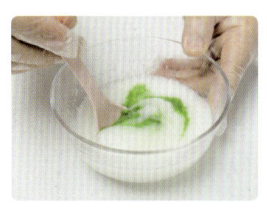

⑩ 顺时针搅拌均匀。

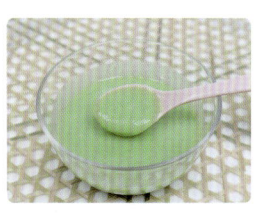

⑪ 制成白菜米粉糊成品（米粉与水比例为1:5）。

6+24 天　米粉 + 白菜泥 + 黑芝麻核桃酱

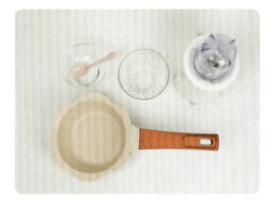

① 准备工具：碗 2 个、勺子 1 把、破壁机 1 台、16cm 奶锅 1 口。

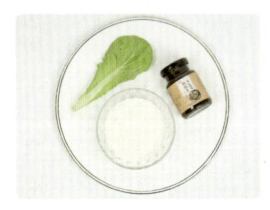

② 准备原材料：5g 高铁米粉、200g 小白菜、1g 黑芝麻核桃酱。

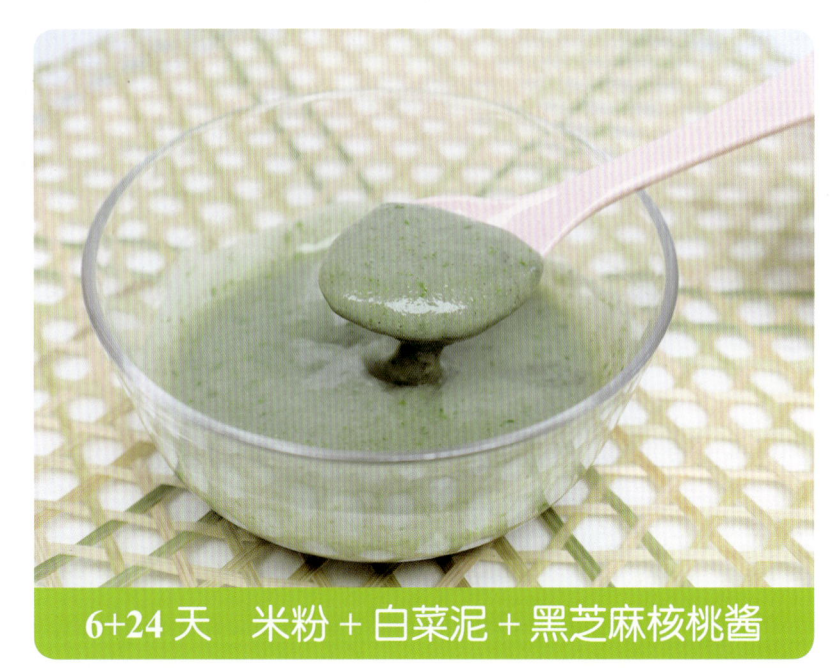

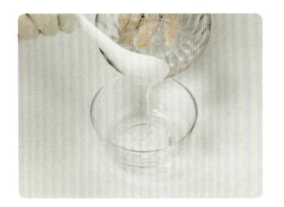

③ 在净碗中加入 25g70℃的水。

④ 加入 5g 高铁米粉。

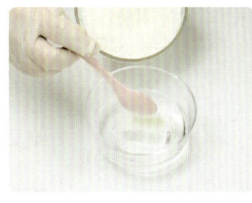

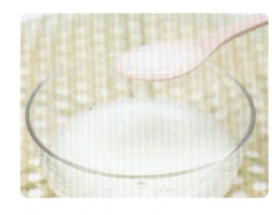

⑤ 制成米粉成品。

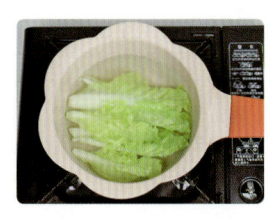

⑥ 将洗净后的小白菜放入锅中煮熟。

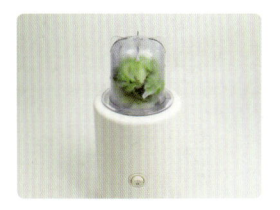

⑦ 将煮熟的小白菜放入破壁机中搅拌成泥状。

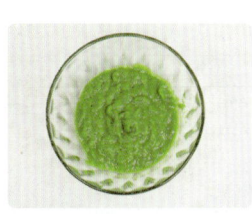

⑧ 制成小白菜泥成品。

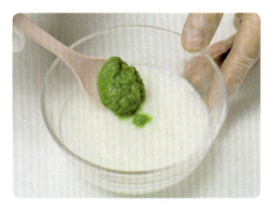

⑨ 将白菜泥加入米粉糊中。

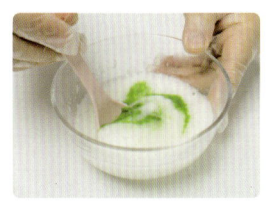

⑩ 顺时针搅拌均匀。

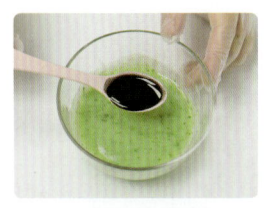

⑪ 加入黑芝麻核桃酱。

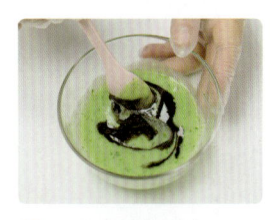

⑫ 顺时针搅拌均匀。

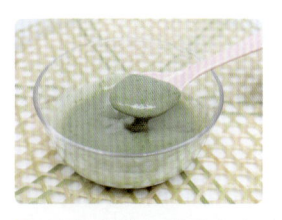

⑬ 制成白菜黑芝麻核桃酱糊成品（米粉与水比例为 1∶5）。

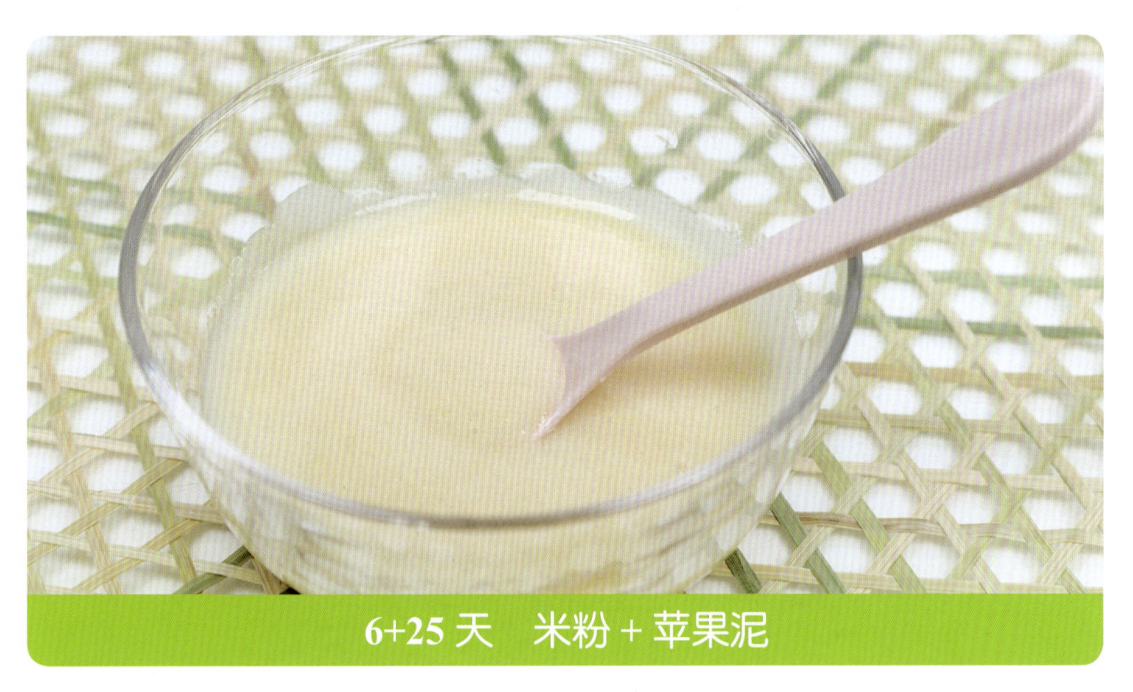

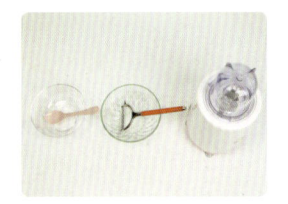

第三章 6月龄婴儿泥糊状辅食制作

6+25 天 米粉+苹果泥

❶ 准备工具：碗2个、勺子1把、破壁机1台、刮皮刀1把。

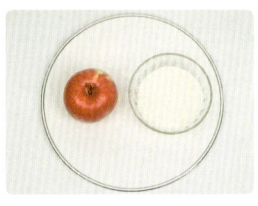

❷ 准备原材料：5g高铁米粉、1个苹果。

❸ 在净碗中加入25g70℃的水。

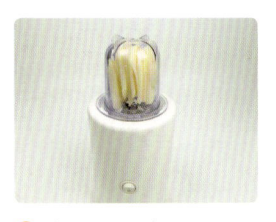

❹ 加入5g高铁米粉。

❺ 制成米粉成品。

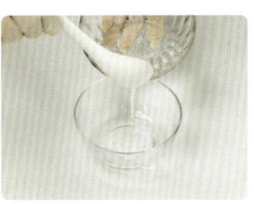

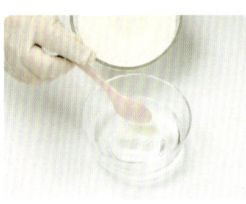

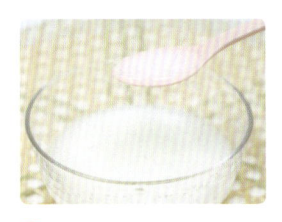

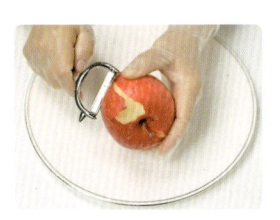

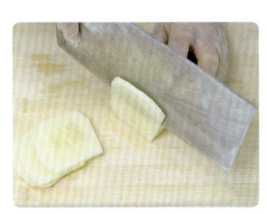

❻ 将苹果去皮。

❼ 将苹果切片。

❽ 将切好的苹果放入破壁机中搅拌成泥状。

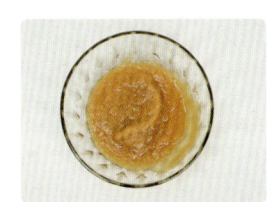

❾ 制成苹果泥成品。

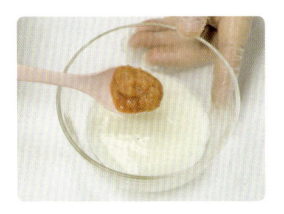

❿ 将苹果泥加入米粉糊中。

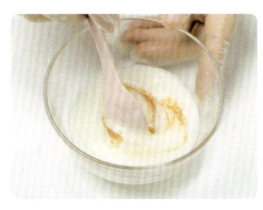

⓫ 顺时针搅拌均匀。

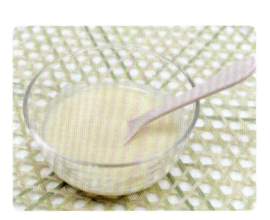

⓬ 制成苹果米粉糊成品（米粉与水比例为1:5）。

6+26 天　米粉＋苹果泥

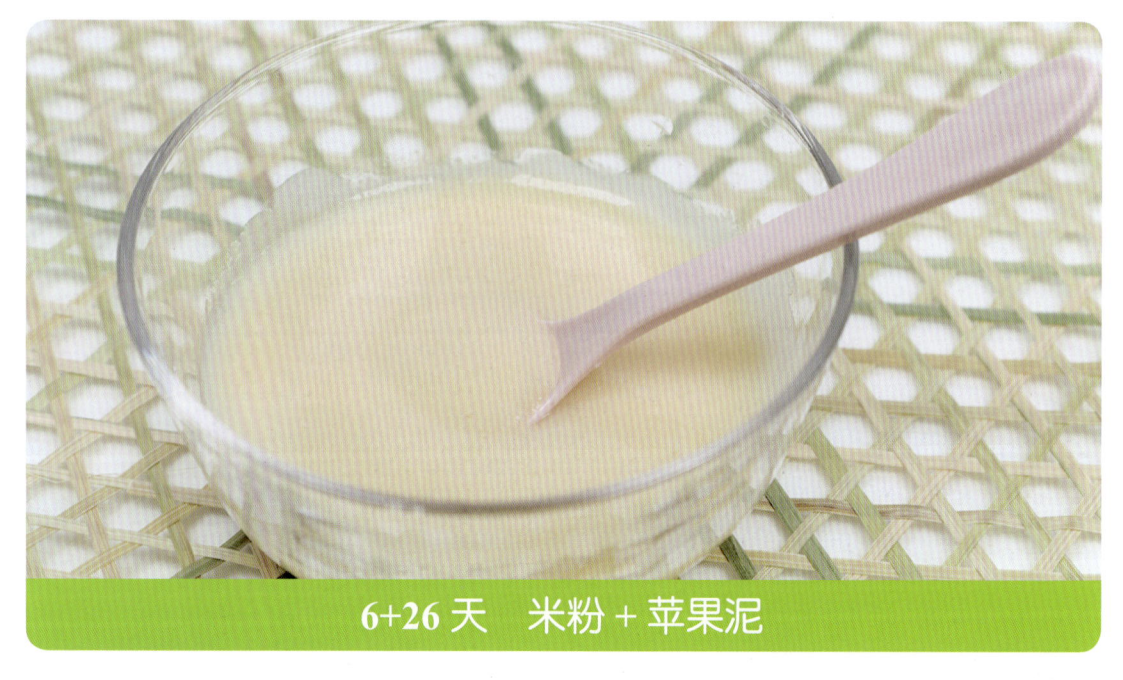

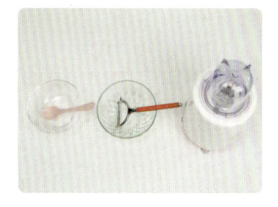

① 准备工具：碗 2 个、勺子 1 把、破壁机 1 台、刮皮刀 1 把。

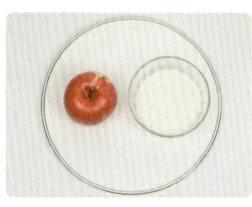

② 准备原材料：5g 高铁米粉、1 个苹果。

③ 在净碗中加入 25g70℃ 的水。

④ 加入 5g 高铁米粉。

⑤ 制成米粉成品。

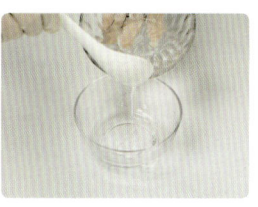

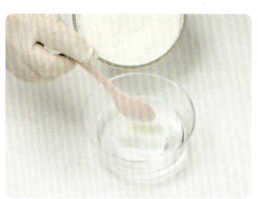

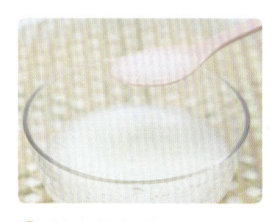

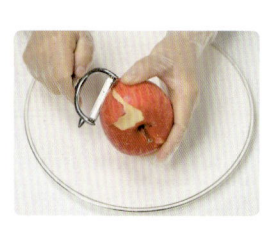

⑥ 将苹果去皮。

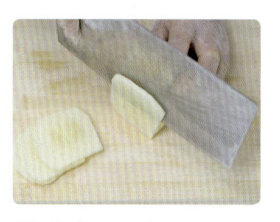

⑦ 将苹果切片。

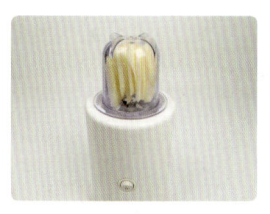

⑧ 将切好的苹果放入破壁机中搅拌成泥状。

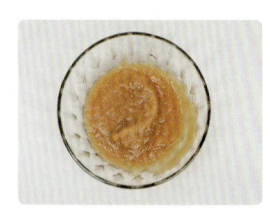

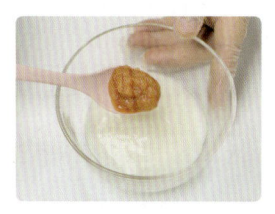

⑨ 制成苹果泥成品。

⑩ 将苹果泥加入米粉糊中。

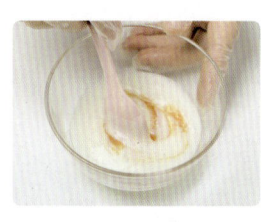

⑪ 顺时针搅拌均匀。

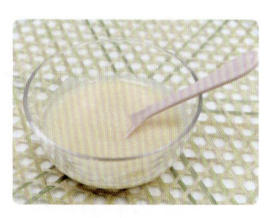

⑫ 制成苹果米粉糊成品（米粉与水比例为 1:5）。

6+27 天　米粉 + 香蕉泥

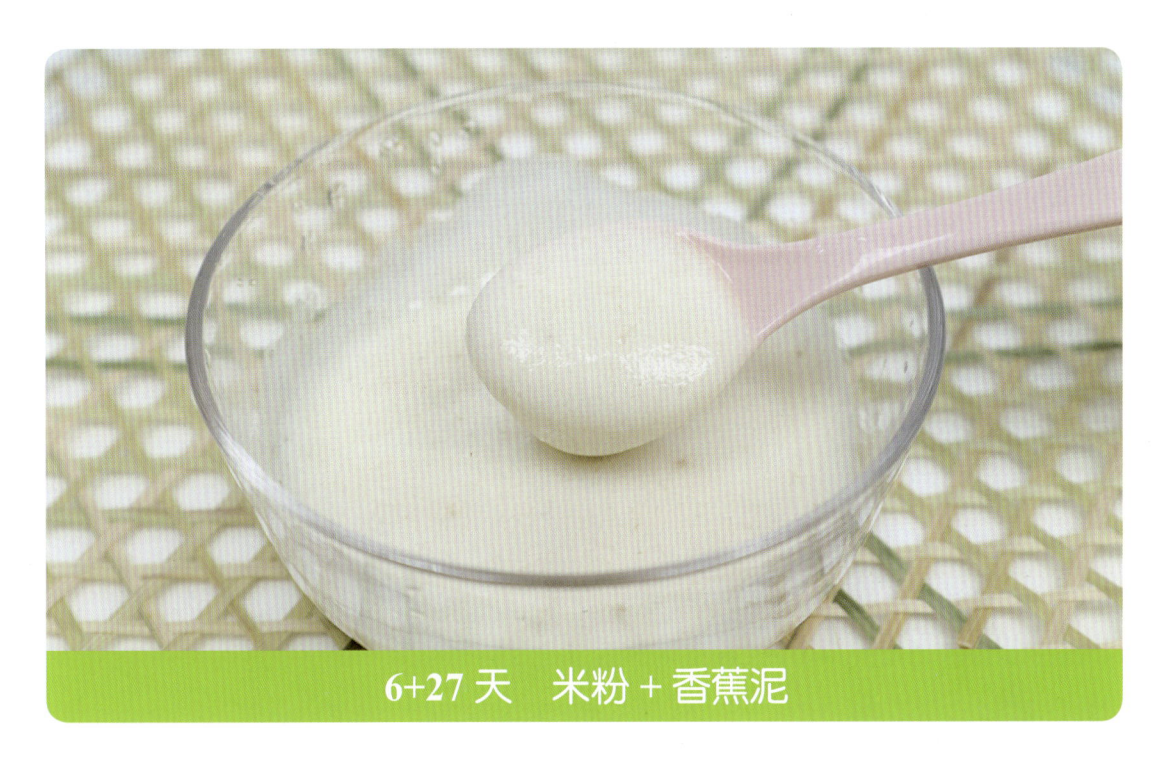

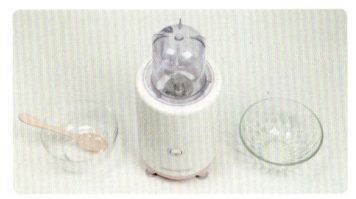

❶ 准备工具：碗 2 个、破壁机 1 台、勺子 1 把。

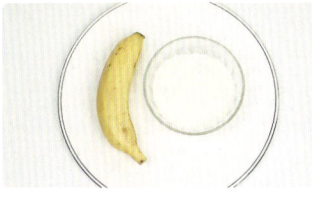

❷ 准备原材料：5g 高铁米粉、200g 香蕉。

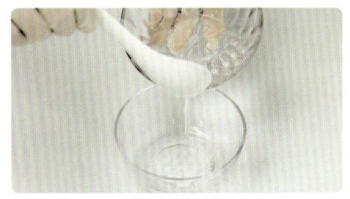

❸ 在净碗中加入 25g70℃的水。

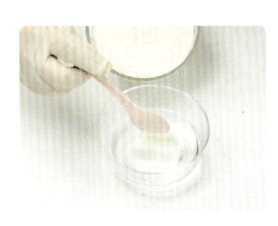

❹ 加入 5g 高铁米粉。

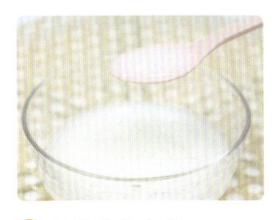

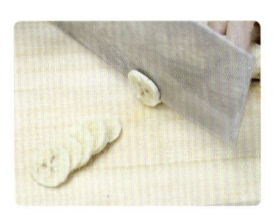

❺ 制成米粉成品。

❻ 将去皮的香蕉切片。

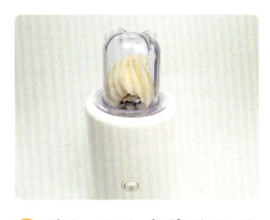

❼ 将切好的香蕉放入破壁机中搅拌成泥状。

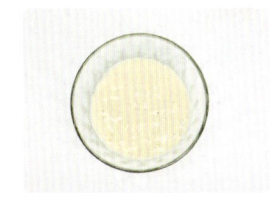

❽ 制成香蕉泥成品。

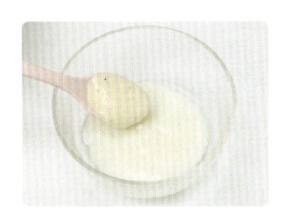

❾ 将香蕉泥加入米粉糊中。

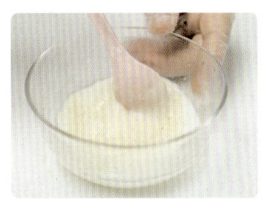

❿ 顺时针搅拌均匀。

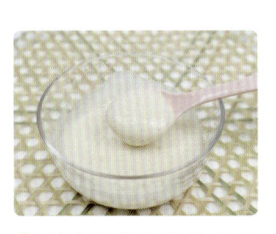

⓫ 制成香蕉米粉糊成品（米粉与水比例为 1∶5）。

6+28天 米粉+香蕉泥

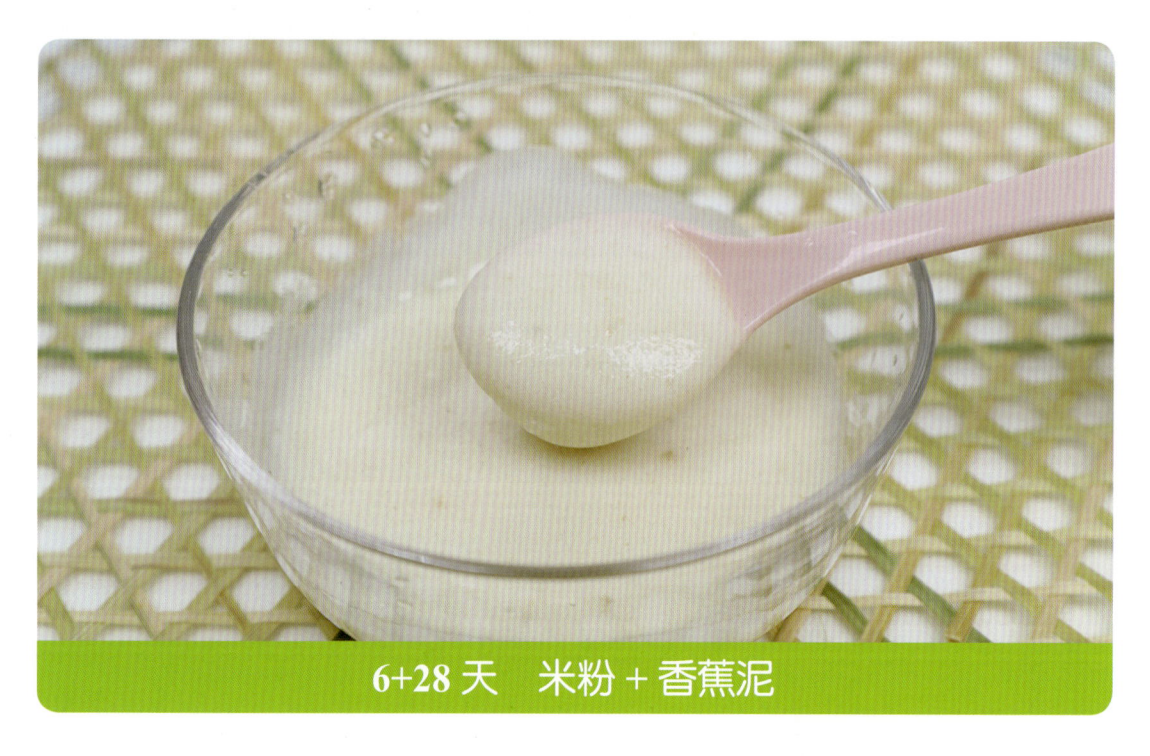

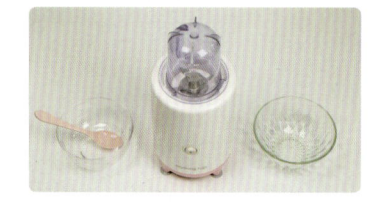

❶ 准备工具：碗2个、破壁机1台、勺子1把。

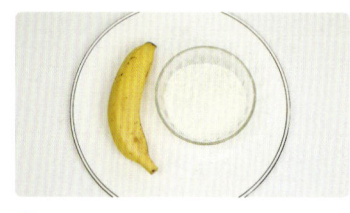

❷ 准备原材料：5g高铁米粉、200g香蕉。

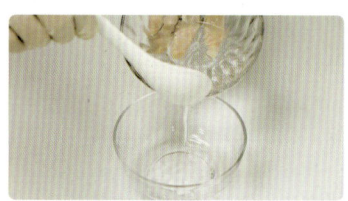

❸ 在净碗中加入25g70℃的水。

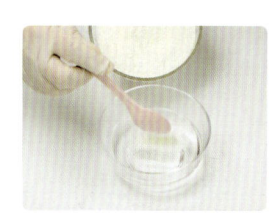

❹ 加入5g高铁米粉。

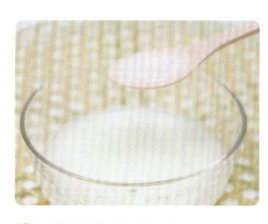

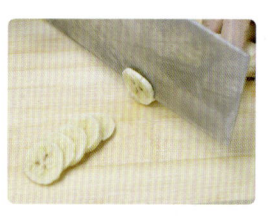

❺ 制成米粉成品。

❻ 将去皮的香蕉切片。

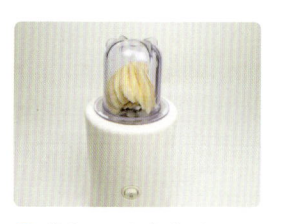

❼ 将切好的香蕉放入破壁机中搅拌成泥状。

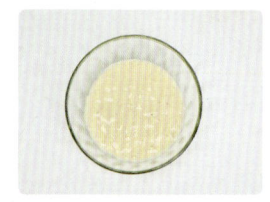

❽ 制成香蕉泥成品。

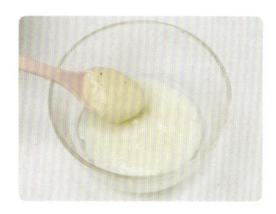

❾ 将香蕉泥加入米粉糊中。

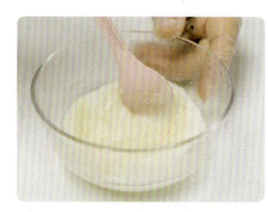

❿ 顺时针搅拌均匀。

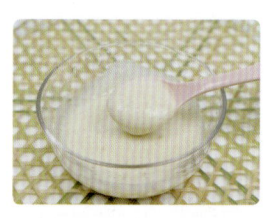

⓫ 制成香蕉米粉糊成品（米粉与水比例为1∶5）。

第三章 6月龄婴儿泥糊状辅食制作

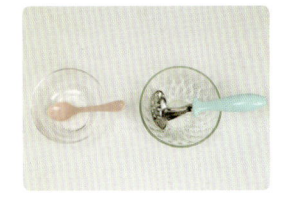

6+29 天　米粉+牛油果泥

❶ 准备工具：碗2个、勺子1把、压泥器1把。

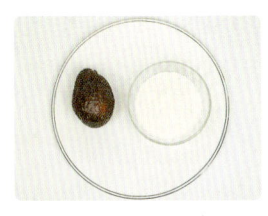

❷ 准备原材料：5g 高铁米粉、150g 牛油果。

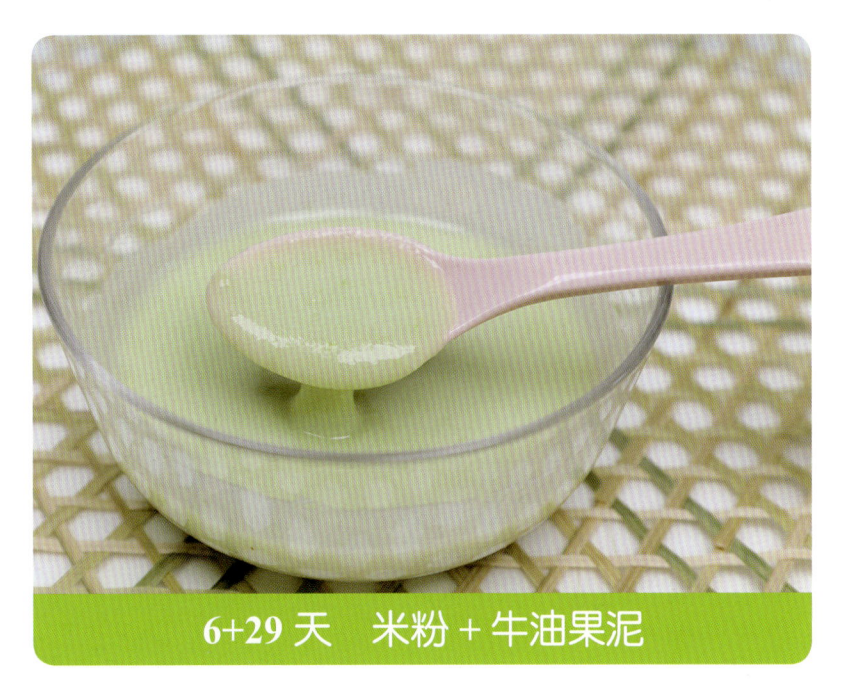

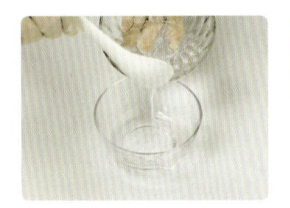

❸ 在净碗中加入 25g70℃ 的水。

❹ 加入 5g 高铁米粉。

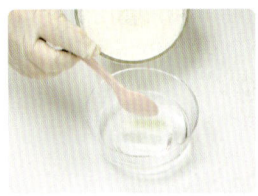

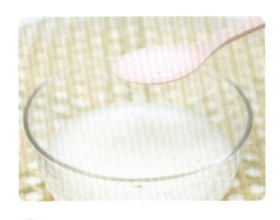

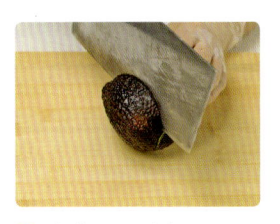

❺ 制成米粉成品。

❻ 将牛油果对半切开。

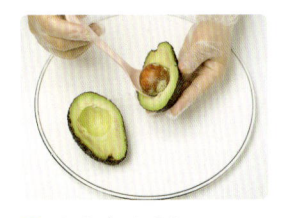

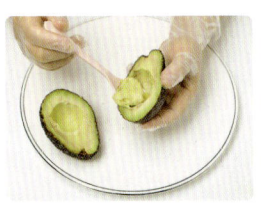

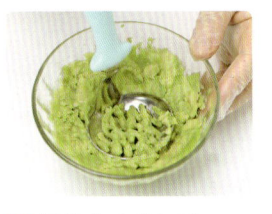

❼ 取出牛油果核。

❽ 取出牛油果肉。

❾ 将果肉压成细泥。

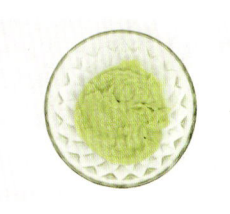

❿ 制成牛油果泥成品。

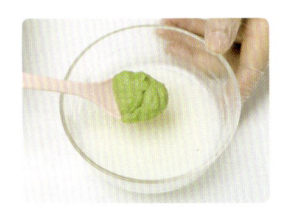

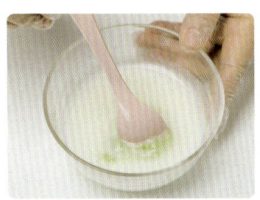

⓫ 将牛油果泥加入米粉糊中。

⓬ 顺时针搅拌均匀。

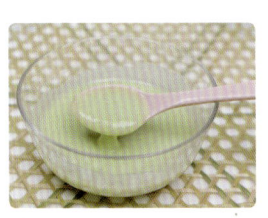

⓭ 制成牛油果米粉糊成品。

46 婴幼儿营养膳食

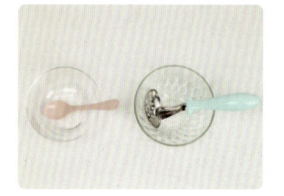

① 准备工具：碗2个、勺子1把、压泥器1把。

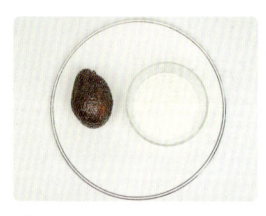

② 准备原材料：5g 高铁米粉、150g 牛油果。

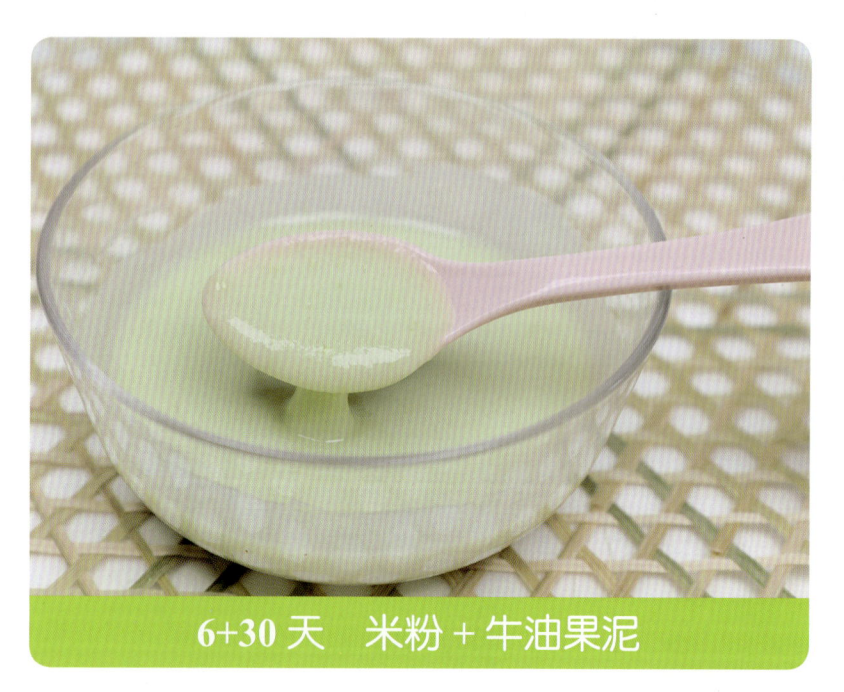

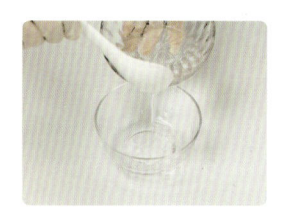

6+30天　米粉+牛油果泥

③ 在净碗中加入25g70℃的水。

④ 加入5g高铁米粉。

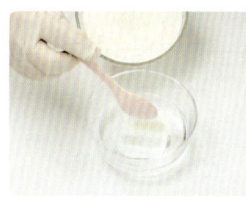

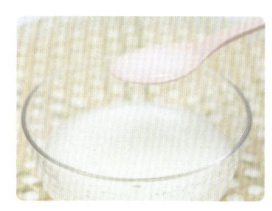

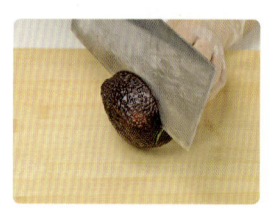

⑤ 制成米粉成品。

⑥ 将牛油果对半切开。

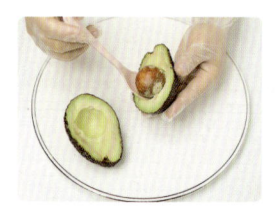

⑦ 取出牛油果核。

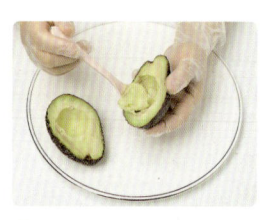

⑧ 取出牛油果肉。

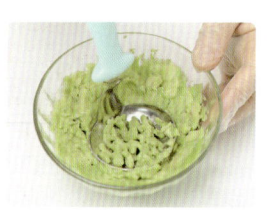

⑨ 将果肉压成细泥。

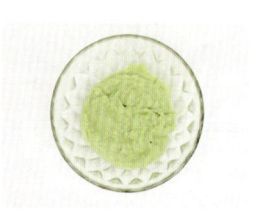

⑩ 制成牛油果泥成品。

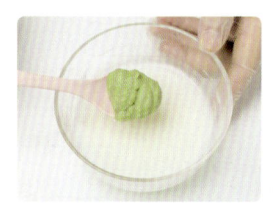

⑪ 将牛油果泥加入米粉糊中。

⑫ 顺时针搅拌均匀。

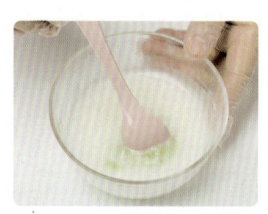

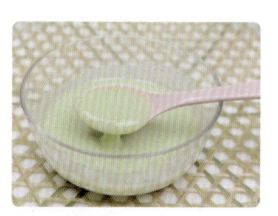

⑬ 制成牛油果米粉糊成品。

第四章

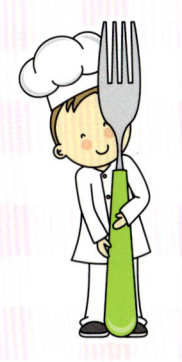

7至9月龄婴儿泥状、碎末状辅食制作

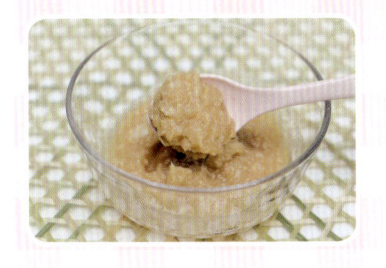

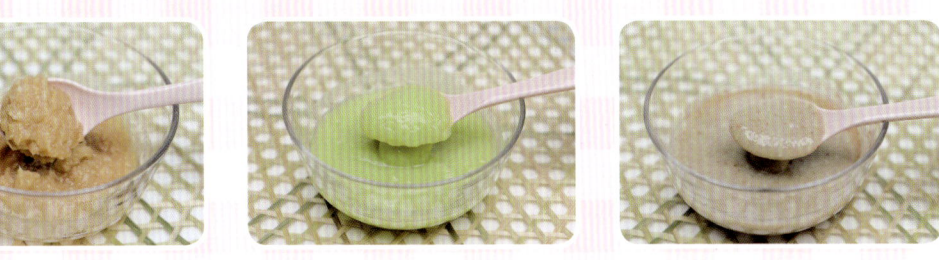

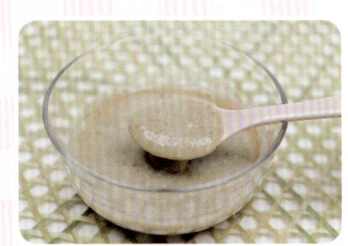

辅食添加第二阶段（7～9月龄）		
每日餐次		2 次
食物用量		每次 2/3 碗
食物质地		泥状、碎末状
建议用餐时间		上午 10:00～11:00　　下午 15:00～16:00
食物种类及用量（每日）	奶类	每天 3～4 次，上午 6:00，中午 12:00，下午 18:00，晚上 21:00 共计 700～800mL（可根据建议时间合理安排）
	谷薯类	含铁米粉、粥、烂面、米饭等 3～8 勺
	水果类	水果泥/碎末 1/3 碗
	蔬菜类	烂菜/细碎菜 1/3 碗
	豆制品类	豆腐 3～4 勺
	动物肉类	蛋黄、肉、禽、鱼等 3～4 勺
	盐和油	植物油：0～10g 盐：不加

注：1 勺 =10mL；1 碗 =250mL（小饭碗：口径 10cm，高 5cm）

  这个阶段，婴儿多数已经萌出了切牙，具有一定的咀嚼、吞咽能力，消化能力也在提高，可进一步增加儿童辅食添加的种类和数量，达到代替 1～2 次母乳的程度。每天母乳喂养至少 3～4 次，为婴儿提供约 700～800mL 的奶量。辅食种类在前期辅食的基础上，适当增加谷薯类食物、蔬菜和水果的种类。注意食物的能量密度和蛋白质的含量，富铁食物、深色蔬菜优先。添加的高蛋白食物包括动物性食物如蛋黄、畜禽类、鱼类和豆类食物。红肉、肝泥、动物血中的铁含量丰富且易于吸收，而蛋黄及植物类食物中的铁吸收率较低。根据辅食种类搭配或烹制需要可添加少许油脂，以植物油为佳，数量应在 10g 以内。食物质地从泥状逐渐过渡到碎末状的食物，相应适当增加食物的粗糙度，如从蔬菜、水果泥到软的碎末状水果和蔬菜。可给 8 个月婴儿提供一些手抓食物，如手指面包、蒸熟的蔬菜棒（块）以锻炼婴儿咀嚼和动手能力。婴儿 9 个月后基本可用杯子进食液体食物。

第四章　7至9月龄婴儿泥状、碎末状辅食制作

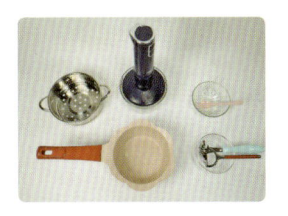

❶ 准备工具：16cm 奶锅 1 口、蒸笼 1 个、碗 2 个、勺子 1 把、刮皮刀 1 把、破壁机 1 一台、勺子 1 个、压泥器 1 个。

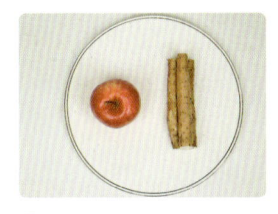

❷ 准备原材料：苹果 40g、山药 50g。

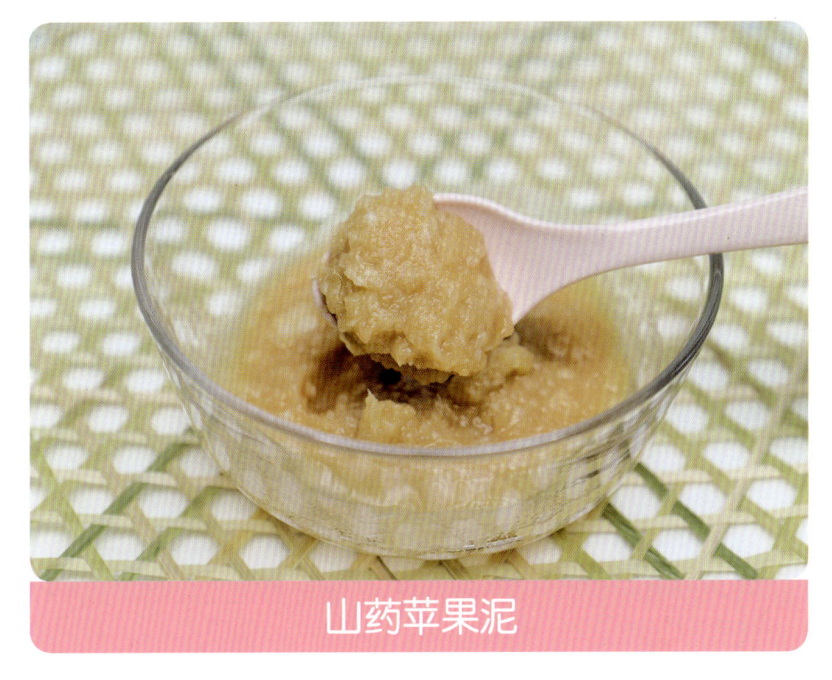

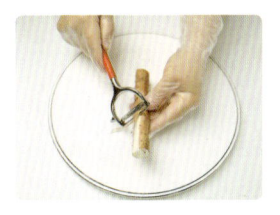

山药苹果泥

❸ 将山药洗净去皮。

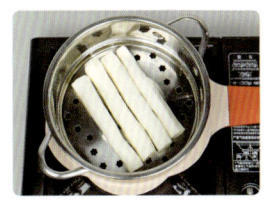

❹ 入蒸锅中蒸至软烂。

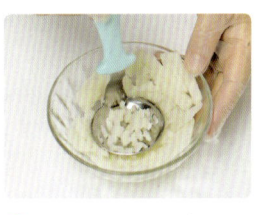

❺ 将山药放入碗中放凉后用压泥器压成泥状。

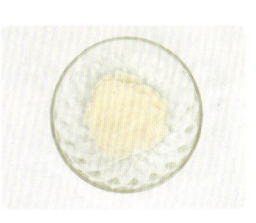

❻ 压制成蓉泥状的山药泥盛入碗中待用。

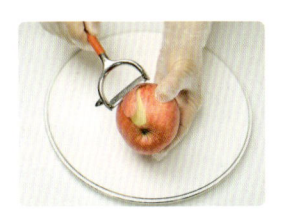

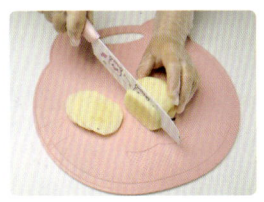

❼ 将苹果洗净去皮。

❽ 将苹果切成薄片。

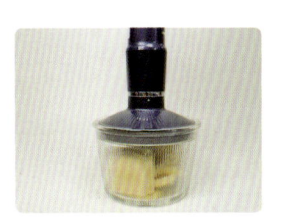

❾ 将苹果放入破壁机中，将苹果打成蓉泥状。

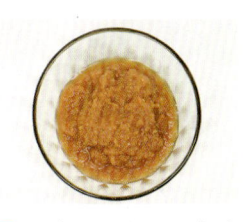

❿ 将苹果泥盛入碗中待用（苹果变色属于正常现象，苹果中维生素氧化所致）。

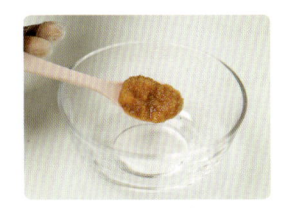

⓫ 在碗中放入 40g 苹果泥。

⓬ 再放入 50g 山药泥。

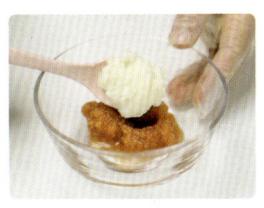

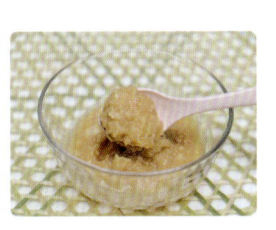

⓭ 将山药泥与苹果泥混合均匀。

婴幼儿营养膳食

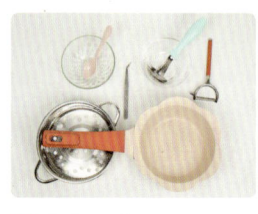

① 准备工具：16cm 奶锅 1 口、蒸笼 1 个、碗 2 个、勺子 1 把、压泥器 1 个、刮皮刀 1 把、镊子 1 把。

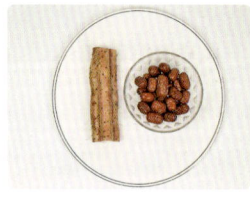

② 准备原材料：山药 50g、红枣 40g。

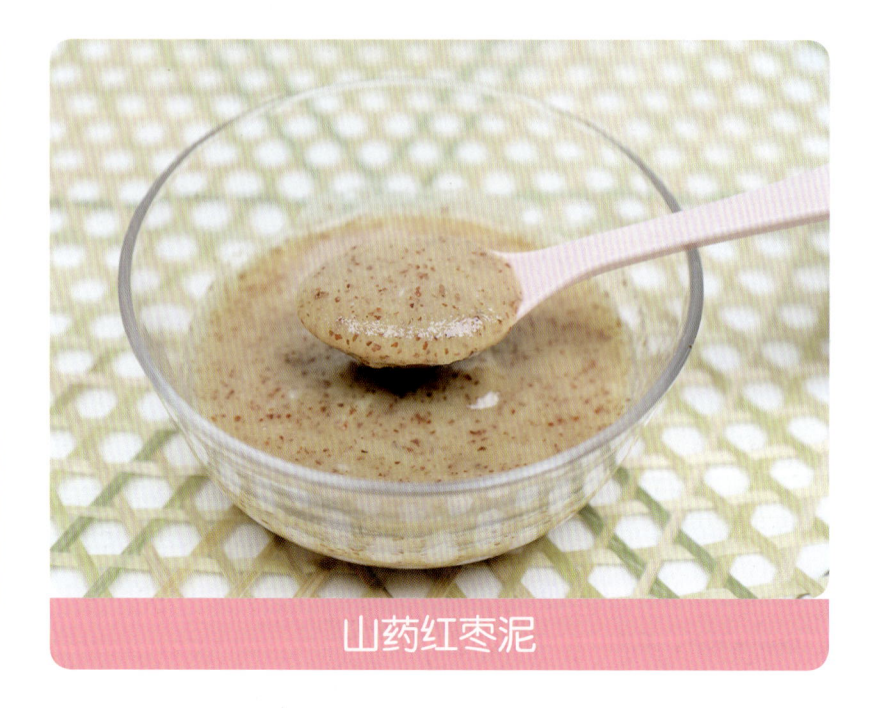

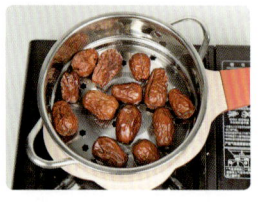

山药红枣泥

③ 将红枣清洗干净放入蒸锅中蒸制 15 分钟直至软。

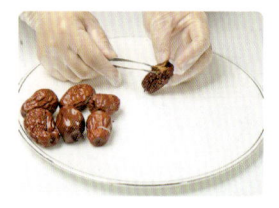

④ 用镊子将红枣皮去除干净。

⑤ 将红枣胡去除。

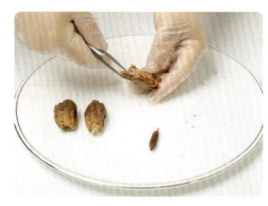

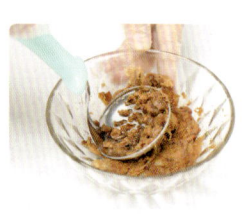

⑥ 用压泥器将红枣肉压成蓉泥状待用。

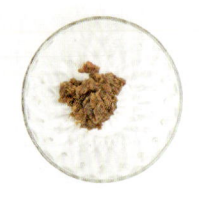

⑦ 压好的红枣泥放凉待用。

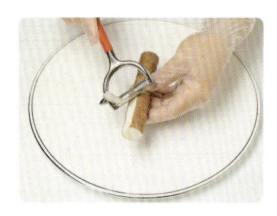

⑧ 将山药洗净去皮待用。

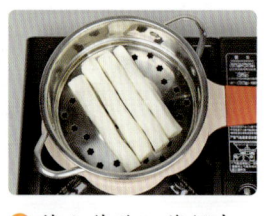

⑨ 将山药放入蒸锅中蒸至软。

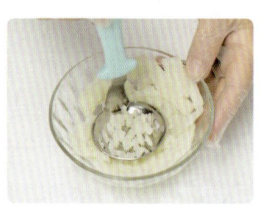

⑩ 将山药用压泥器压成蓉泥状。

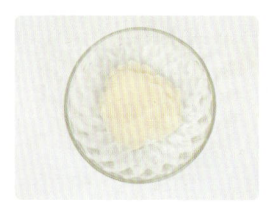

⑪ 将山药泥放凉待用。

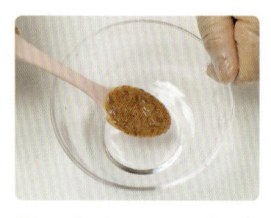

⑫ 碗中放入 40g 红枣泥。

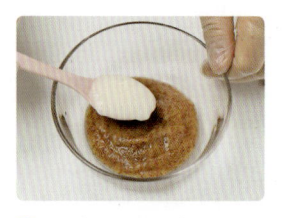

⑬ 再将 50g 山药泥放入碗中。

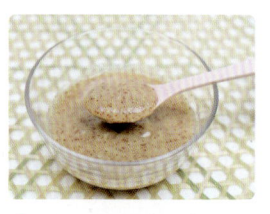

⑭ 将山药泥和红枣泥混合均匀。

第四章　7 至 9 月龄婴儿泥状、碎末状辅食制作

西葫芦泥

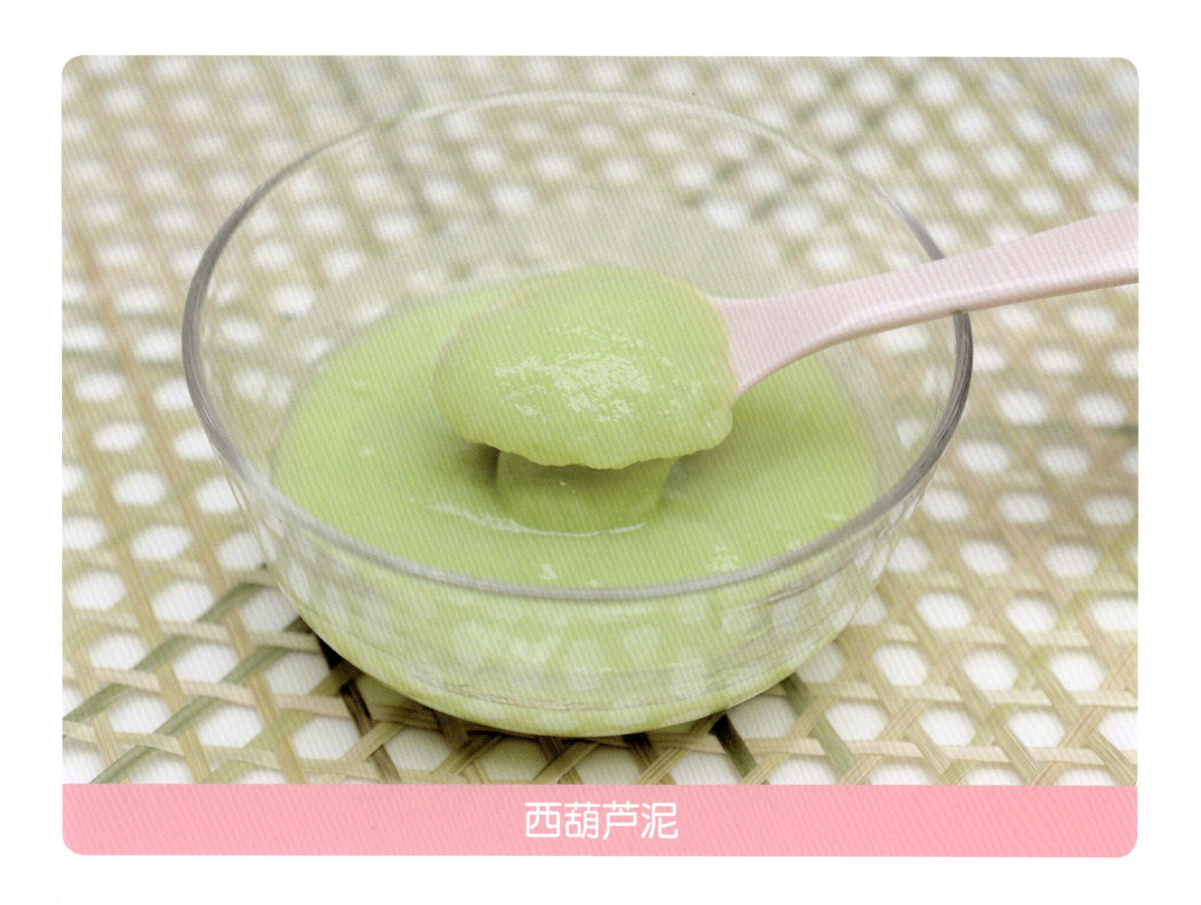

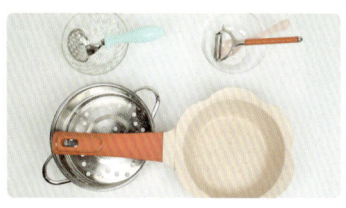

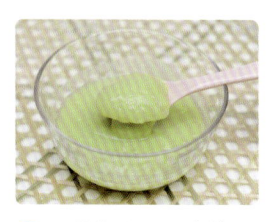

① 准备工具：16cm 奶锅 1 口、蒸笼 1 个、碗 2 个、刮皮刀 1 把、菜刀 1 把、压泥器 1 把、勺子 1 把。

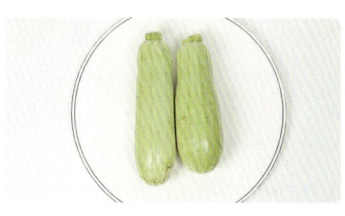

② 准备原材料：西葫芦 50g。

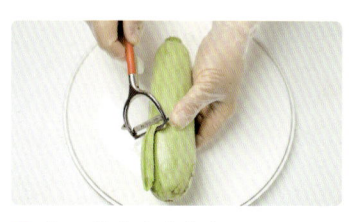

③ 将西葫芦洗净去皮。

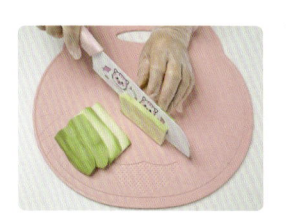

④ 将西葫芦切成薄片。

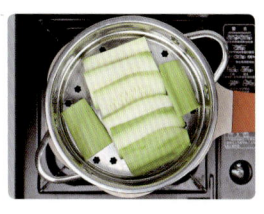

⑤ 将西葫芦放入蒸笼中蒸至烂待用。

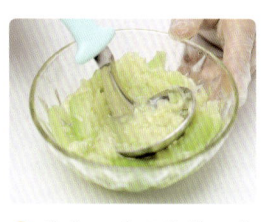

⑥ 将蒸好的西葫芦压成泥状。

⑦ 压制成型的西葫芦泥。

瓢儿白泥

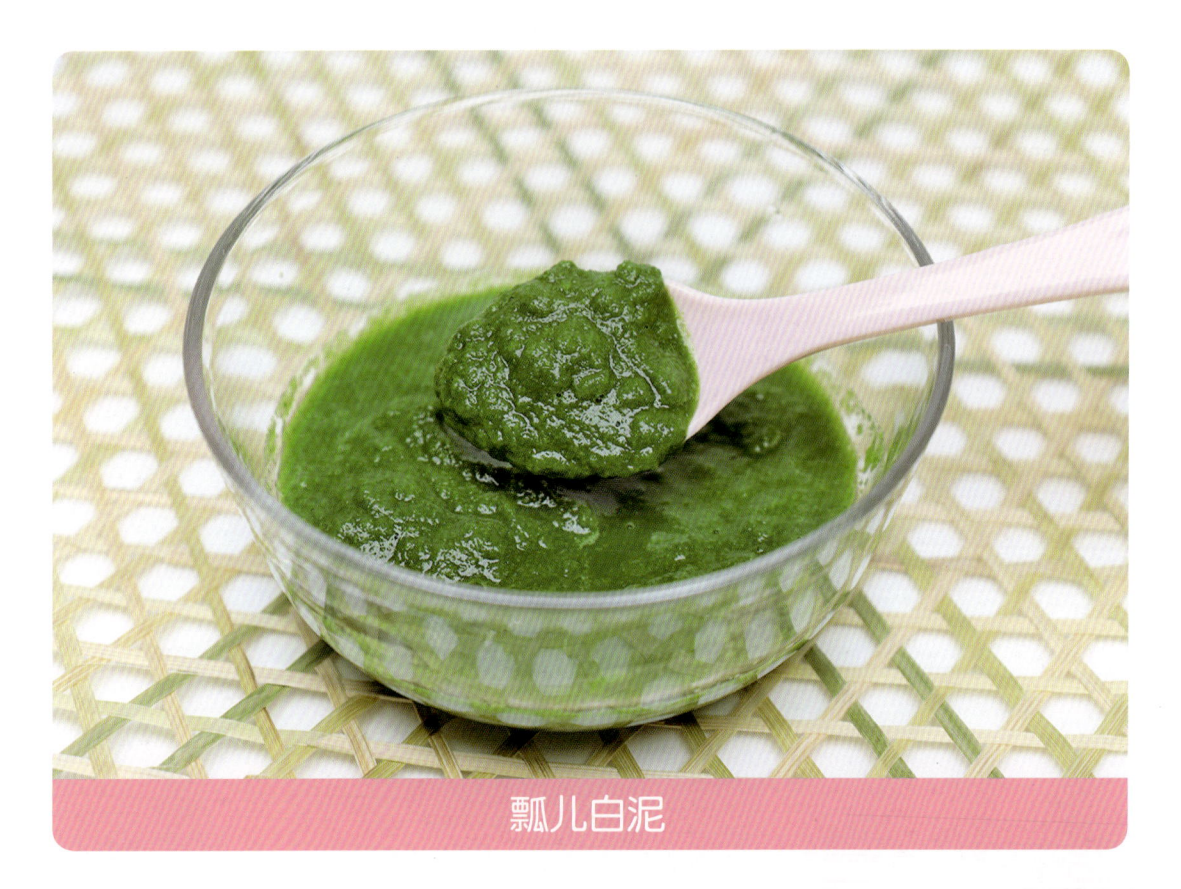

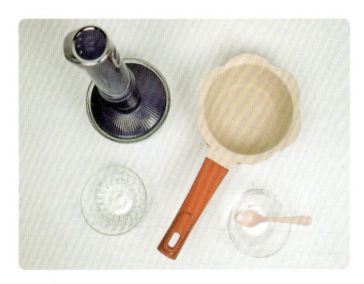

1. 准备工具：16cm奶锅1口、勺子1把、碗2个、料理机1台。
2. 准备原材料：瓢儿白 100g。
3. 用奶锅烧开水，将瓢儿白汆水煮熟待用。
4. 将煮熟的瓢儿白放入料理机搅打成蓉泥状。
5. 盛出瓢儿白泥装入碗中即可。

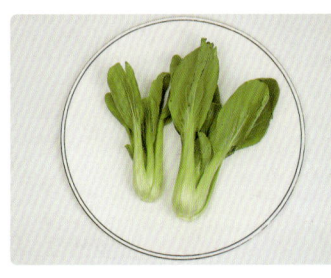

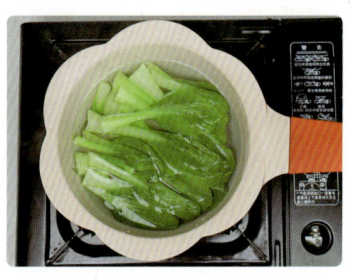

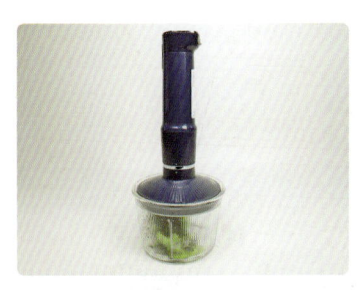

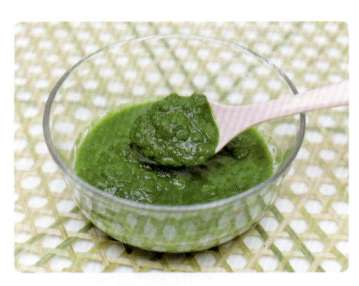

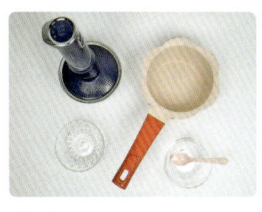

第四章　7至9月龄婴儿泥状、碎末状辅食制作

① 准备工具：16cm 奶锅 1 口、料理机 1 台、碗 2 个、勺子 1 把。

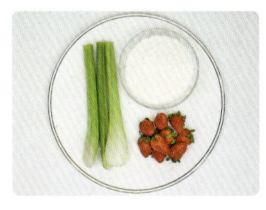

② 准备原材料：西芹 40g、草莓少许、高铁米粉 5g。

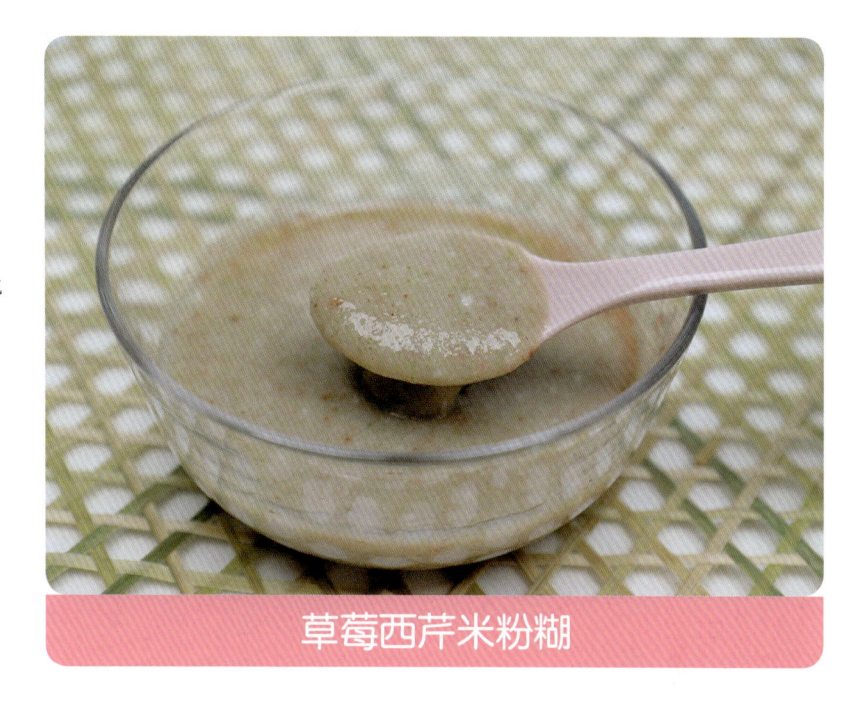

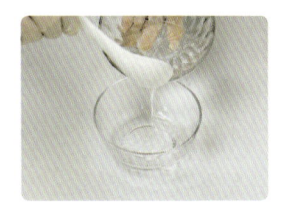

草莓西芹米粉糊

③ 在净碗中加入温开水。

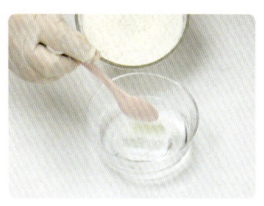

④ 温开水中加入 5g 高铁米粉。

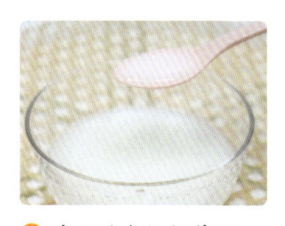

⑤ 冲好的米粉糊待用。

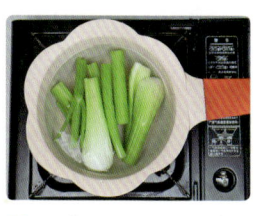

⑥ 西芹去老茎，烧开水汆烫成熟。

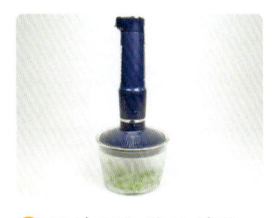

⑦ 用料理机将西芹搅打成蓉糊状。

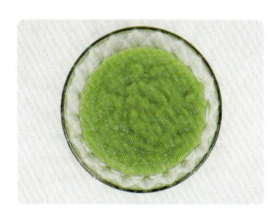

⑧ 搅打好的西芹糊盛入碗中待用。

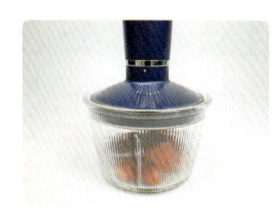

⑨ 用料理机将草莓搅打成糊状。

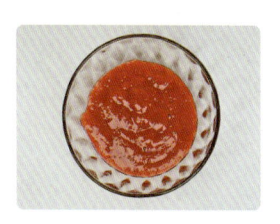

⑩ 搅打好的草莓糊盛入碗中待用。

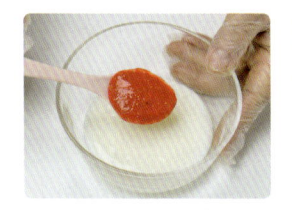

⑪ 将草莓糊加入入调好的米粉中。

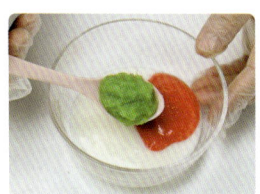

⑫ 将西芹糊加入米粉糊中。

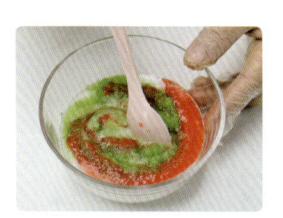

⑬ 将米粉糊、西芹糊、草莓糊混合均匀。

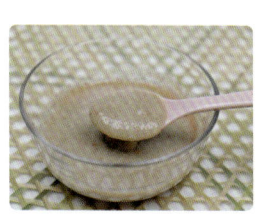

⑭ 混合好的草莓西芹米粉糊。

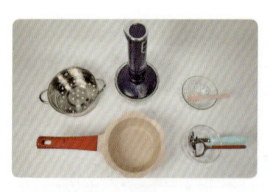

① 准备工具：16cm 奶锅 1 口、料理机 1 台、刮皮刀 1 把、压泥器 1 把、碗 3 个、蒸笼 1 个。

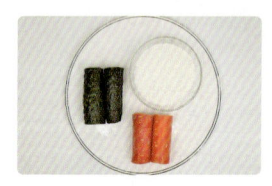

② 准备原材料：胡萝卜 60g、黄瓜 80g、高铁米粉 10g。

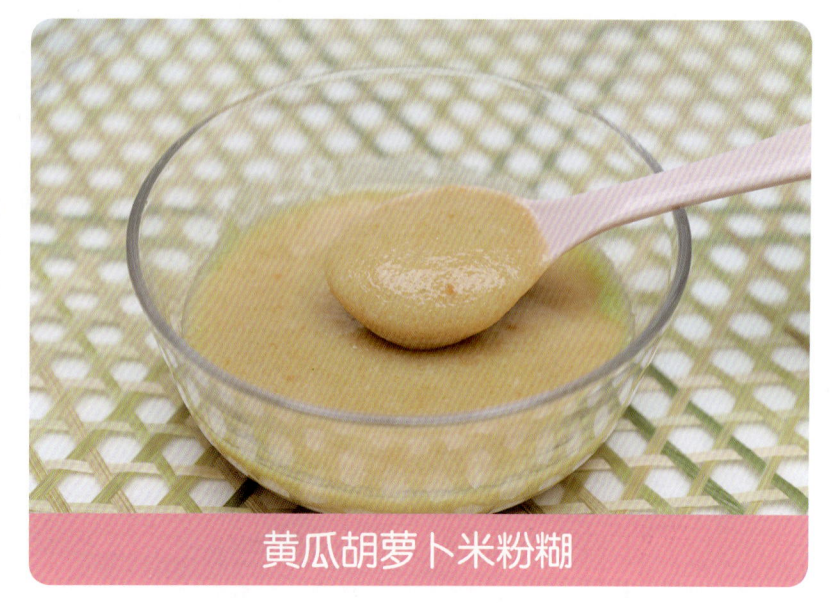

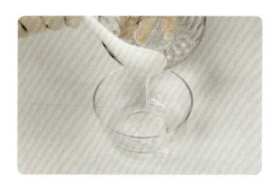

黄瓜胡萝卜米粉糊

③ 将温开水加入净碗中。

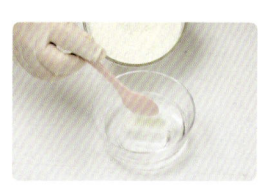

④ 加入 10g 高铁米粉。

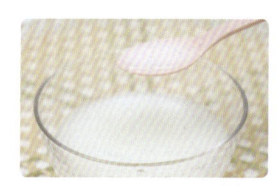

⑤ 将高铁米粉调成米粉糊待用。

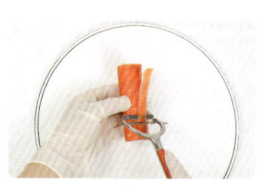

⑥ 将胡萝卜用刮皮刀去皮。

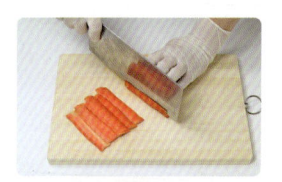

⑦ 将去皮后的胡萝卜切 0.5cm 厚的片状。

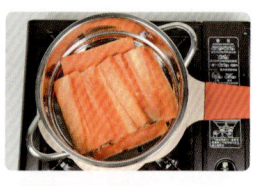

⑧ 将胡萝卜片上笼蒸熟至软烂。

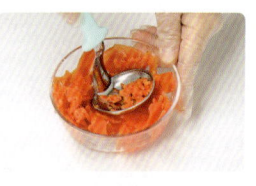

⑨ 将蒸熟的胡萝卜装入碗中，用压泥器制成泥状。

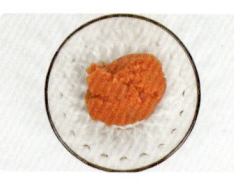

⑩ 胡萝卜泥成品。

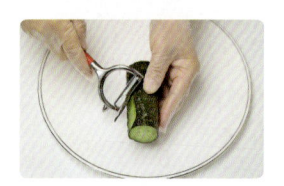

⑪ 黄瓜去皮。

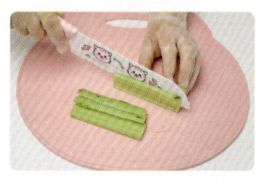

⑫ 将去皮后的黄瓜改刀成片状。

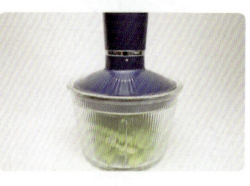

⑬ 将黄瓜放入料理机中打成糊状。

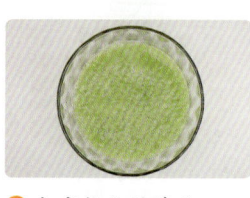

⑭ 打成糊状的黄瓜。

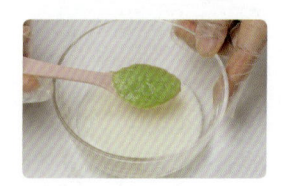

⑮ 将黄瓜糊混入米粉糊中。

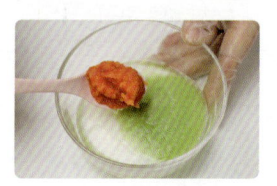

⑯ 将胡萝卜糊混入米粉糊中。

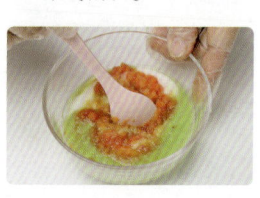

⑰ 将米粉糊、黄瓜糊、胡萝卜糊调匀。

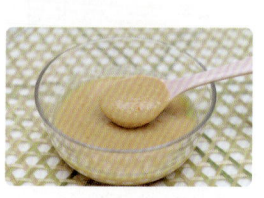

⑱ 调匀后的黄瓜胡萝卜米粉糊。

圣女果胡萝卜糊

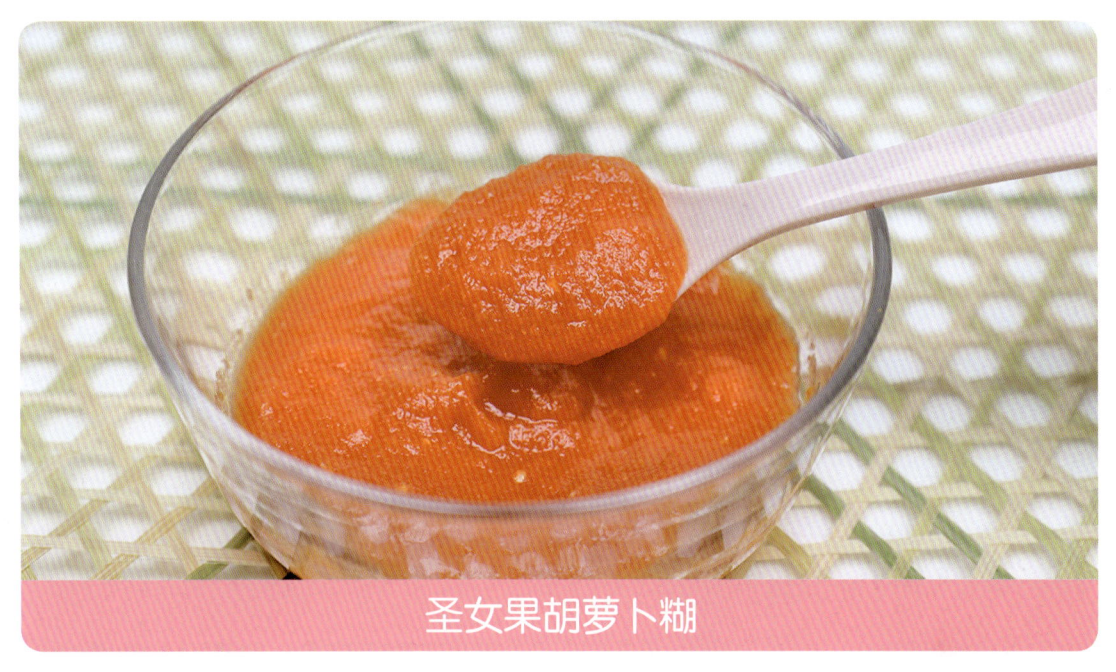

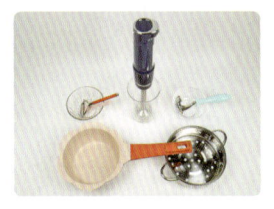

① 准备工具：16cm 奶锅 1 口、刮皮刀 1 把、料理棒 1 台、碗 3 个、蒸笼 1 个。

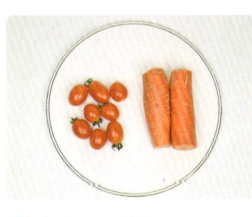

② 准备原材料：圣女果 80g、胡萝卜 30g。

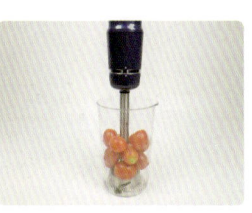

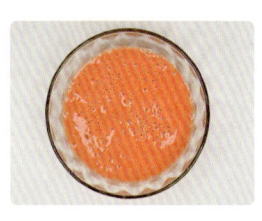

③ 将圣女果用料理棒打成糊状。

④ 将圣女果糊盛入碗中待用。

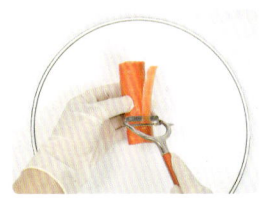

⑤ 胡萝卜用刮皮刀去皮。

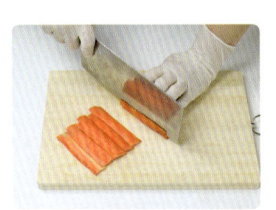

⑥ 将去皮后的胡萝卜切 0.5cm 厚的片状。

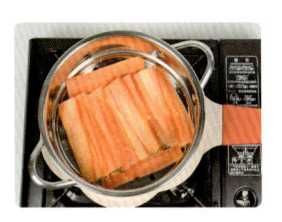

⑦ 将切好的胡萝卜放入蒸笼中蒸至软烂。

⑧ 将蒸熟的胡萝卜装入碗中用压泥器制成泥。

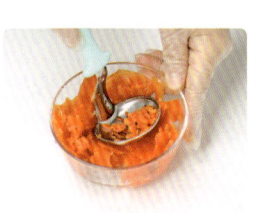

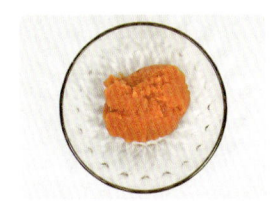

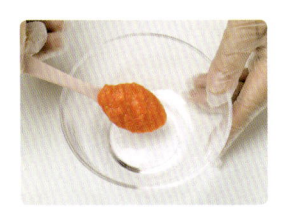

⑨ 胡萝卜泥成品。

⑩ 将胡萝卜泥盛入碗中。

⑪ 再加入圣女果糊。

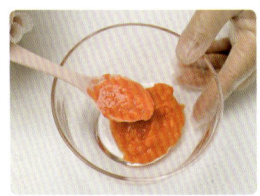

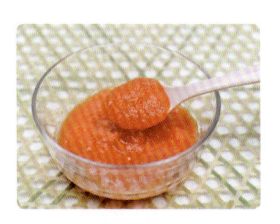

⑫ 将胡萝卜泥和圣女果糊混合均匀。

黄瓜雪梨米粉糊

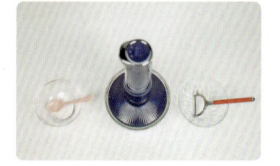

❶ 准备工具：勺子1把、碗2个、刮皮刀1把、料理机1台。

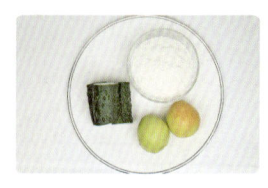

❷ 准备原材料：黄瓜60g、雪梨10g、高铁米粉10g。

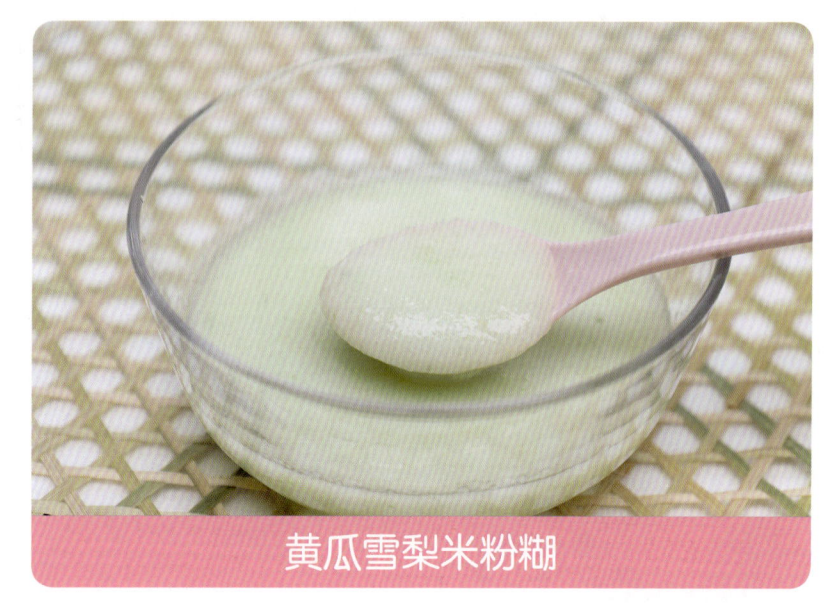

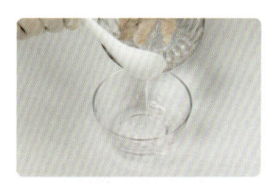

❸ 在净碗中加入温开水。

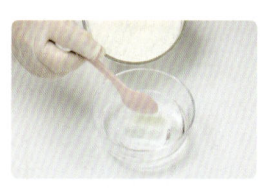

❹ 加入10g高铁米粉。

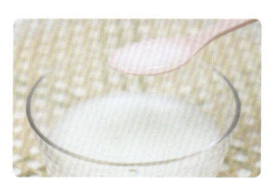

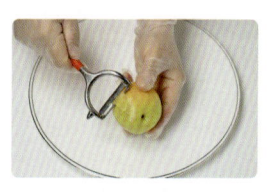

❺ 调制为米粉糊。

❻ 将雪梨外皮去除。

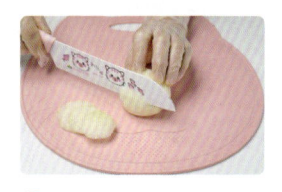

❼ 将雪梨切块备用。

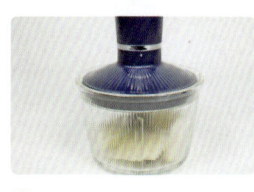

❽ 用料理机将雪梨块打成糊状。

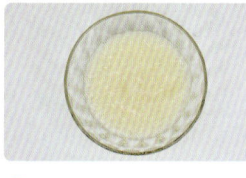

❾ 打好的雪梨糊盛入碗中。

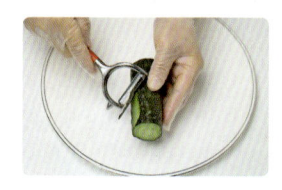

❿ 将黄瓜外皮去除。

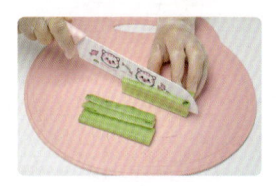

⓫ 去皮黄瓜切条备用。

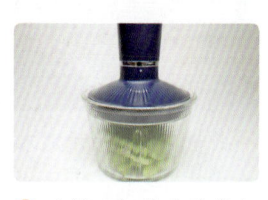

⓬ 用料理机将黄瓜条打成糊状。

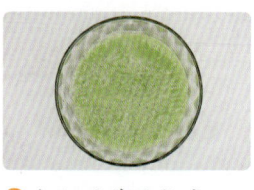

⓭ 打好的黄瓜糊盛入碗中。

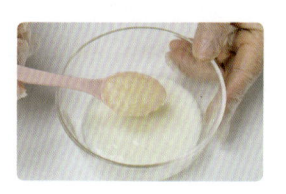

⓮ 在米粉糊的碗中加入雪梨糊。

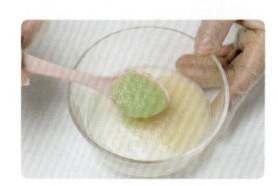

⓯ 在米粉糊碗中加入黄瓜糊。

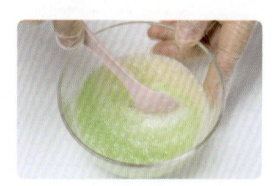

⓰ 将黄瓜糊、雪梨糊、米粉糊混合均匀。

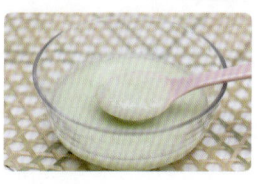

⓱ 黄瓜雪梨米粉糊完成。

第四章 7至9月龄婴儿泥状、碎末状辅食制作

橙子红薯米粉糊

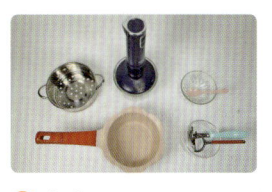

❶ 准备工具：16cm奶锅1口、刮皮刀2把、料理机1台、碗2个、蒸笼1个。

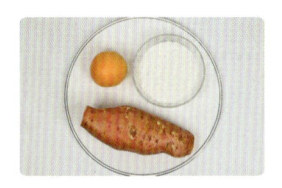

❷ 准备原材料：橙子1~2个、红心红薯50g、高铁米粉10g。

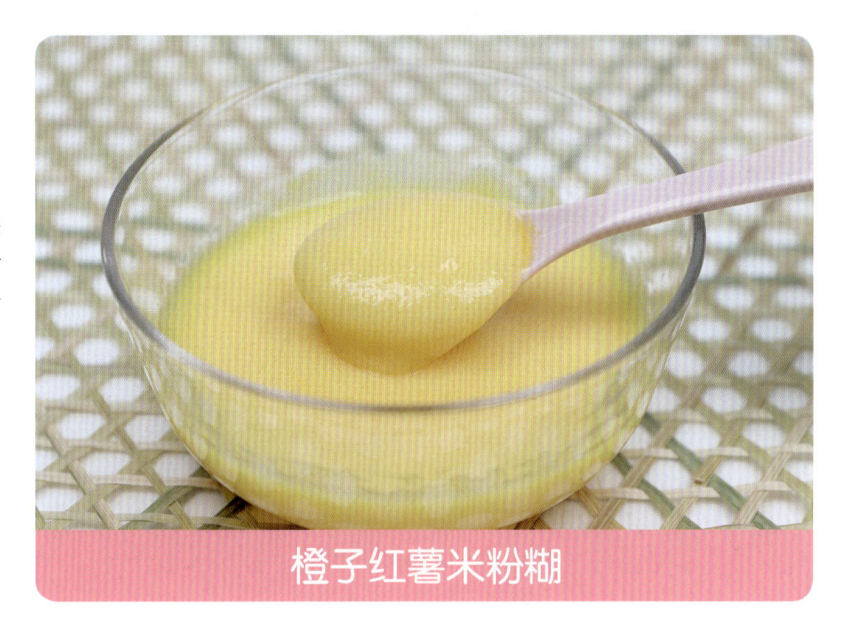

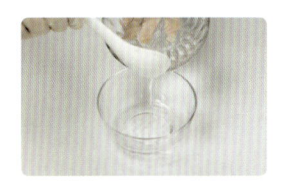

❸ 在净碗中加入温开水。

❹ 加入10g高铁米粉。

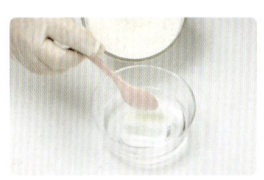

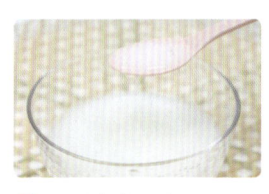

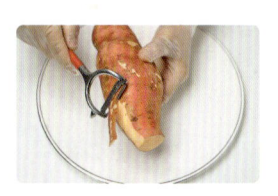

❺ 调制为米粉糊。

❻ 将红薯外皮去除。

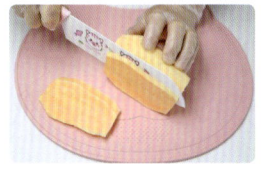

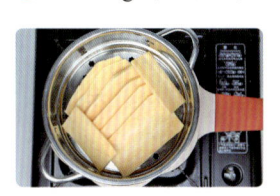

❼ 红薯切片备用。

❽ 将红薯放入蒸笼内蒸至软烂。

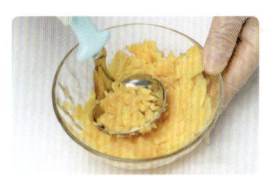

❾ 用压泥器将红薯压成泥状。

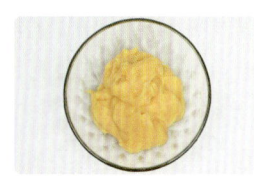

❿ 压好的红薯泥待用。

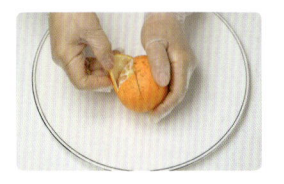

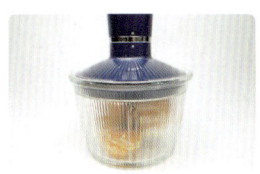

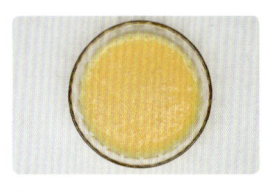

⓫ 将橙子去皮。

⓬ 将橙子用料理机打成糊状。

⓭ 打好的橙子糊成品。

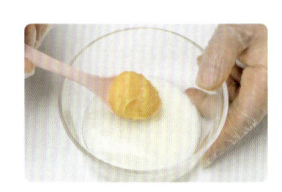

⓮ 在米粉糊中加入橙子糊。

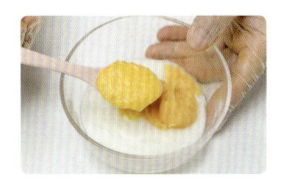

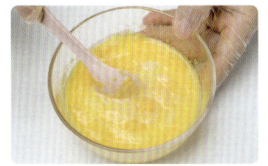

⓯ 再加入红薯糊。

⓰ 将米粉糊、红薯泥和橙子糊混合均匀。

⓱ 橙子红薯米粉糊完成。

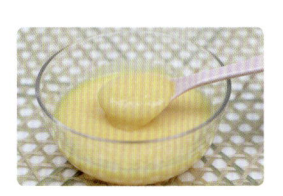

蓝莓葡萄米粉糊

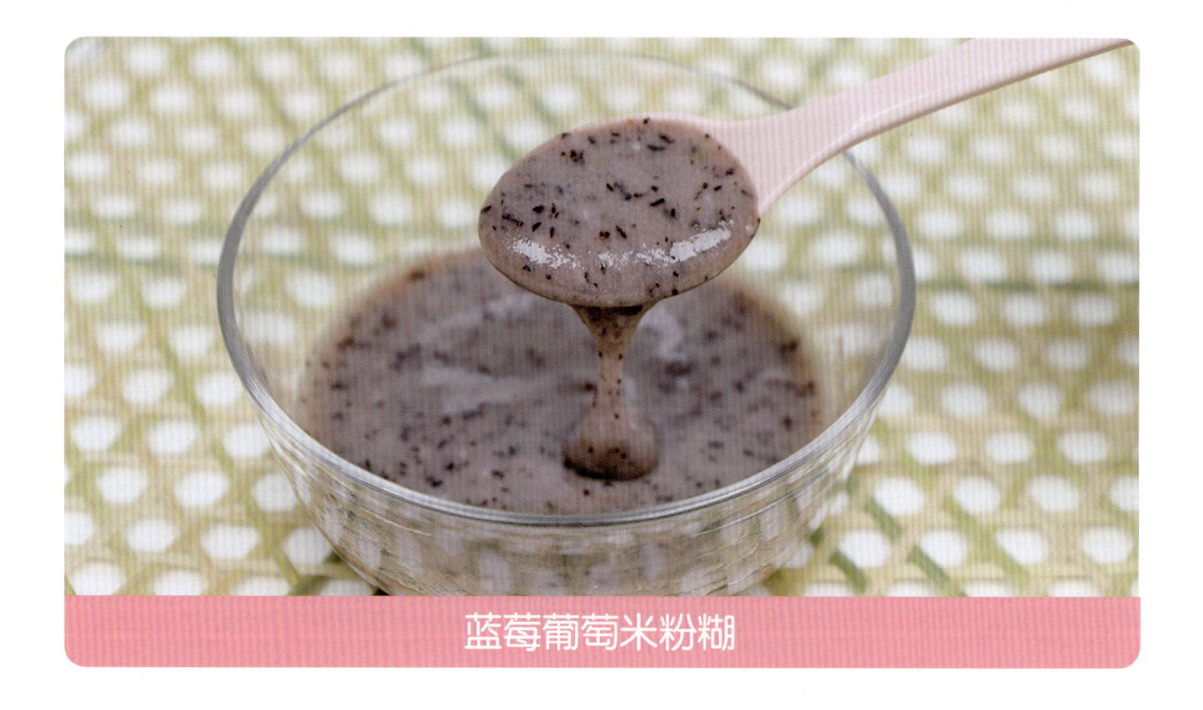

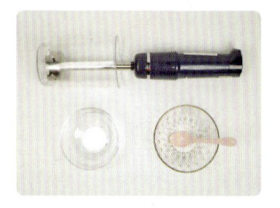

❶ 准备工具：料理机1台、碗2～3个、勺子1把。

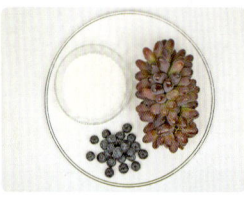

❷ 准备原材料：蓝莓50g、葡萄20g、高钙米粉50g。

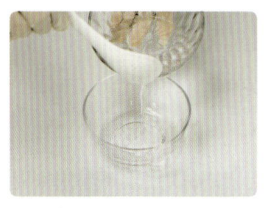

❸ 在净碗中加入温开水。

❹ 加入50g高钙米粉。

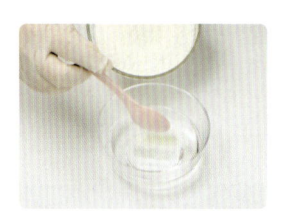

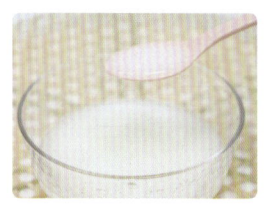

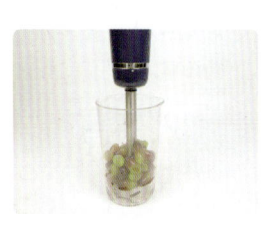

❺ 调制成米粉糊。

❻ 将葡萄用料理机打成泥状。

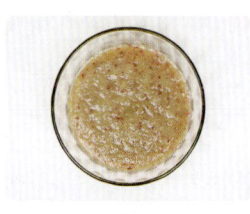

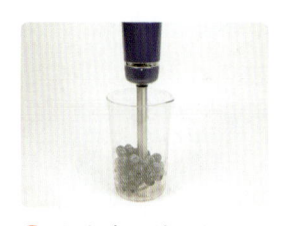

❼ 打好的葡萄泥。

❽ 将蓝莓用料理机打成泥状。

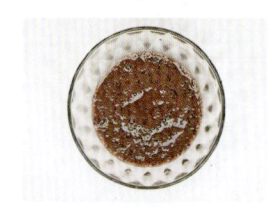

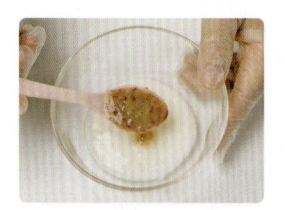

❾ 打好的蓝莓泥。

❿ 将葡萄泥加入米粉糊中。

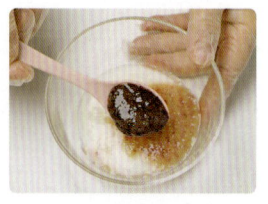

⓫ 再将蓝莓泥加入米粉糊中。

⓬ 将其搅拌均匀。

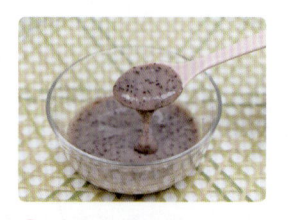

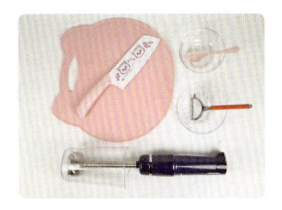

第四章　7至9月龄婴儿泥状、碎末状辅食制作

❶ 准备工具：刀1把、菜板1个、料理机1台、碗2个、勺子1把、刮皮刀1把。

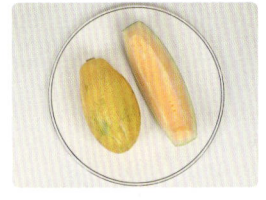

❷ 准备原材料：哈密瓜50g、木瓜50g。

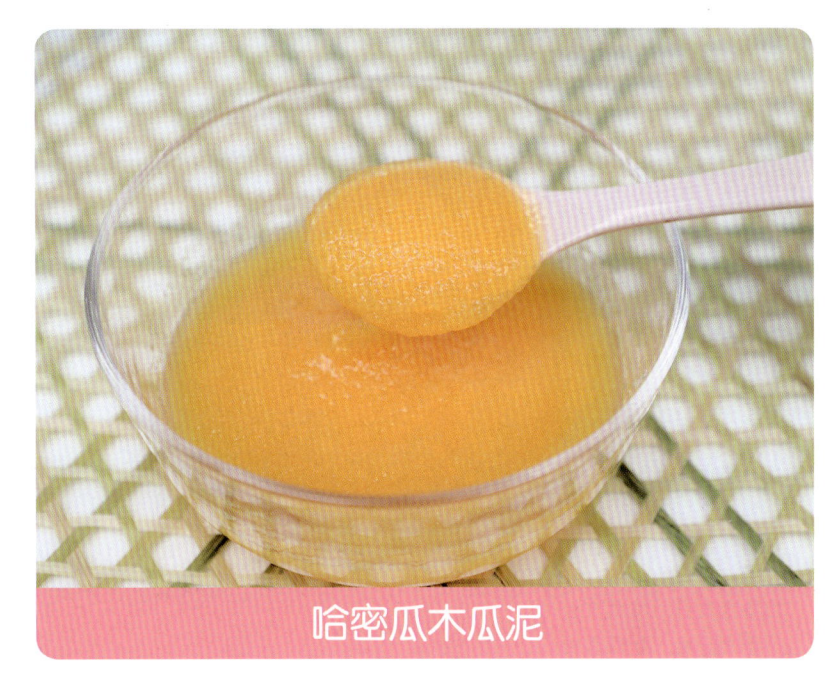

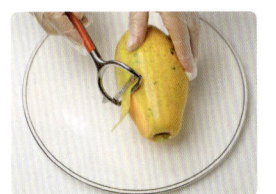

哈密瓜木瓜泥

❸ 将木瓜外皮去除。

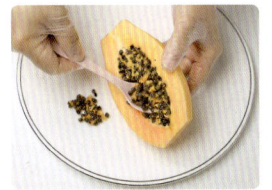

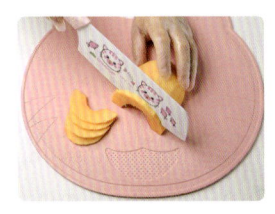

❹ 将木瓜籽去除。

❺ 将木瓜切片备用。

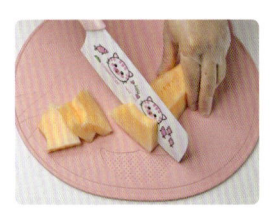

❻ 将哈密瓜切块备用。

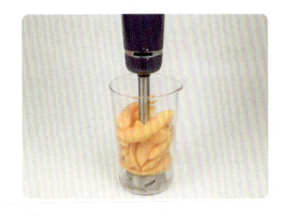

❼ 将木瓜用料理机打成泥状。

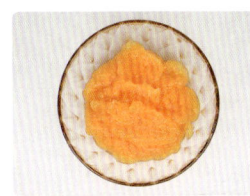

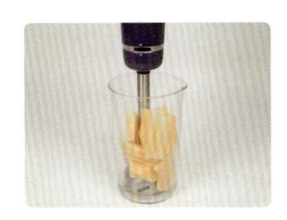

❽ 木瓜泥成品。

❾ 将哈密瓜用料理机打成泥状。

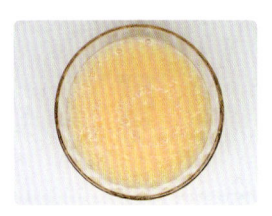

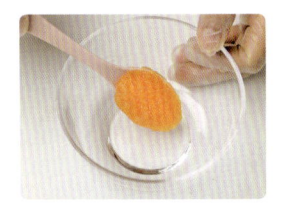

❿ 哈密瓜泥成品。

⓫ 将木瓜泥盛入碗中。

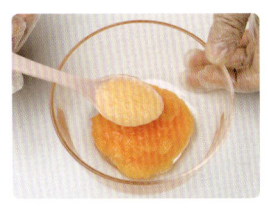

⓬ 加入哈密瓜泥混合搅拌均匀。

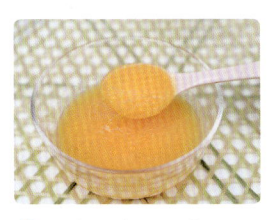

⓭ 哈密瓜木瓜泥成品。

猕猴桃豌豆米粉糊

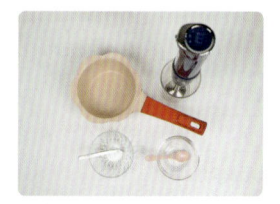

① 准备工具：16cm 奶锅 1 口、料理机 1 台、勺子 2 个、碗 2 个。

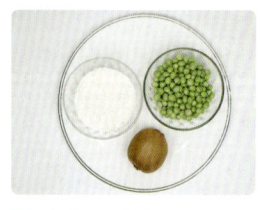

② 准备原材料：豌豆 50g、猕猴桃 70g、高钙米粉 20g。

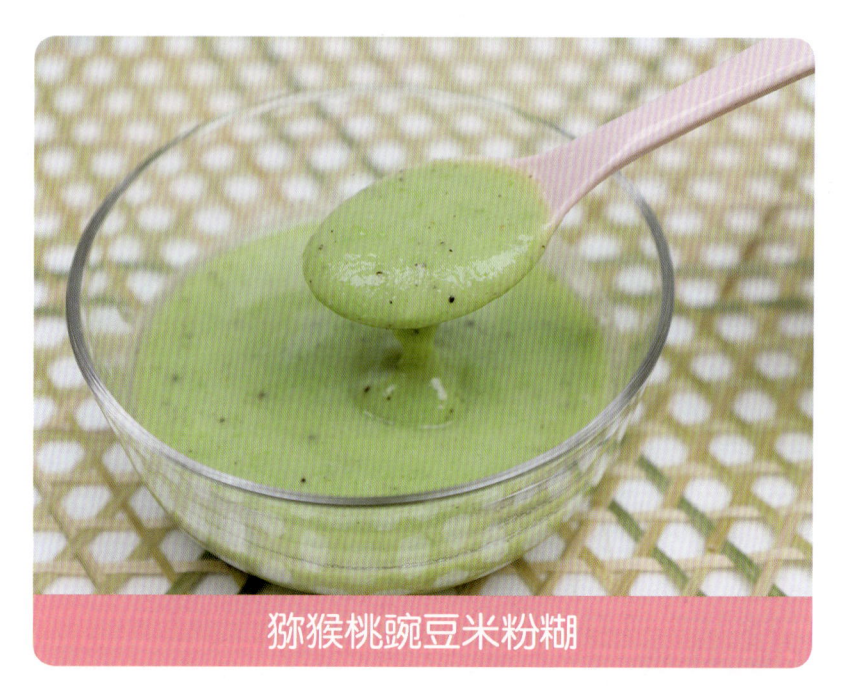

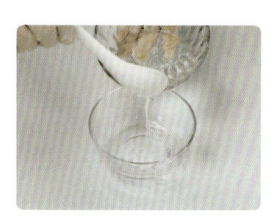

③ 在碗中加入 50g 水。

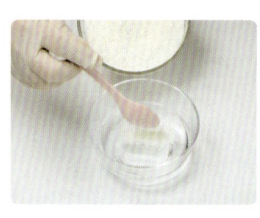

④ 加入 20g 高钙米粉。

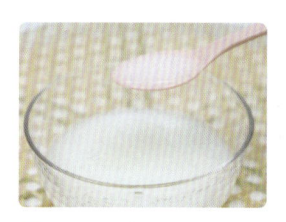

⑤ 调制成高钙米粉糊待用。

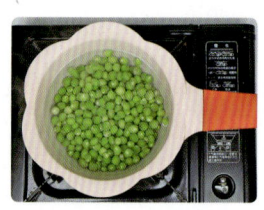

⑥ 将豌豆在锅中煮熟。

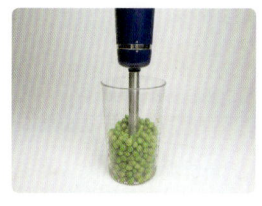

⑦ 用料理机将豌豆打成糊。

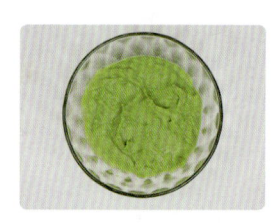

⑧ 豌豆糊盛入碗中待用。

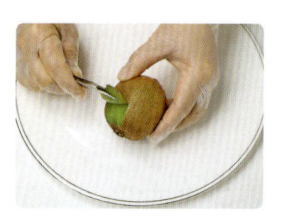

⑨ 将猕猴桃去皮。

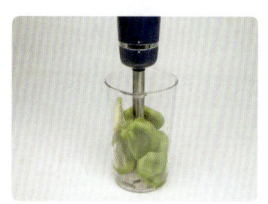

⑩ 用料理机将猕猴桃打成糊。

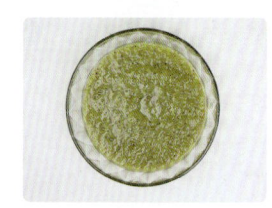

⑪ 将猕猴桃糊盛入碗中待用。

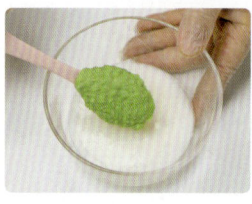

⑫ 在米粉糊中加入豌豆糊。

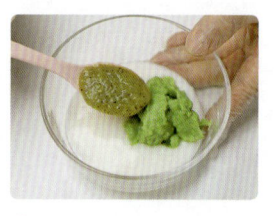

⑬ 再加入猕猴桃糊混合搅拌均匀。

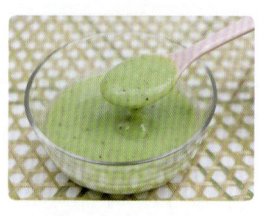

⑭ 猕猴桃豌豆米粉糊成品。

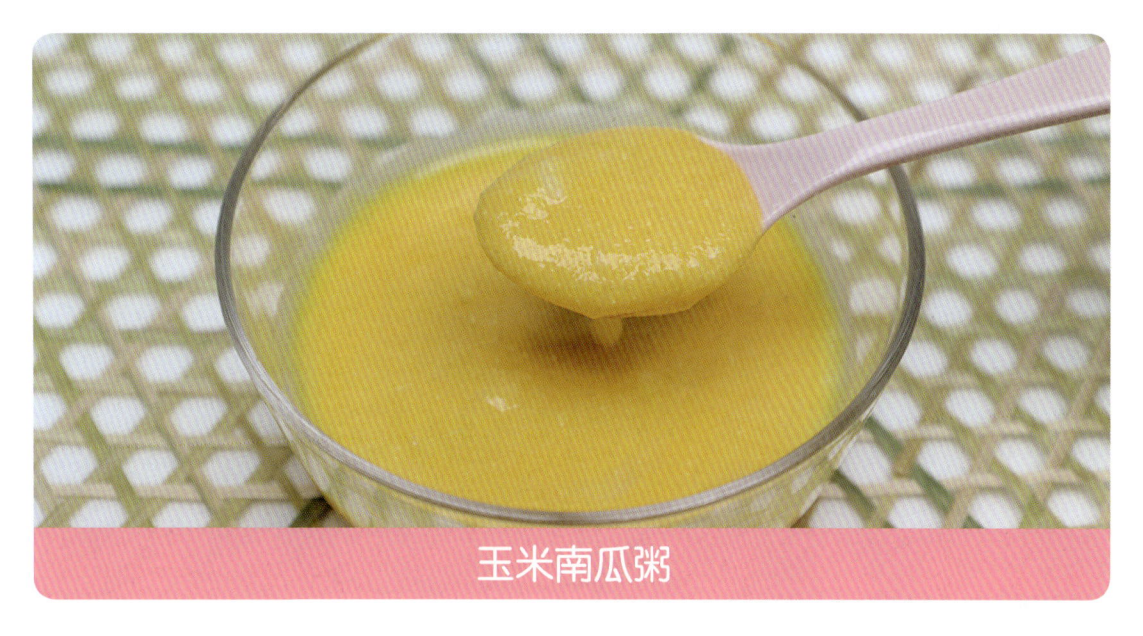

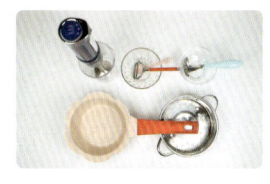

第四章 7至9月龄婴儿泥状、碎末状辅食制作

玉米南瓜粥

❶ 准备工具：16cm奶锅1口、料理机1台、蒸笼1个、勺子1把、碗2个、压泥器1个。

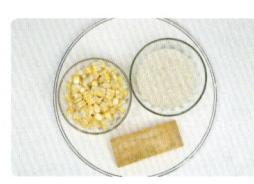

❷ 准备原材料：有机米30g、玉米20g、南瓜20g。

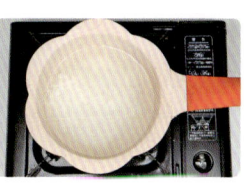

❸ 在锅中加入30g有机米和适量水。

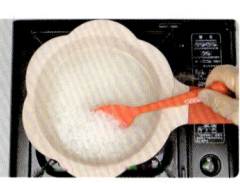

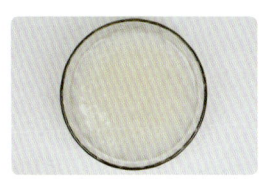

❹ 将有机米煮熟。

❺ 将有机米粥盛入碗中待用。

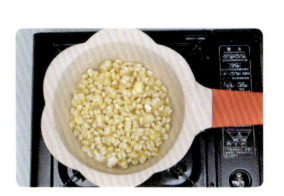

❻ 将30g玉米放入锅中，加入适量水煮熟。

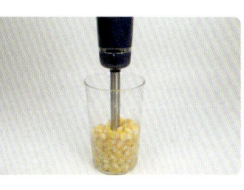

❼ 将煮熟的玉米用料理机打成糊状。

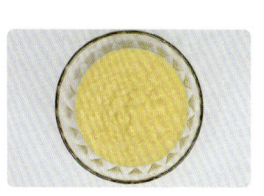

❽ 玉米糊盛入碗中待用。

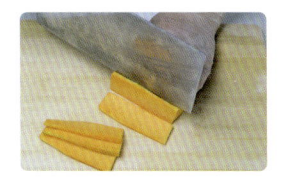

❾ 将南瓜切片备用。

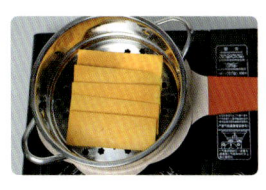

❿ 将南瓜放在蒸笼上蒸至软烂。

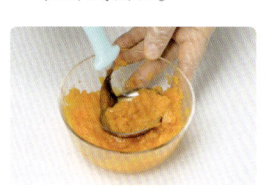

⓫ 用压泥器将南瓜压成泥状。

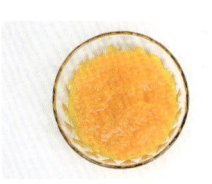

⓬ 南瓜泥盛入碗中待用。

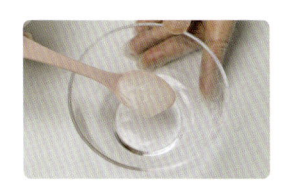

⓭ 在净碗中加入米粥20g。

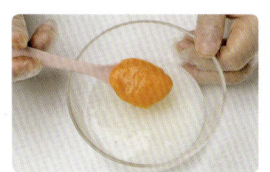

⓮ 加入南瓜泥10g。

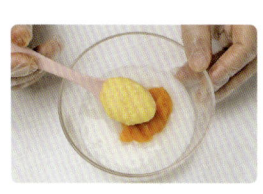

⓯ 加入玉米糊10g。

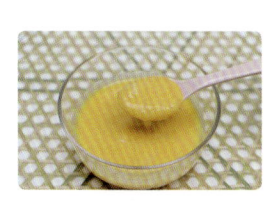

⓰ 将其混合均匀。

玉米豌豆粥

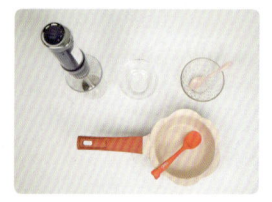

❶ 准备工具：料理机 1 台、16cm 奶锅 1 口、勺子 2 把、碗 2 个。

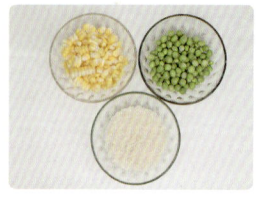

❷ 准备原材料：有机米 30g、玉米 20g、豌豆 20g。

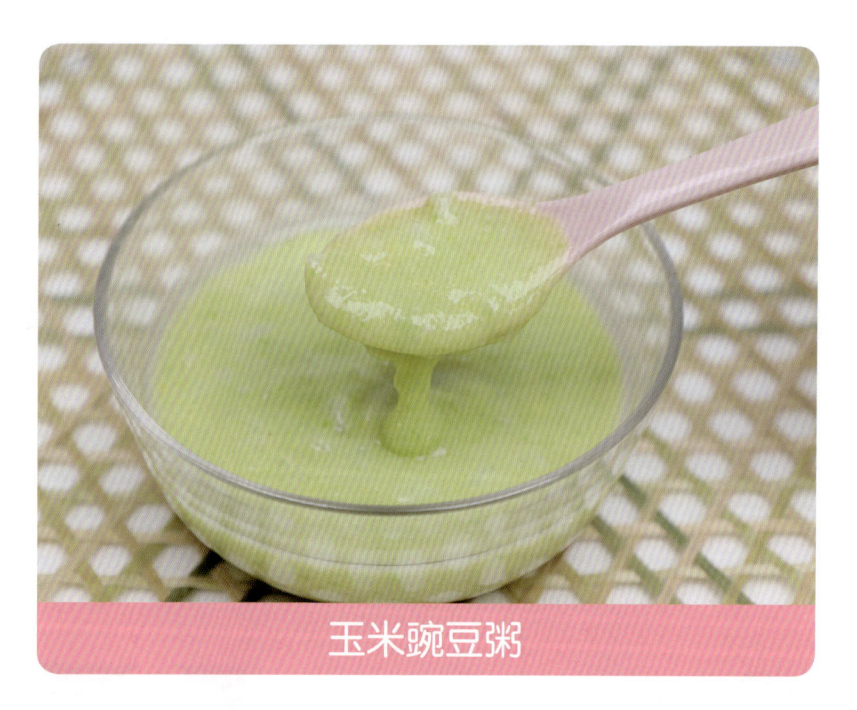

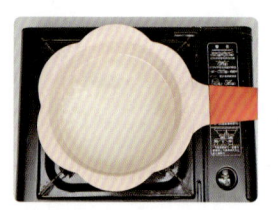

❸ 在锅中加入 30g 有机米和适量水。

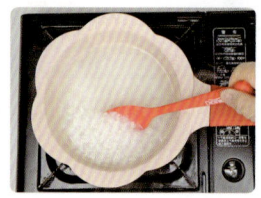

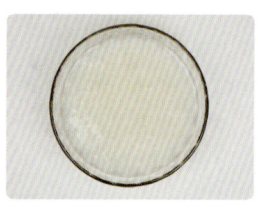

❹ 将有机米煮熟。

❺ 将米粥装入碗中待用。

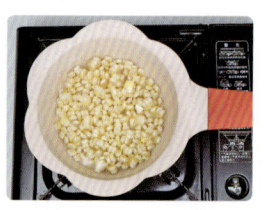

❻ 在锅中放入玉米和适量水，将玉米煮熟。

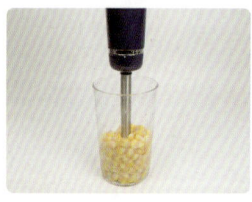

❼ 用料理机将玉米打成糊状。

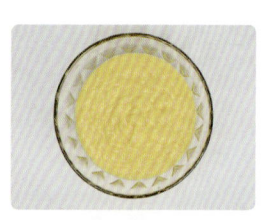

❽ 玉米糊盛入碗中待用。

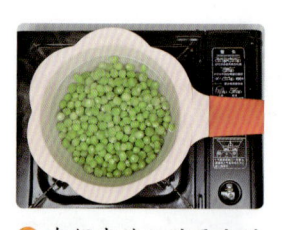

❾ 在锅中放入豌豆和适量水，将豌豆煮熟。

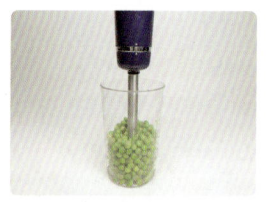

❿ 用料理机将豌豆打成泥状。

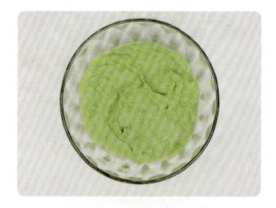

⓫ 将豌豆泥盛入碗中待用。

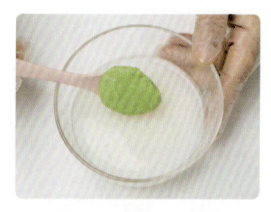

⓬ 在米粥中加入 10g 豌豆泥。

⓭ 加入 10g 玉米糊。

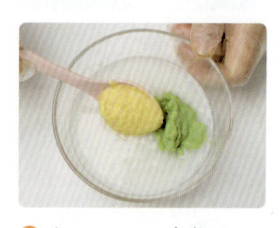

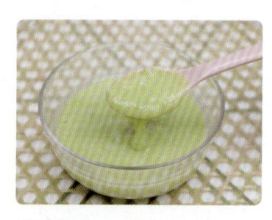

⓮ 将其混合均匀。

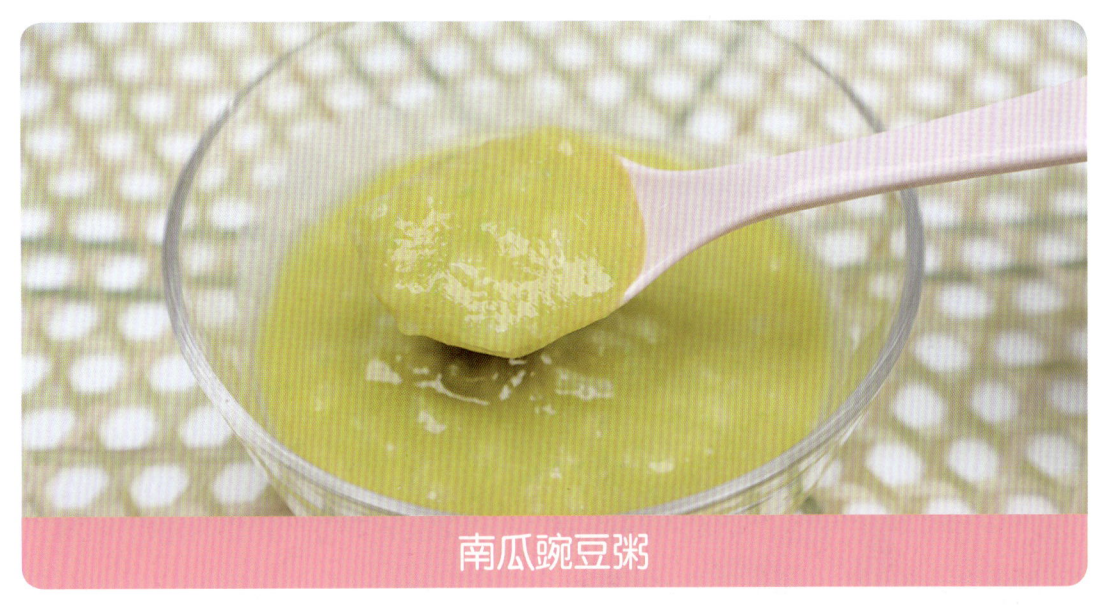

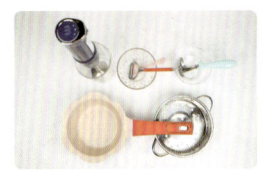

第四章　7至9月龄婴儿泥状、碎末状辅食制作

南瓜豌豆粥

❶ 准备工具：料理机1台、16cm奶锅1口、蒸笼1个、勺子1把、压泥器1个、碗2个。

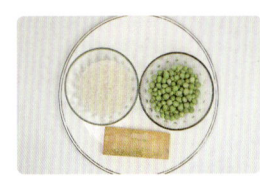

❷ 准备原材料：有机米30g、南瓜20g、豌豆20g。

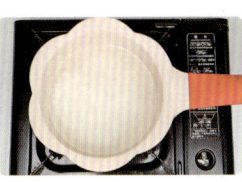

❸ 在锅中加入30g有机米和适量水。

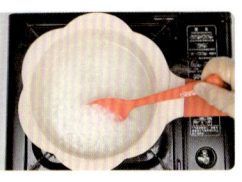

❹ 先大火将有机米煮开再改小火慢慢熬制成粥（水没开期间一定要不停地搅动避免糊锅底）。

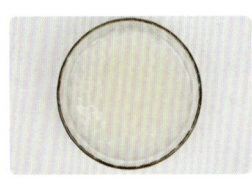

❺ 将有机米粥盛入碗中待用。

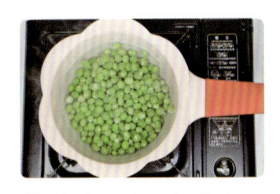

❻ 将豌豆放入锅中加入清水煮熟至软烂。

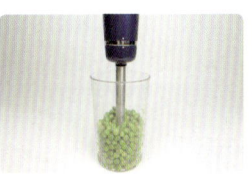

❼ 用料理机将煮熟的豌豆打成泥状。

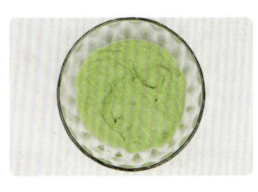

❽ 打成泥的豌豆盛入碗中待用。

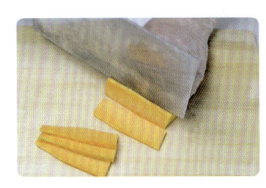

❾ 将南瓜改刀切成0.5cm的片状。

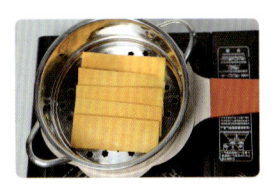

❿ 将切好的南瓜放入蒸笼中蒸制成熟。

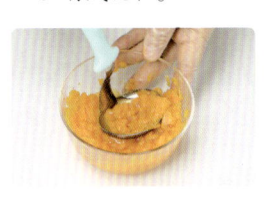

⓫ 取出蒸好的南瓜用压泥器压成南瓜泥。

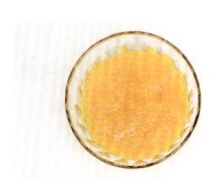

⓬ 压好的南瓜泥晾至温热。

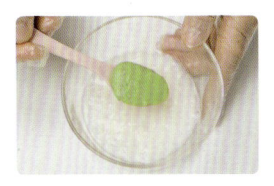

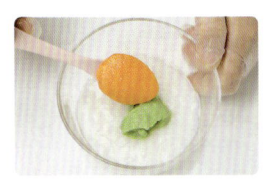

⓭ 将豌豆泥加入米粥中。

⓮ 将南瓜泥加入米粥中。

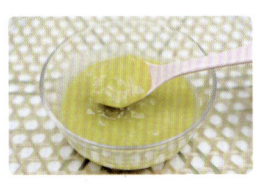

⓯ 将南瓜泥、豌豆泥、粥混合均匀。

菠菜粥

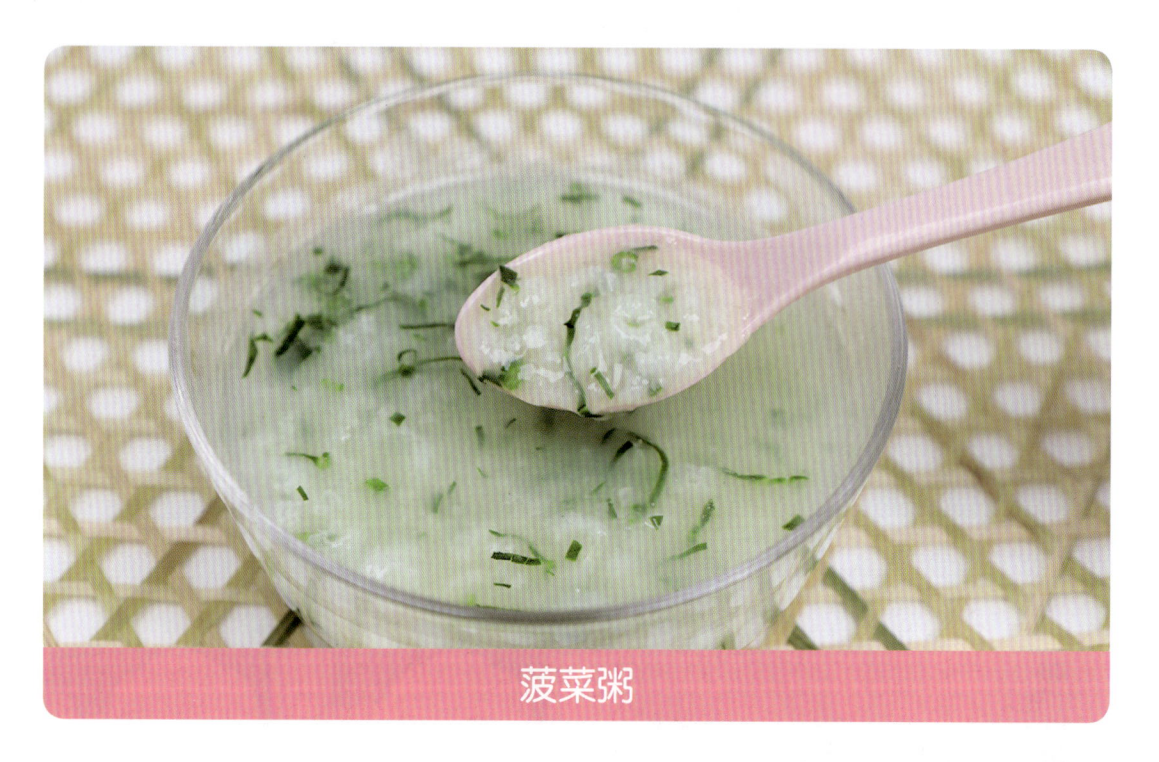

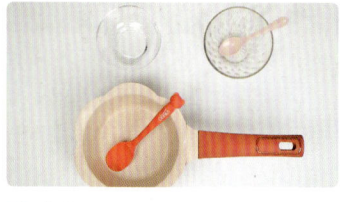

1. 准备工具：16cm 奶锅 1 口、锅铲 1 把、碗 2 个、勺子 1 把。
2. 准备原材料：有机米 30g、菠菜 40g。
3. 在锅中加入清水，凉水时加入有机米煮至水沸腾开花。
4. 大火不断搅动至大米涨发，改成小火慢慢熬至浓稠。
5. 将熬制好的粥盛入碗中待用。
6. 将菠菜切碎。
7. 切好的菠菜放入碗中待用。
8. 将粥放入锅中，加入菠菜继续熬至菠菜完全成熟。
9. 熬制好的粥盛入碗中晾至温热食用。

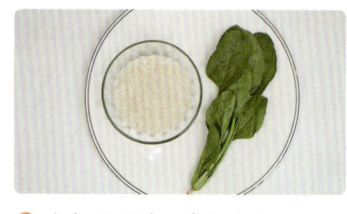

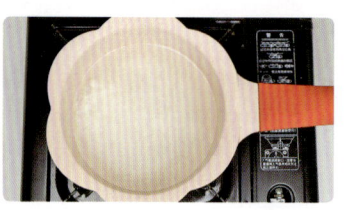

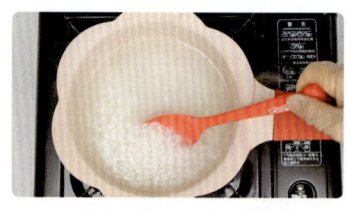

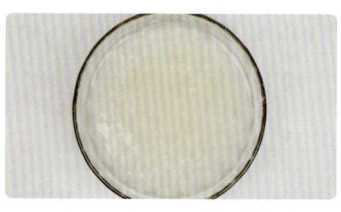

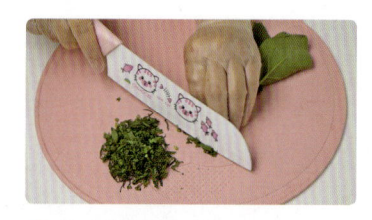

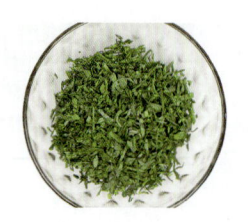

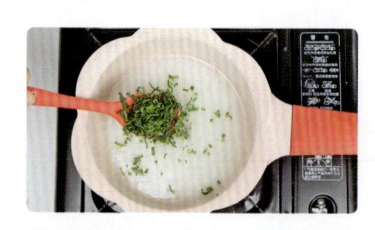

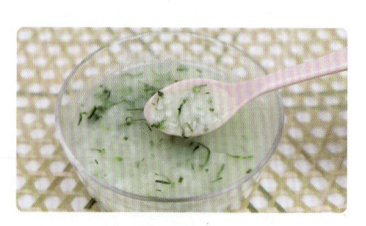

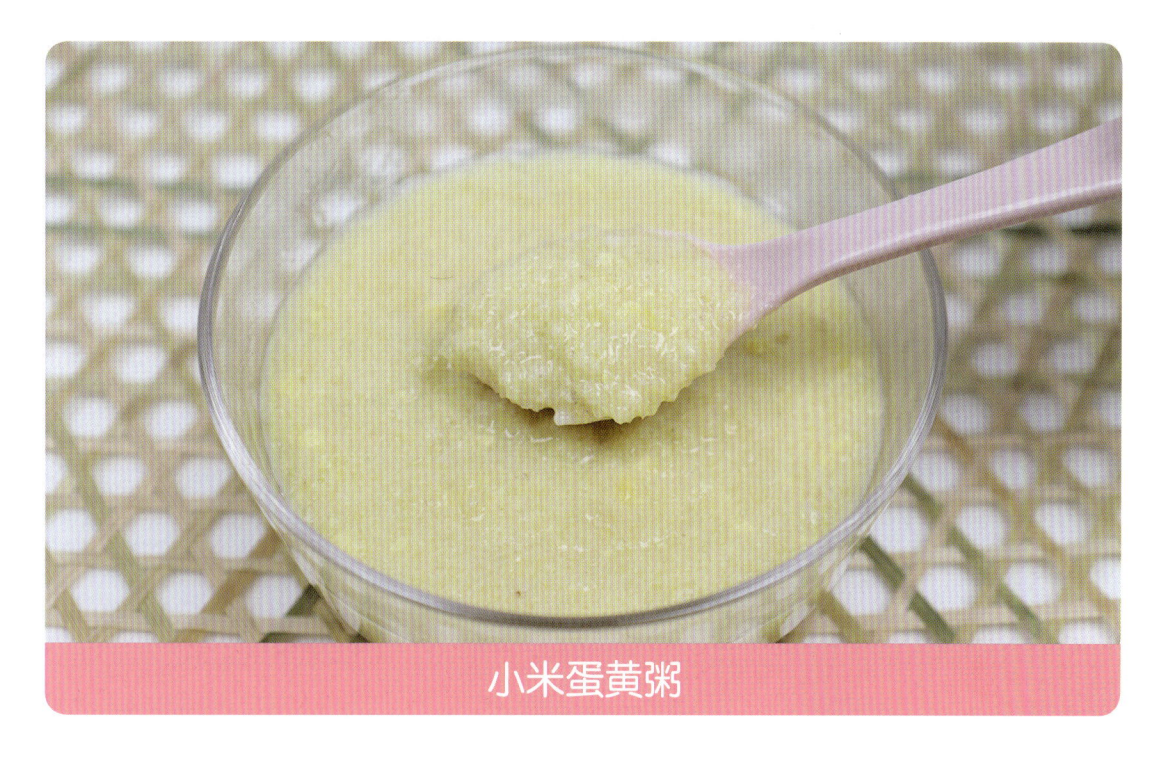

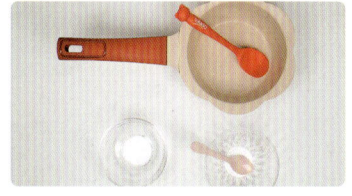

第四章 7至9月龄婴儿泥状、碎末状辅食制作

小米蛋黄粥

❶ 准备工具：16cm 奶锅 1 口、锅铲 1 把、勺子 1 把、碗 2 个。

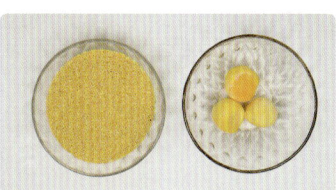

❷ 准备原材料：小米 30g，蛋黄 3 个（如早期添加蛋黄应按照四分之一个添加）。

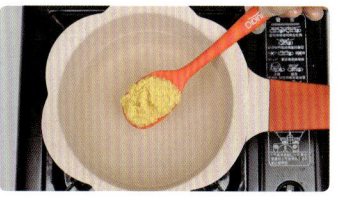

❸ 将小米放入锅中，加清水。

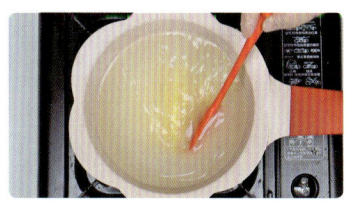

❹ 大火不停地搅动至烧开改为小火。

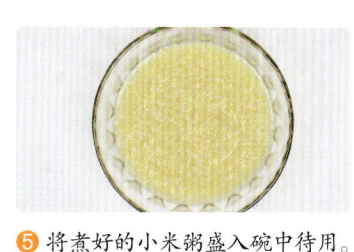

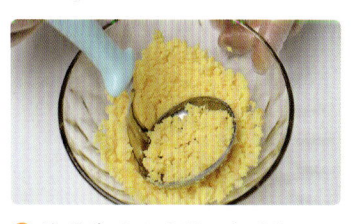

❺ 将煮好的小米粥盛入碗中待用。

❻ 将蛋黄用压泥器压成泥状。

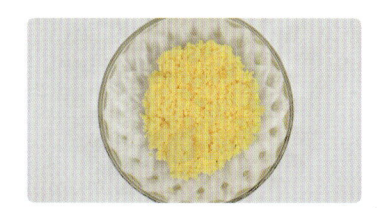

❼ 压成泥状的蛋黄装碗待用。

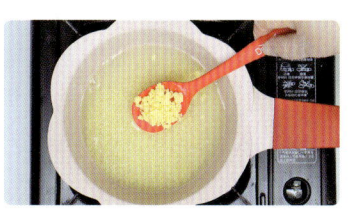

❽ 将煮好的小米粥再次入锅，加入蛋黄泥混合均匀煮至浓稠。

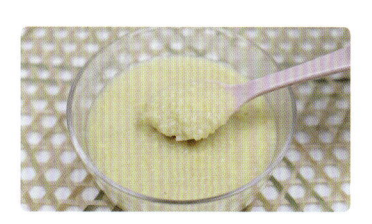

❾ 混合均匀后的粥晾至温热即可喂食。

香菇粉

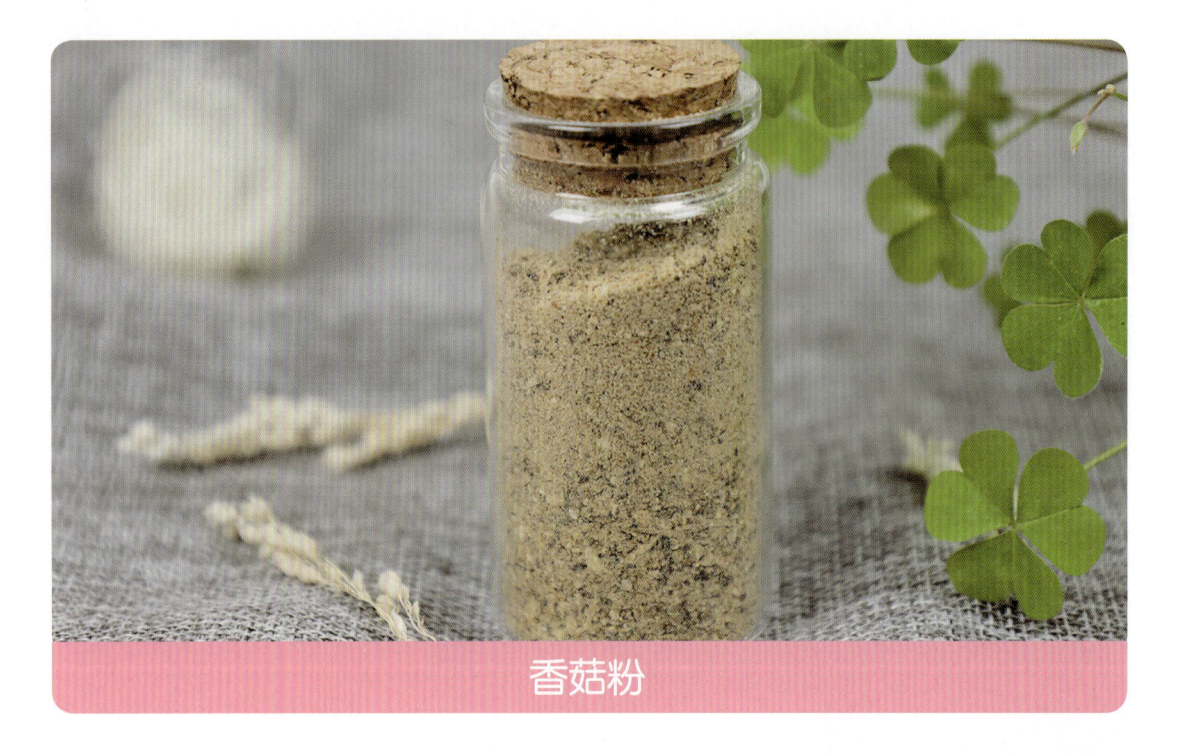

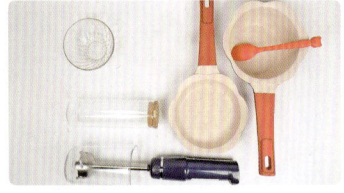

① 准备工具：16cm 奶锅 2 口、料理棒 1 台、碗 1 个、炒勺 1 把、防潮保鲜瓶 1 个。

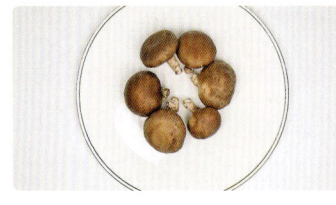

② 准备原材料：香菇 300g。

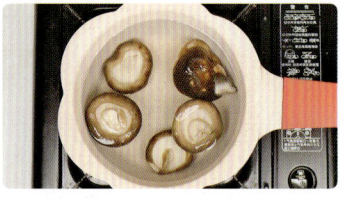

③ 起锅烧水，水开后加入香菇余水煮熟。

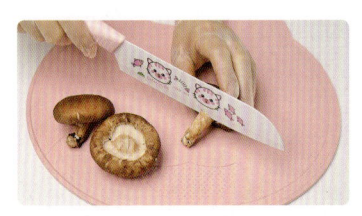

④ 将煮熟的香菇捞出控水去香菇蒂。

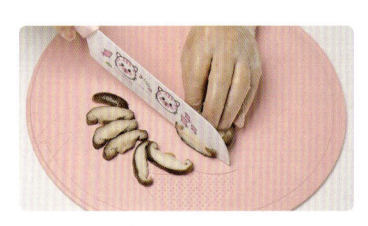

⑤ 将控水后的香菇切片待用。

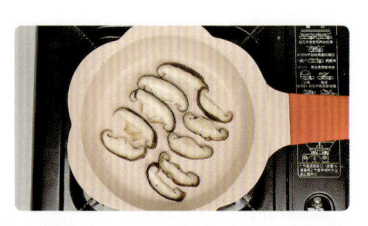

⑥ 净锅上火，烧热后把切成片的香菇均匀放在锅中，小火慢烘。

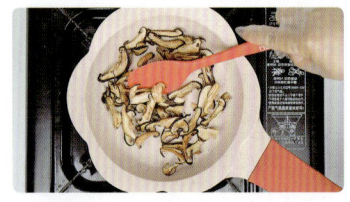

⑦ 待香菇烘焙去多余水分至完全脱水。

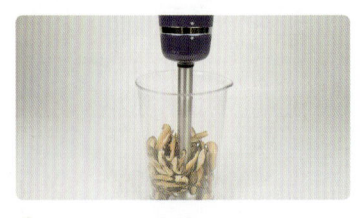

⑧ 脱水后的香菇放入杯子中，用料理棒粉碎成粉末状。

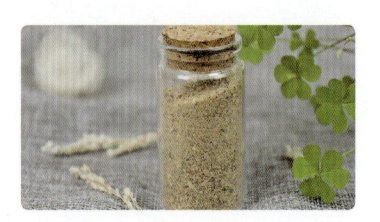

⑨ 将香菇粉装入防潮的瓶子中合理保存。

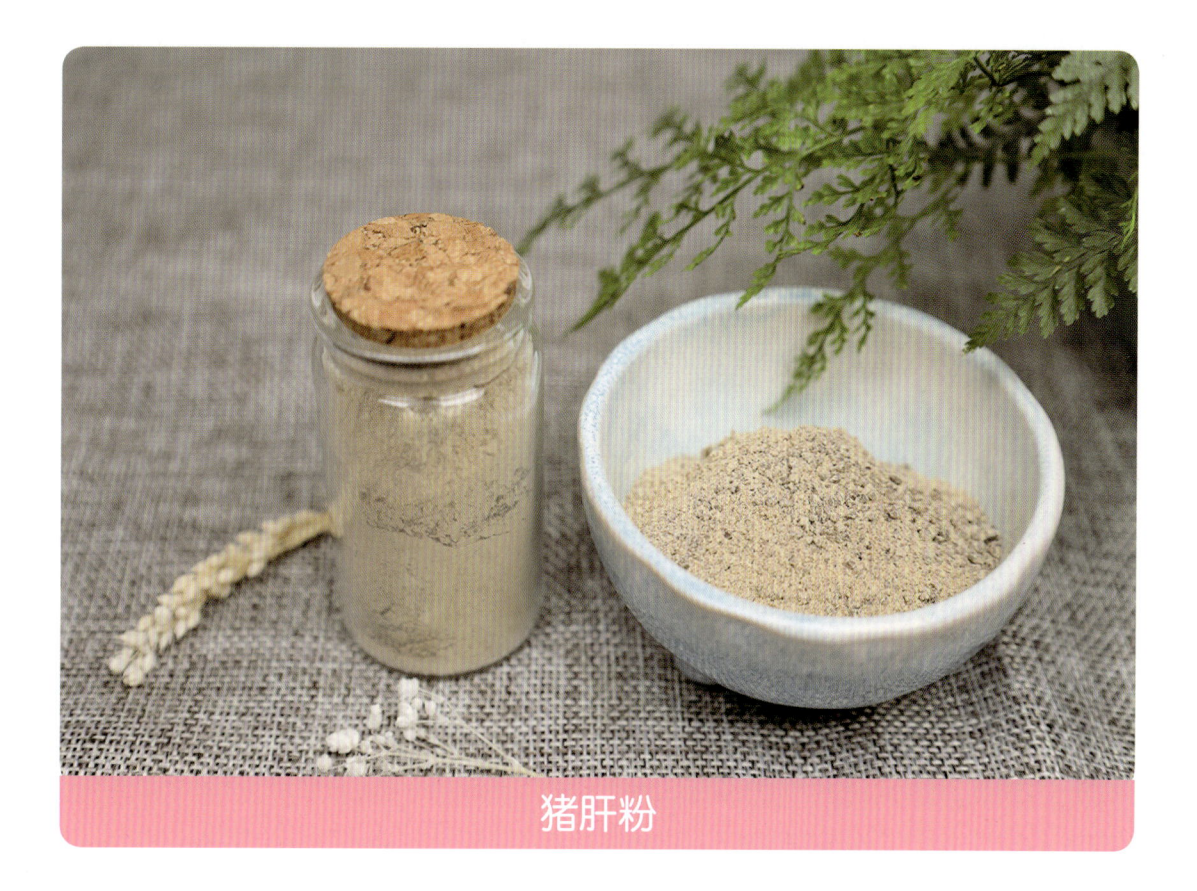

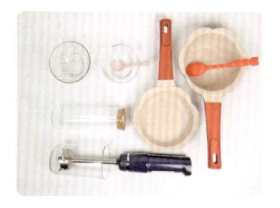

第四章　7至9月龄婴儿泥状、碎末状辅食制作

猪肝粉

① 准备工具：奶锅2口、炒勺1把、料理棒1台、碗2个、勺子1把、防潮保鲜瓶1个。

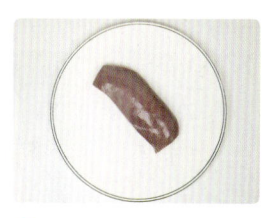

② 准备原材料：猪肝300g。

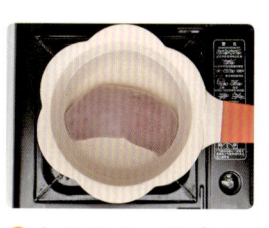

③ 起锅烧水，将清洗干净的猪肝放入水中煮熟。

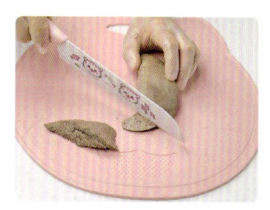

④ 将煮熟的猪肝晾凉，控水切成薄片待用。

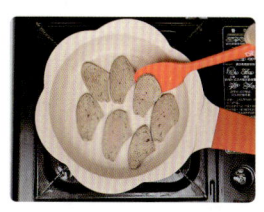

⑤ 将奶锅烧热，并将切好的猪肝放入锅中小火慢烘。

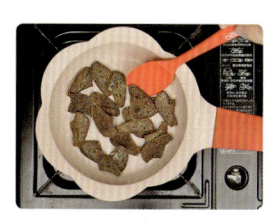

⑥ 将猪肝慢慢烘焙至完全脱水。

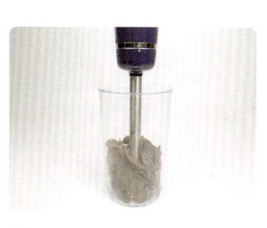

⑦ 脱水后的猪肝用料理棒打成粉末状。

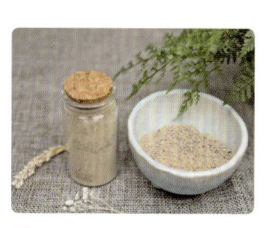

⑧ 打成粉末后的猪肝放入防潮的罐子中备用。

虾皮粉

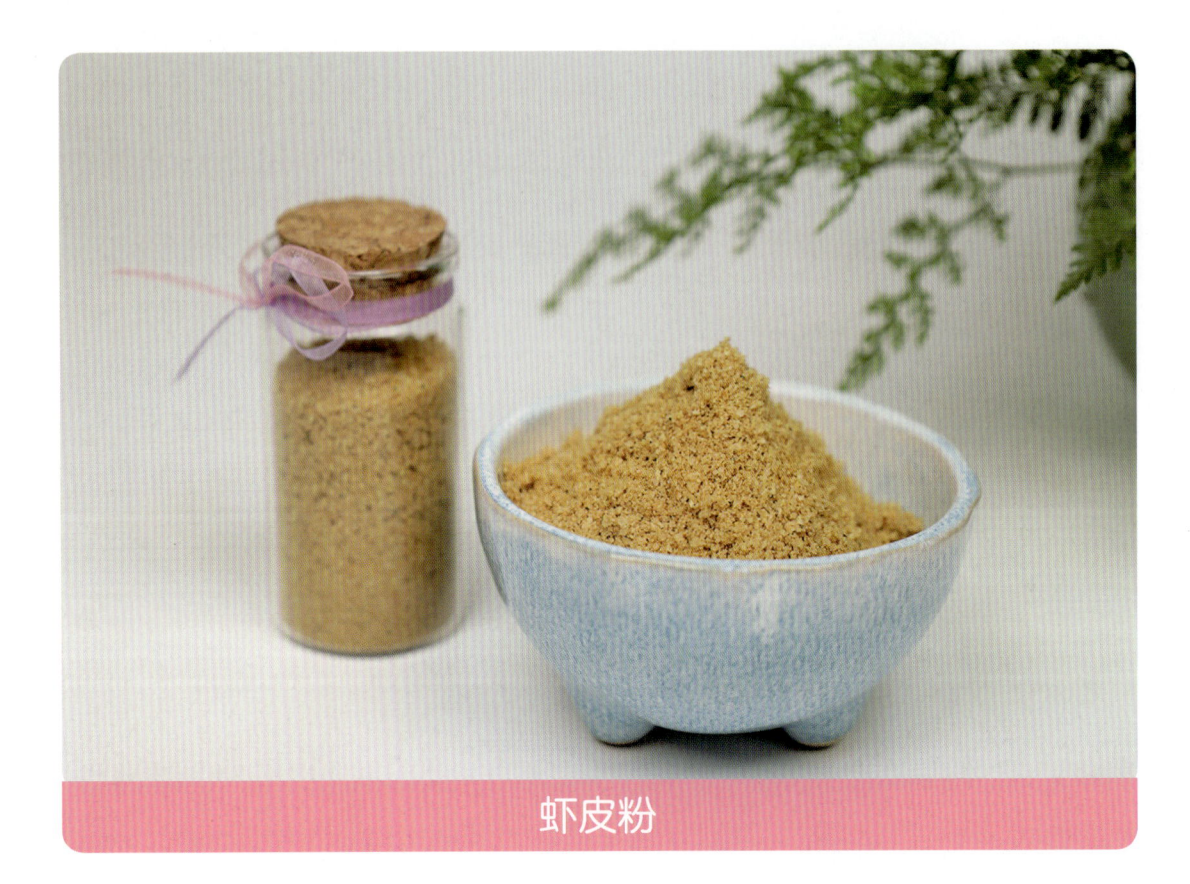

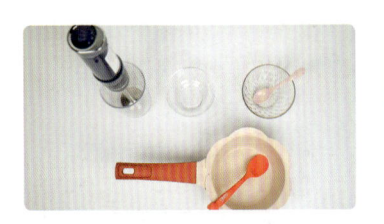

① 准备工具：奶锅1口、料理棒1台、炒勺1把、碗2个、勺子1把、防潮保鲜瓶1个。

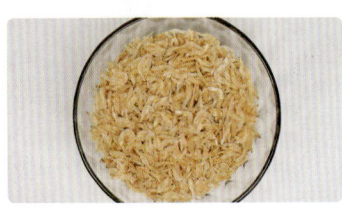

② 准备原材料：无盐虾皮100g。

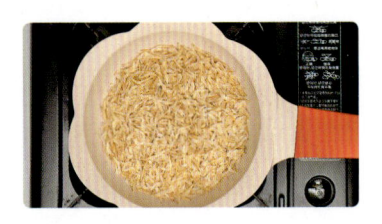

③ 将锅烧至温热加入虾皮，小火慢慢烘炒。

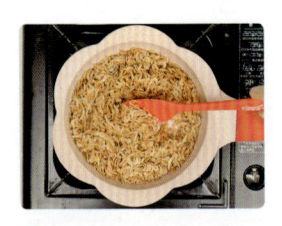

④ 将虾皮烘炒至脱水。

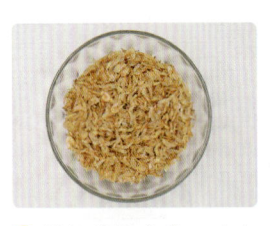

⑤ 炒好的虾皮放入碗中晾凉待用。

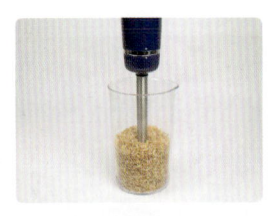

⑥ 用料理棒将虾皮打成粉末状。

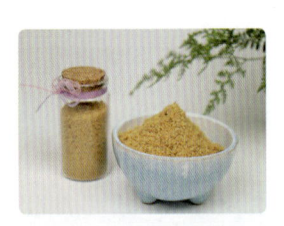

⑦ 将虾皮粉装入防潮保鲜瓶中备用。

鸡肉粉

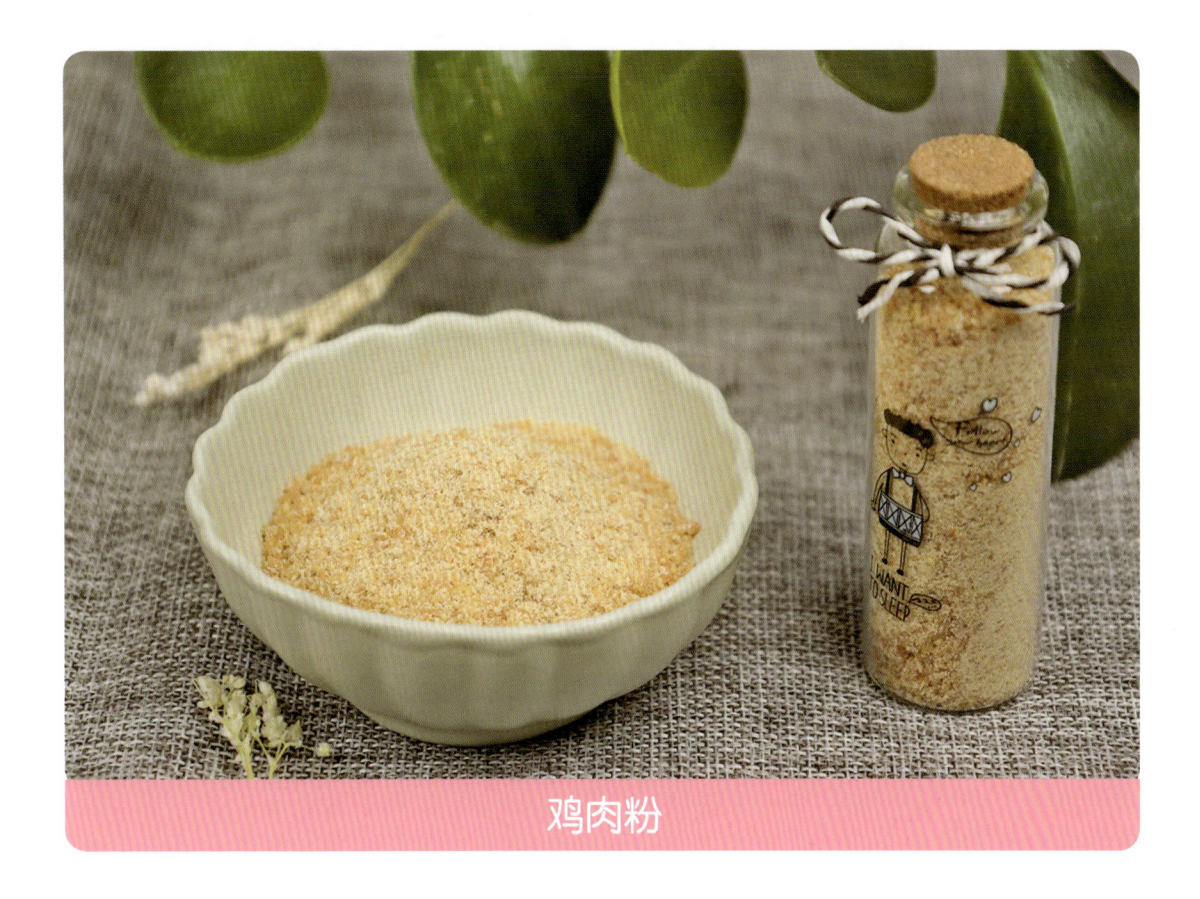

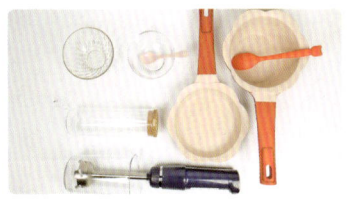

❶ 准备工具：奶锅 2 口、炒勺 1 把、料理棒 1 台、防潮保鲜瓶 1 个、碗 2 个、勺子 1 把。

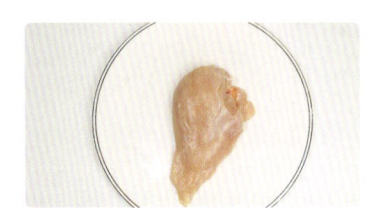

❷ 准备原材料：鸡脯肉 250g。

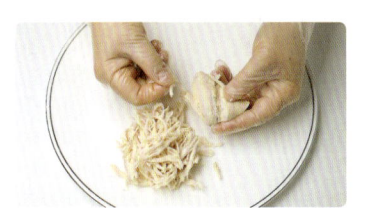

❸ 将鸡脯肉煮熟撕成细丝控水待用。

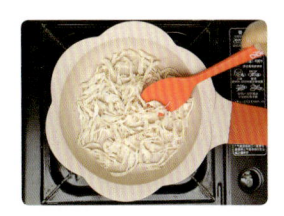

❹ 起锅将锅烧至温热，加入鸡肉丝小火慢慢烘炒。

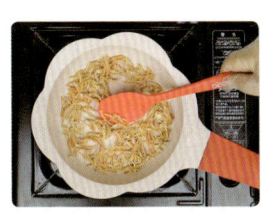

❺ 小火将鸡肉丝慢慢烘炒至无水分。

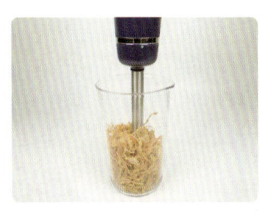

❻ 用料理棒将炒干的鸡肉丝打成粉末状。

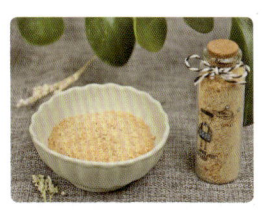

❼ 将打好的鸡肉粉装入防潮的保鲜瓶中备用。

猪肝芝麻粥

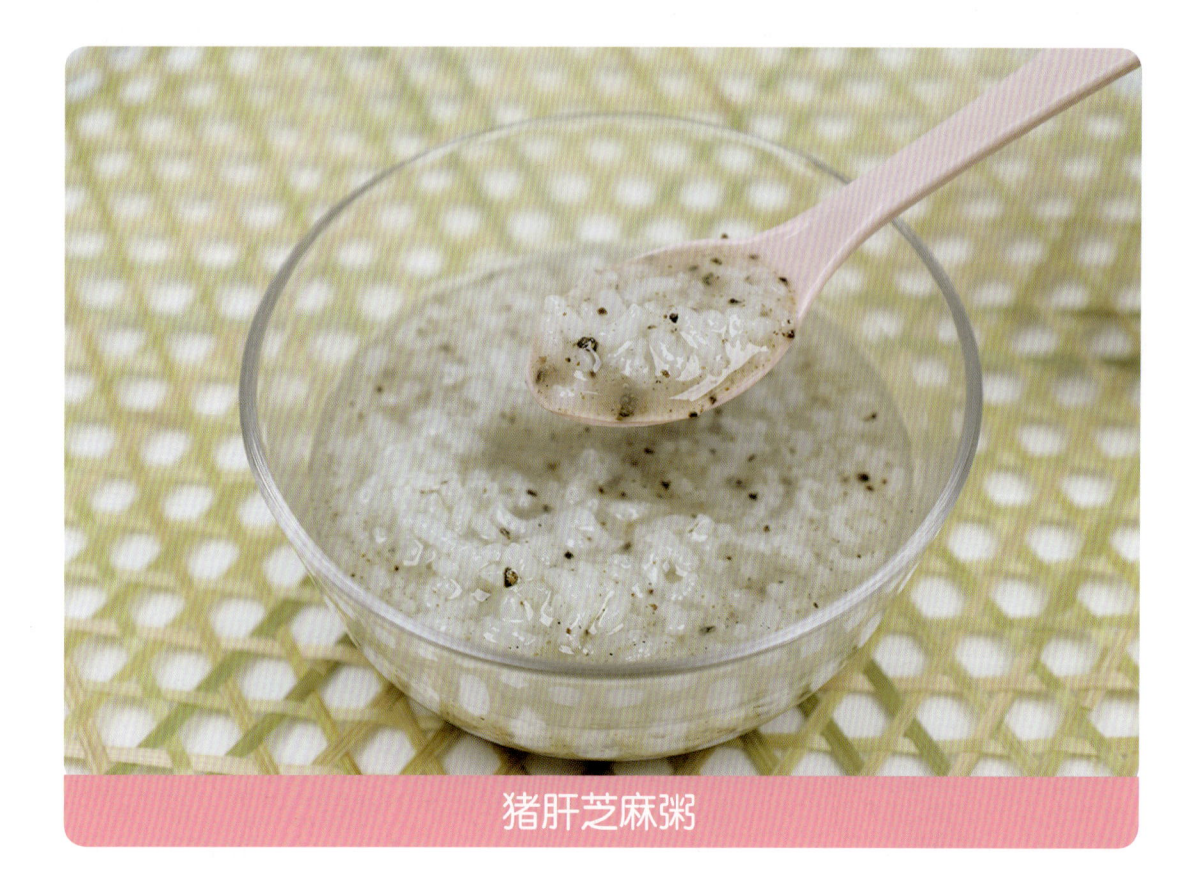

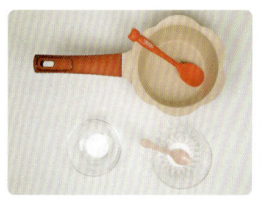

① 准备工具：奶锅1口、炒勺1把、碗2个、勺子1把。

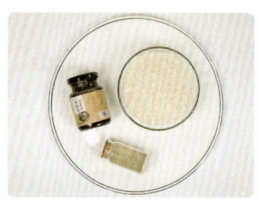

② 准备原材料：大米30g、黑芝麻酱5g、猪肝粉5g。

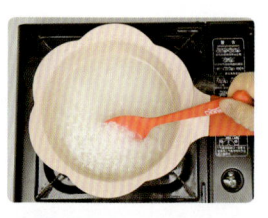

③ 将淘洗干净的大米加入清水中煮至沸腾，先用大火，不停搅动，再改小火，间歇搅动至粥浓稠。

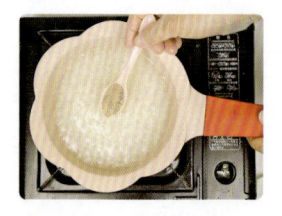

④ 保持小火加入猪肝粉。

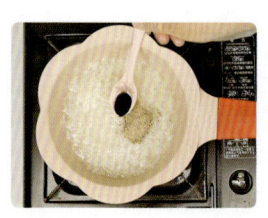

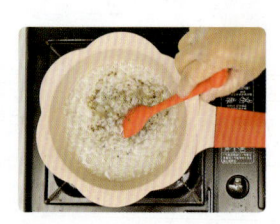

⑤ 加入黑芝麻酱。

⑥ 将猪肝粉和黑芝麻酱在粥中搅拌均匀。

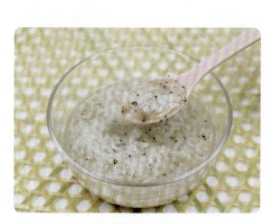

⑦ 搅拌均匀后即可起锅装入碗中食用。

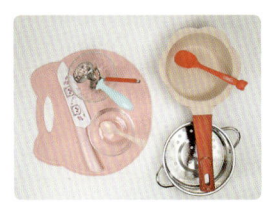

第四章 7至9月龄婴儿泥状、碎末状辅食制作

❶ 准备工具：奶锅1口、炒勺1把、菜板1个、菜刀1把、碗2个、刮皮刀1把、蒸笼1个。

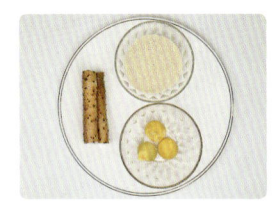

❷ 准备原材料：山药50g、鸡蛋3个、粒粒面80g。

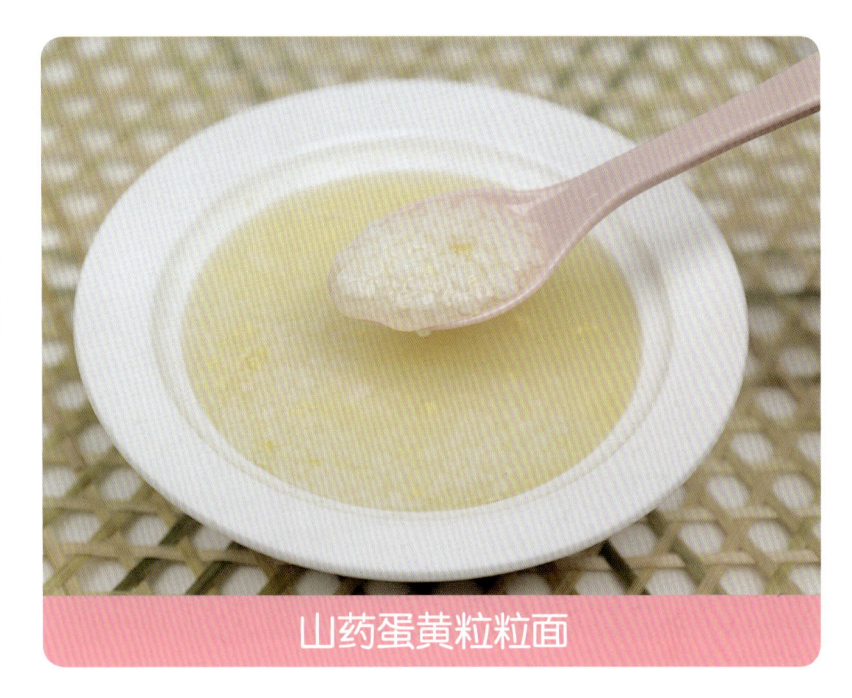

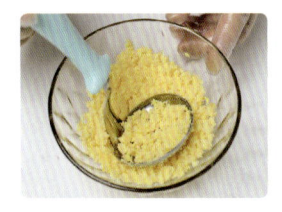

山药蛋黄粒粒面

❸ 将鸡蛋黄用压泥器压碎。

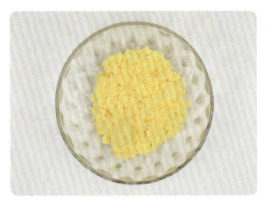

❹ 压碎的鸡蛋黄盛入碗中待用（如早期添加鸡蛋黄应按照四分之一个添加）。

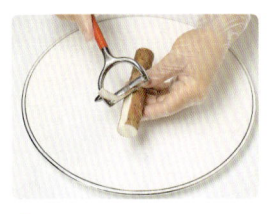

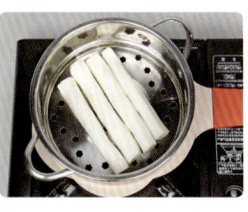

❺ 将山药去皮。

❻ 将去好皮的山药上锅蒸熟至软。

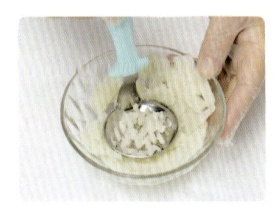

❼ 将蒸熟的山药装入碗中，用压泥器压成泥状。

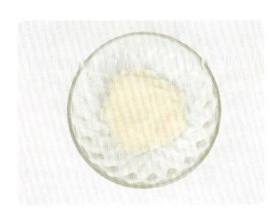

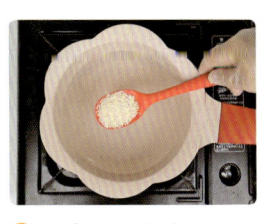

❽ 制成山药泥。

❾ 锅中加水煮沸后加入粒粒面。

❿ 将粒粒面煮至成熟。

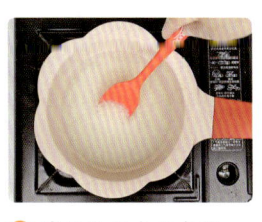

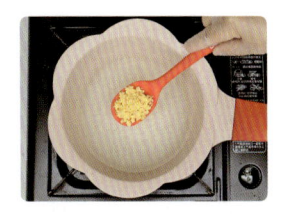

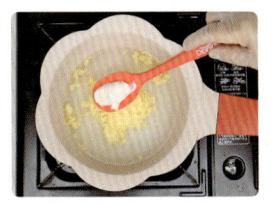

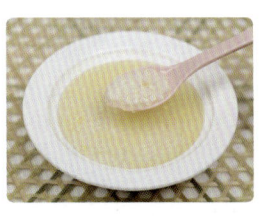

⓫ 放入鸡蛋黄。

⓬ 加入山药泥。

⓭ 将粒粒面、鸡蛋黄泥和山药泥搅拌均匀。

西兰花香菇粒粒面

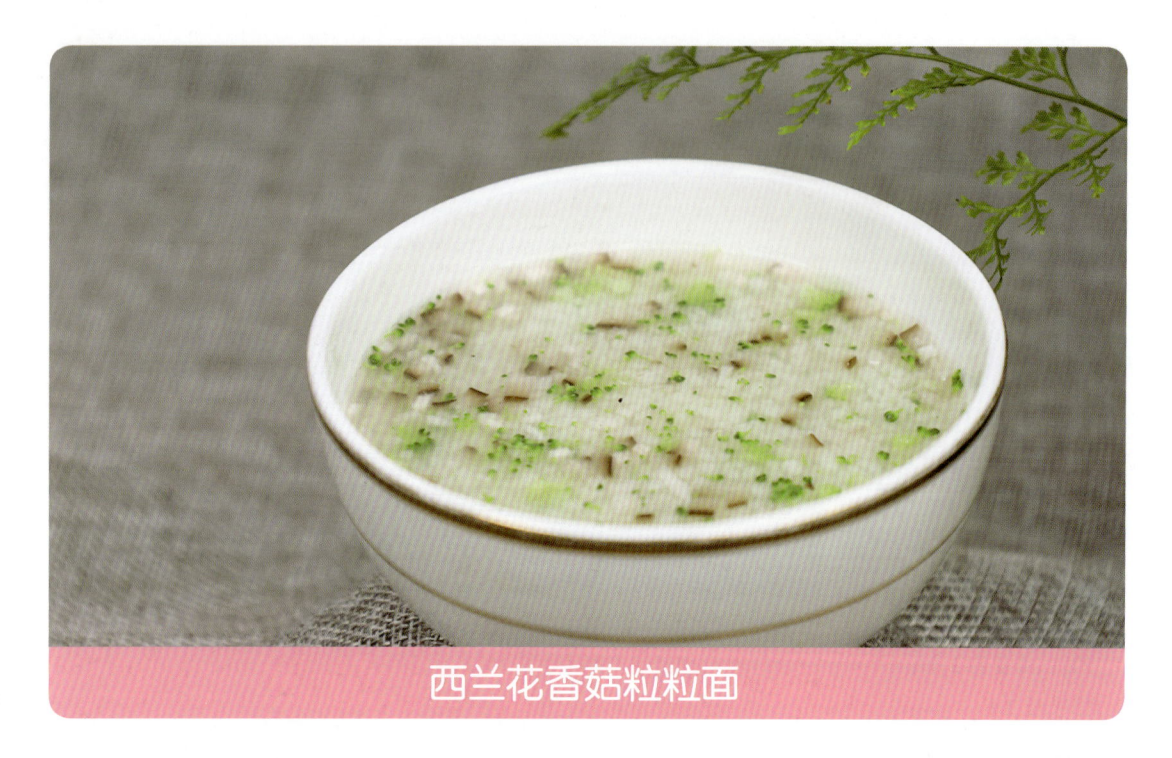

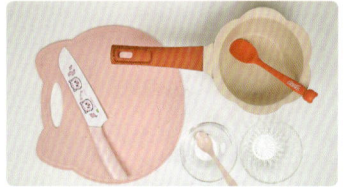

❶ 准备工具：奶锅1口、炒勺1把、碗2个、菜刀1把、菜板1个、勺子1把。

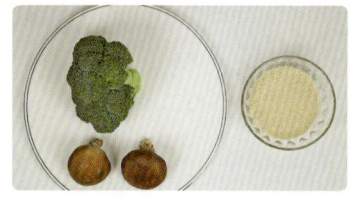

❷ 准备原材料：西兰花150g、香菇20g、粒粒面80g。

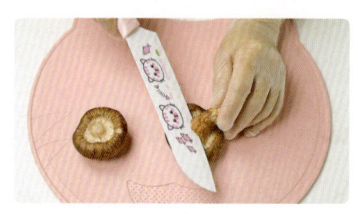

❸ 将香菇洗净去香菇蒂。

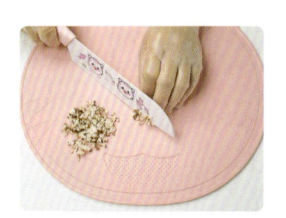

❹ 将香菇切成粒待用。

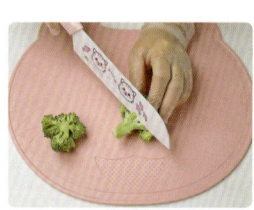

❺ 洗净的西兰花改刀。

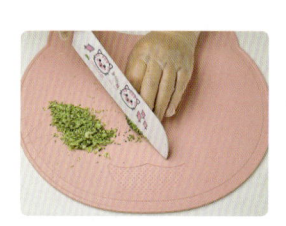

❻ 改刀后的西兰花切碎待用。

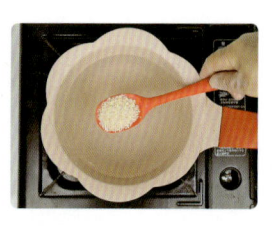

❼ 起锅烧水，水开加入粒粒面。

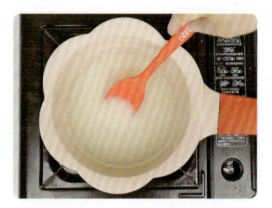

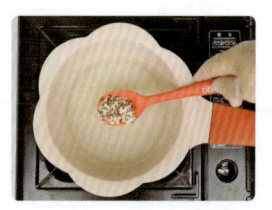

❽ 将粒粒面煮熟。

❾ 保持小火加入香菇碎。

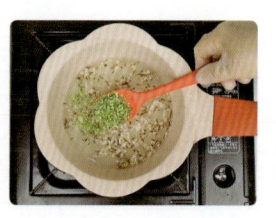

❿ 加入西兰花碎搅拌均匀煮熟。

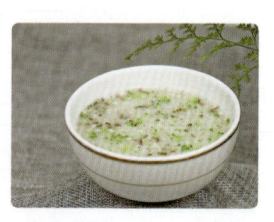

⓫ 煮好后，装入碗中待温度适宜即可食用。

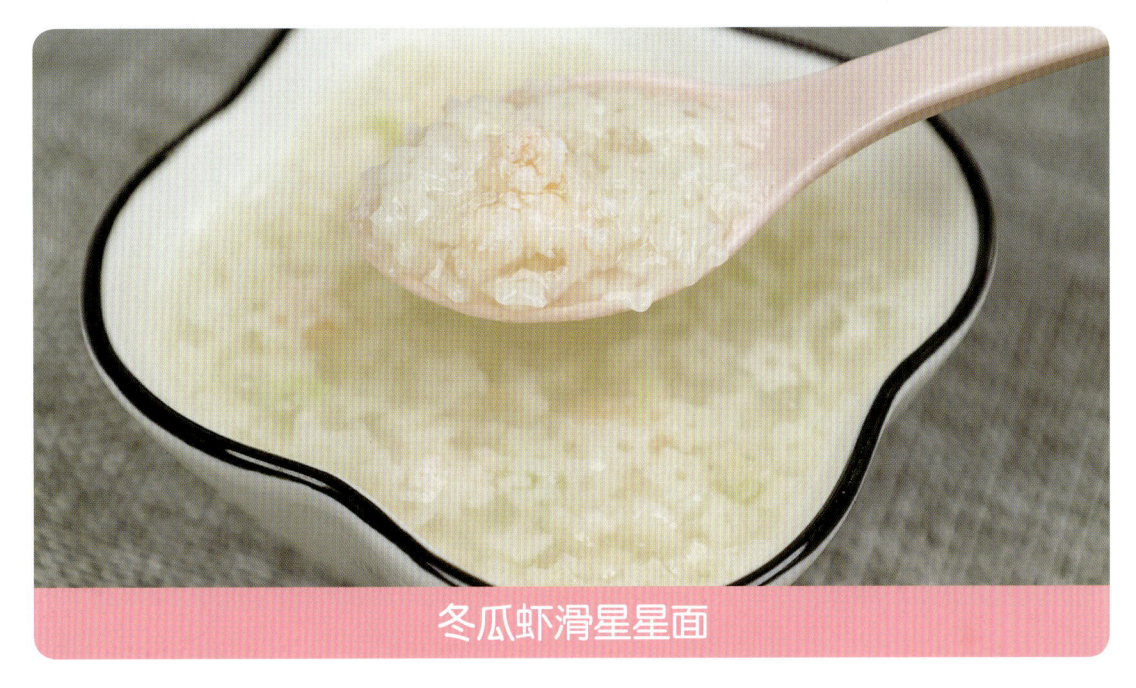

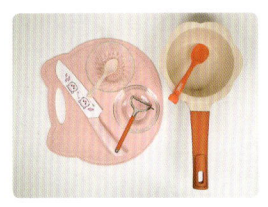

第四章 7至9月龄婴儿泥状、碎末状辅食制作

冬瓜虾滑星星面

1. 准备工具：奶锅1口、炒勺1把、碗2个、菜刀1把、菜板1个、勺子1把。
2. 准备原材料：冬瓜200g、星星面80g、虾仁50g、淀粉20g。
3. 虾仁洗净去虾线控水。
4. 虾仁控水后拍干淀粉待用。
5. 拍好淀粉的虾仁切成小粒。
6. 将冬瓜去皮。
7. 将冬瓜切成小粒。
8. 起锅烧水，水开后加入冬瓜粒。
9. 加入星星面，煮至8成熟。
10. 加入虾肉粒。
11. 将星星面、冬瓜、虾肉粒煮至成熟。
12. 盛入碗中待温度适宜即可食用。

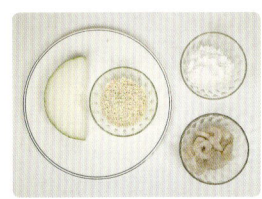

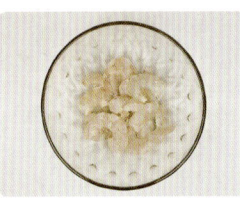

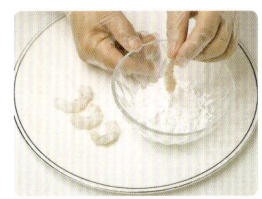

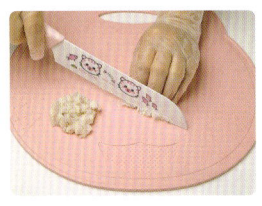

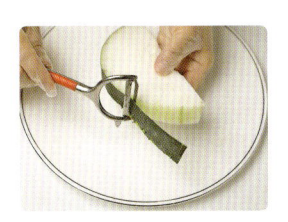

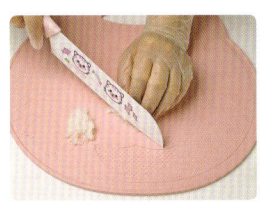

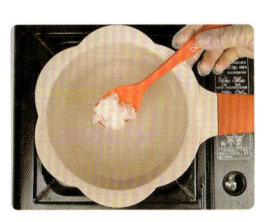

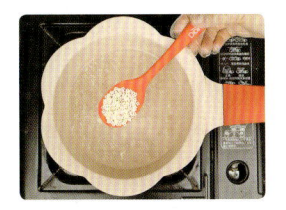

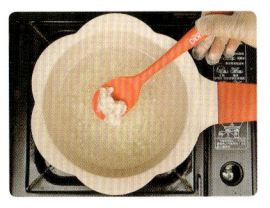

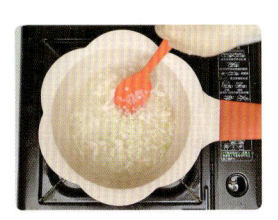

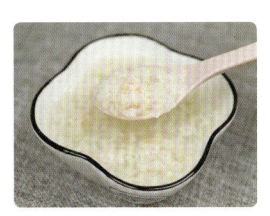

山药紫薯浓汤星星面

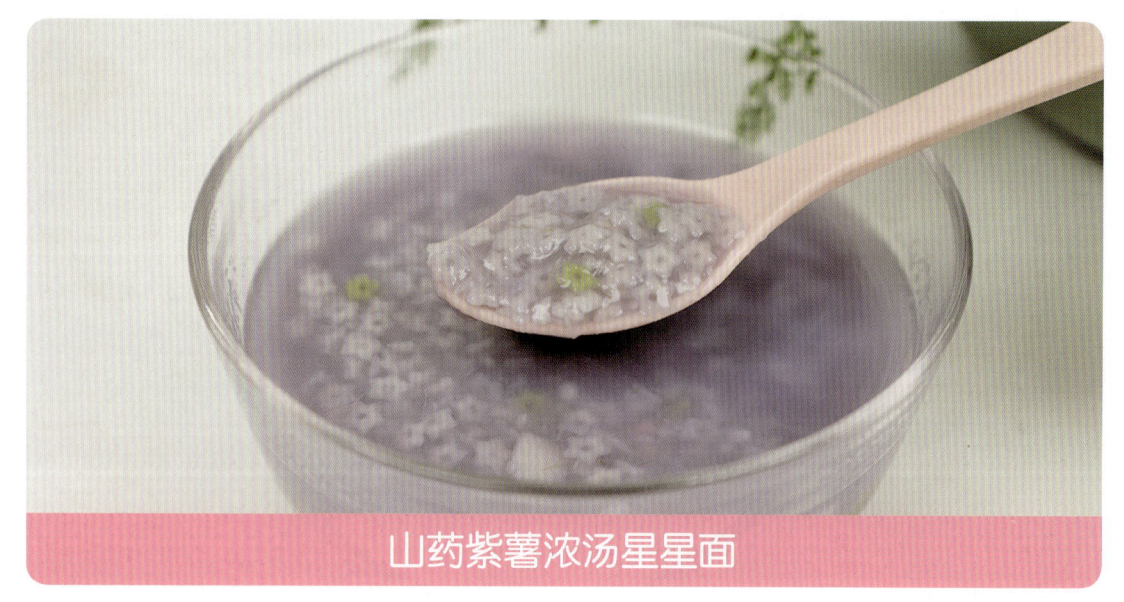

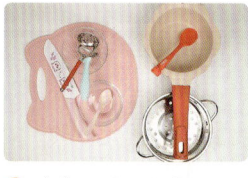

1. 准备工具：奶锅1口、炒勺1把、蒸笼1个、碗2个、刮皮刀1把、菜刀1把、菜板1个、压泥器1把。
2. 准备原材料：紫薯1个、山药100g、星星面80g。
3. 紫薯用刮皮刀去皮。
4. 将去皮后的紫薯切0.5cm厚的片状。
5. 将紫薯片上笼蒸熟至软。
6. 将蒸熟的紫薯装入碗中用压泥器制成泥状。
7. 制成紫薯泥。
8. 将山药去皮。
9. 将去好皮的山药上锅蒸熟至软。
10. 将蒸熟的山药装入碗中，用压泥器压成泥状。
11. 制成山药泥。
12. 起锅烧水，水开后加入星星面。
13. 待星面成熟后加入山药泥。
14. 加入紫薯泥。
15. 搅拌均匀。
16. 盛入碗中待温度适宜即可食用。

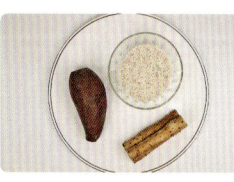

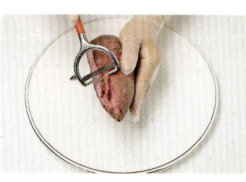

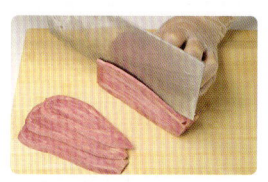

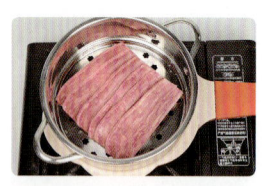

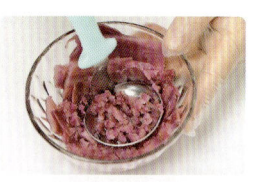

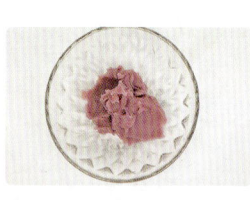

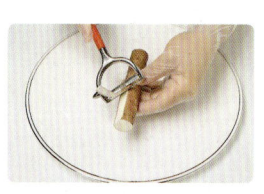

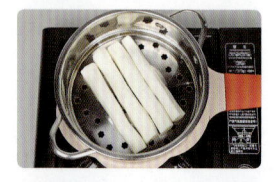

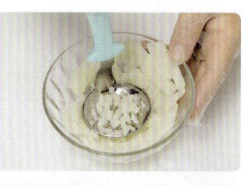

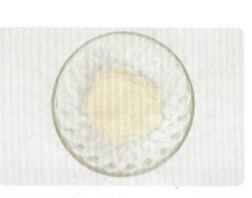

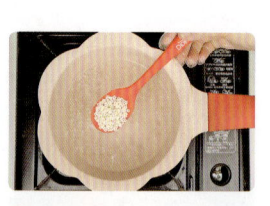

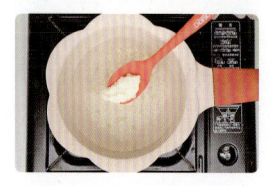

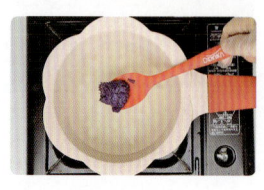

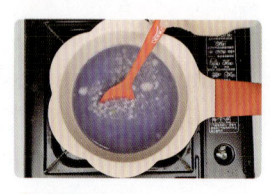

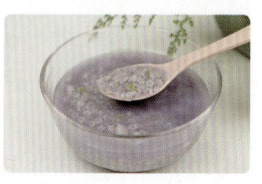

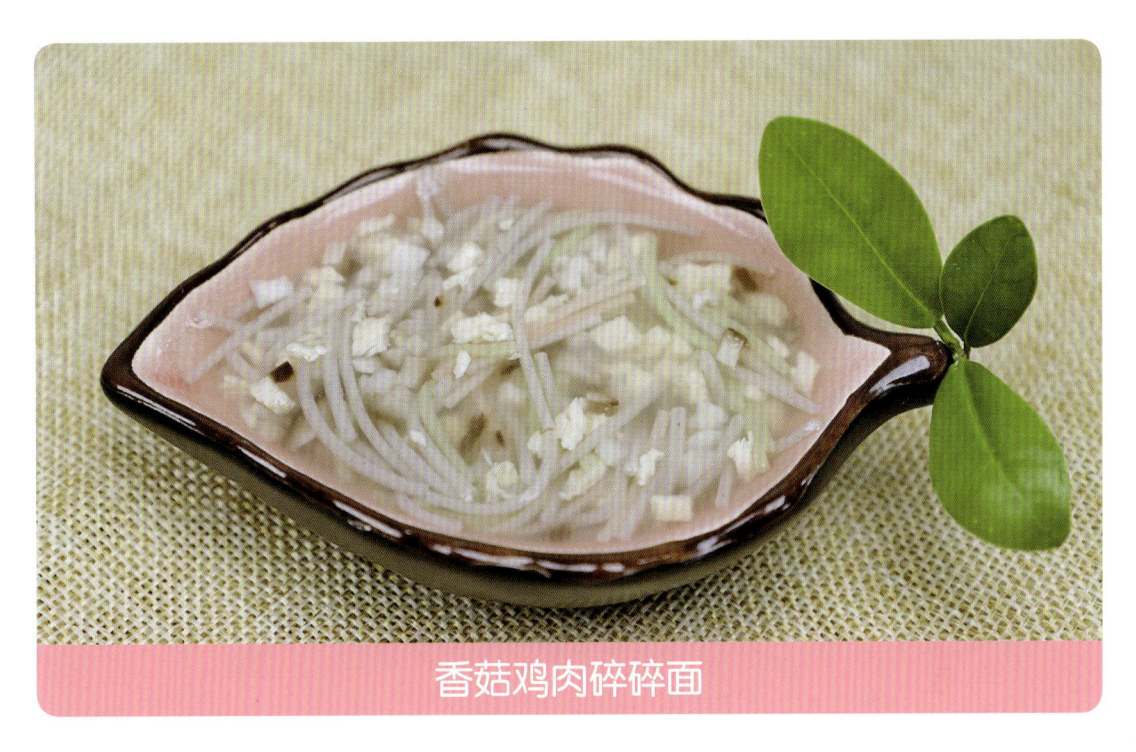

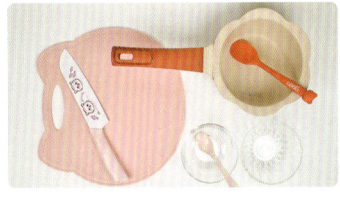

第四章 7至9月龄婴儿泥状、碎末状辅食制作

香菇鸡肉碎碎面

① 准备工具：奶锅1口、炒勺1把、碗2个、菜刀1把、菜板1个。

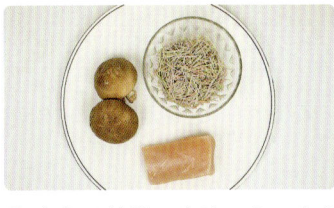

② 准备原材料：香菇2朵、鸡脯肉100g、碎碎面100g。

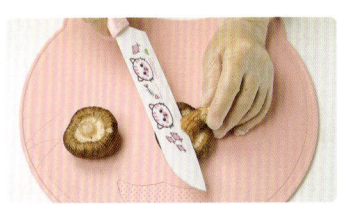

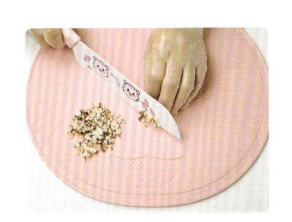

③ 香菇洗净去蒂。

④ 香菇切成香菇碎待用。

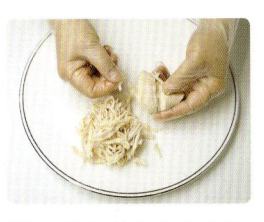

⑤ 鸡脯肉煮熟撕成鸡丝。

⑥ 将鸡丝改刀切成碎。

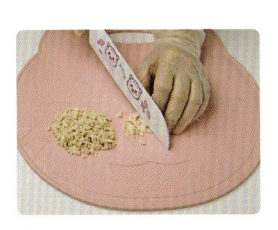

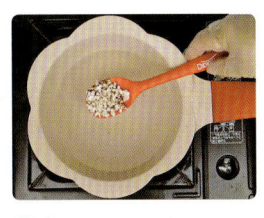

⑦ 起锅烧水，水开加入香菇碎煮熟。

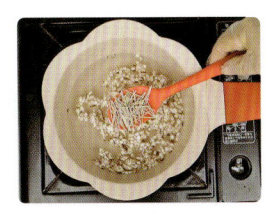

⑧ 保持水开，加入碎碎面。

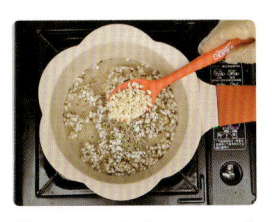

⑨ 碎碎面煮熟后加入鸡肉碎。

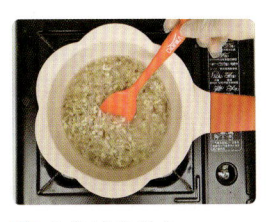

⑩ 煮熟搅拌均匀。

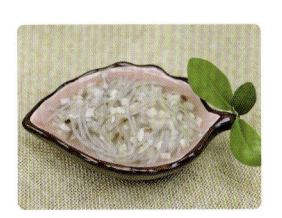

⑪ 盛入碗中待温度适宜即可食用。

西红柿鸡蛋碎碎面

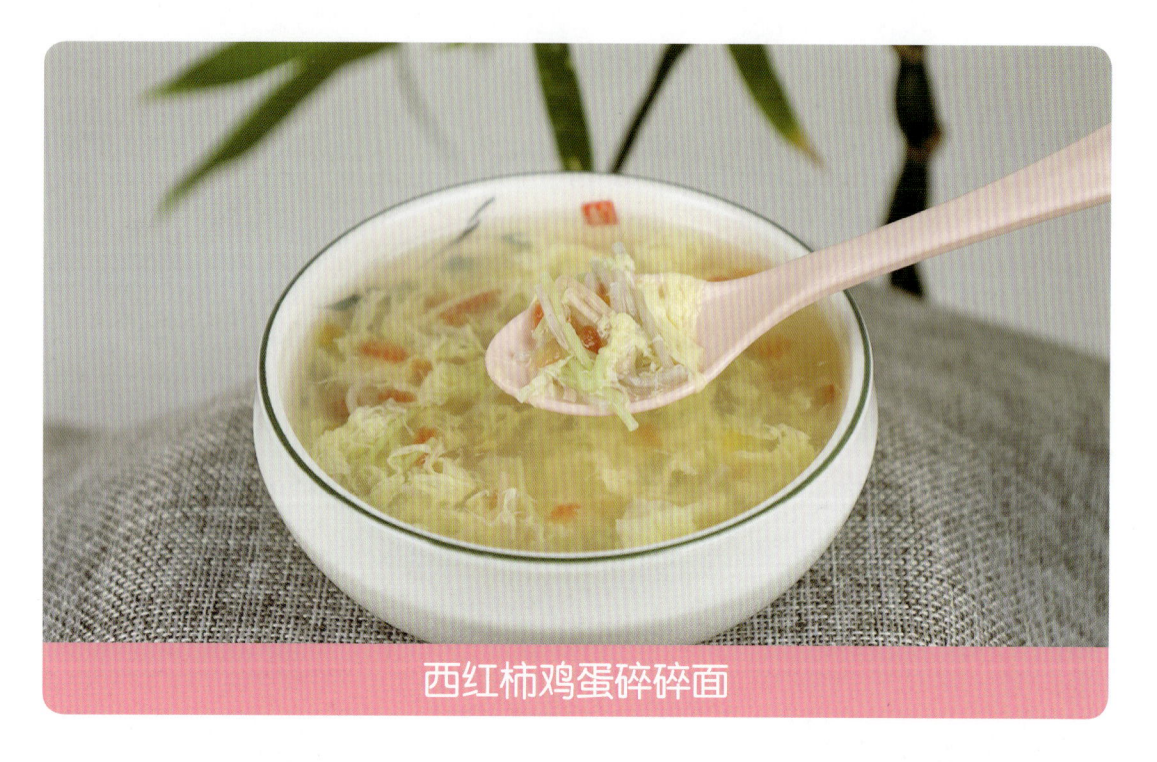

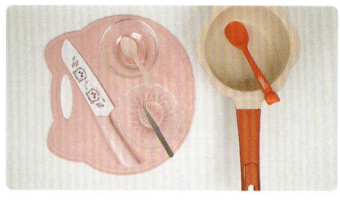

① 准备工具：奶锅1口、碗2个、镊子1把、炒勺1把、菜刀1把、菜板1个。

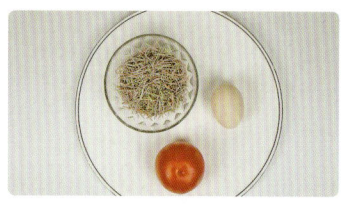

② 准备原材料：碎碎面100g、西红柿1个、鸡蛋1个。

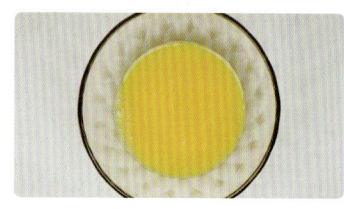

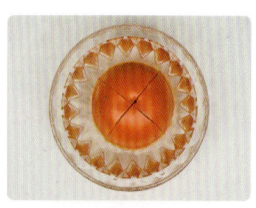

③ 鸡蛋打发。

④ 西红柿顶部打十字花刀用开水烫制方便去皮。

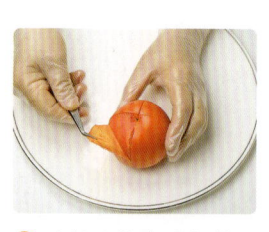

⑤ 用镊子撕去西红柿外皮。

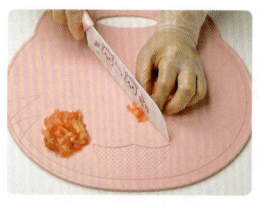

⑥ 将西红柿切成小丁。

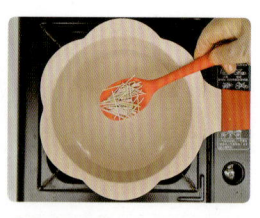

⑦ 起锅烧水，水开后加入碎碎面煮熟。

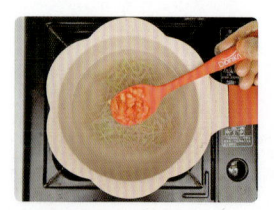

⑧ 碎碎面煮熟后加入西红柿碎。

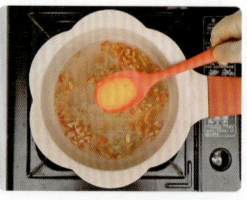

⑨ 西红柿煮熟后，改成小火让水保持微沸，将鸡蛋液一点点加入锅中。

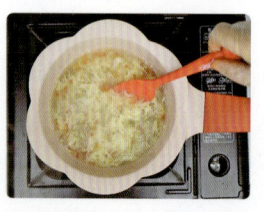

⑩ 待鸡蛋煮成鸡蛋花完全成熟。

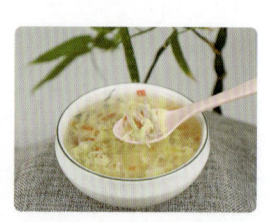

⑪ 盛入碗中待温热后食用。

第四章　7至9月龄婴儿泥状、碎末状辅食制作

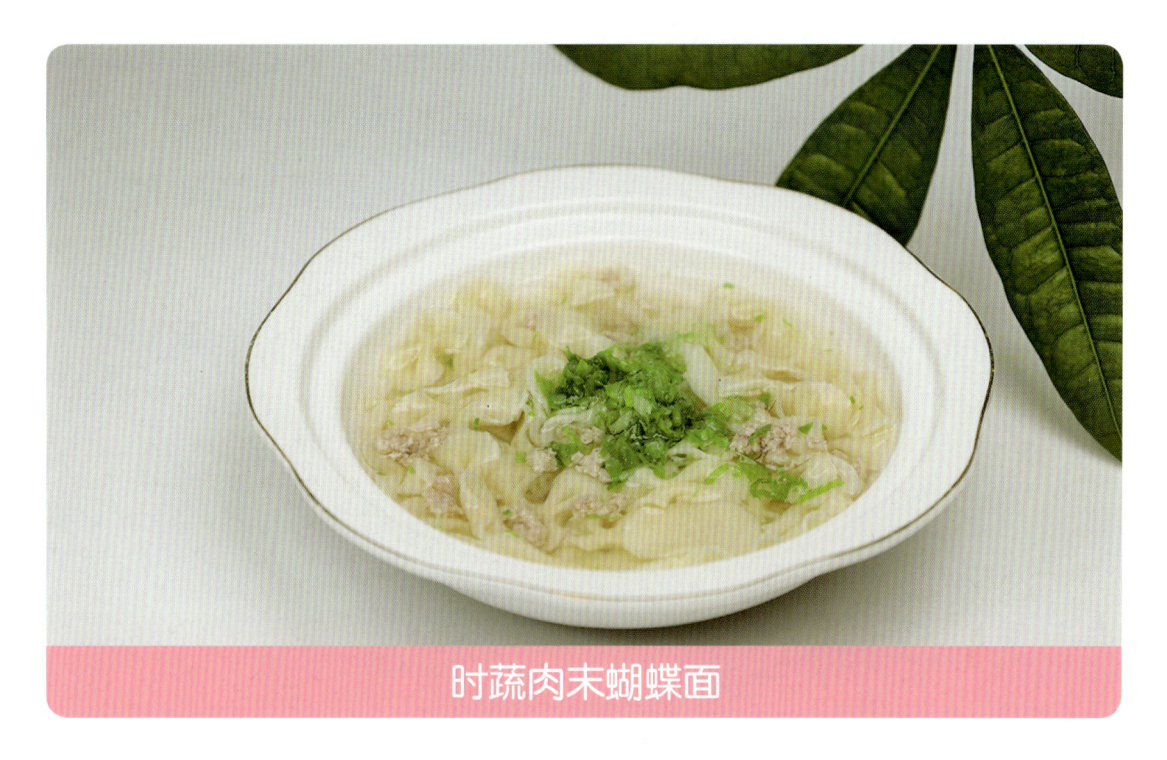

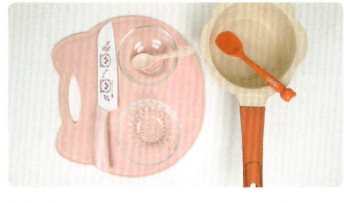

时蔬肉末蝴蝶面

❶ 准备工具：奶锅1口、炒勺1把、碗2个、菜刀1把、菜板1个。

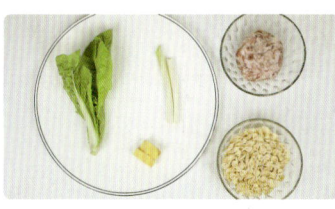

❷ 准备原材料：时令蔬菜50g、猪肉末20g、蝴蝶面100g、葱姜各5g。

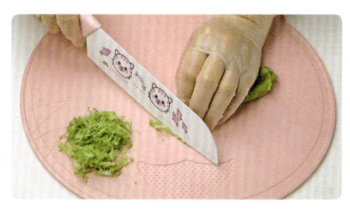

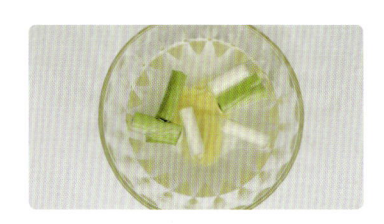

❸ 小白菜切末。

❹ 姜、葱拍烂加水兑成姜葱水。

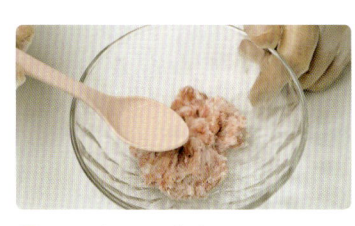

❺ 猪肉末加入姜葱水腌制去腥。

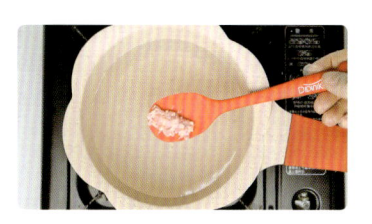

❻ 锅中烧水加入猪肉末。

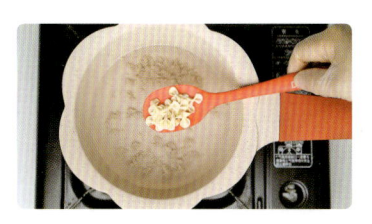

❼ 猪肉末煮熟后加入蝴蝶面煮熟。

❽ 加入白菜煮熟。

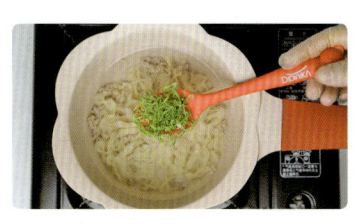

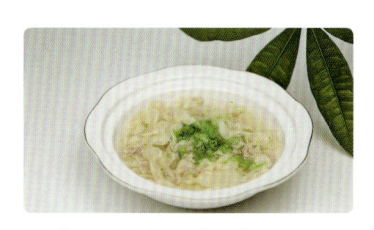

❾ 盛入碗中待温热后食用。

丝瓜猪肉蝴蝶面

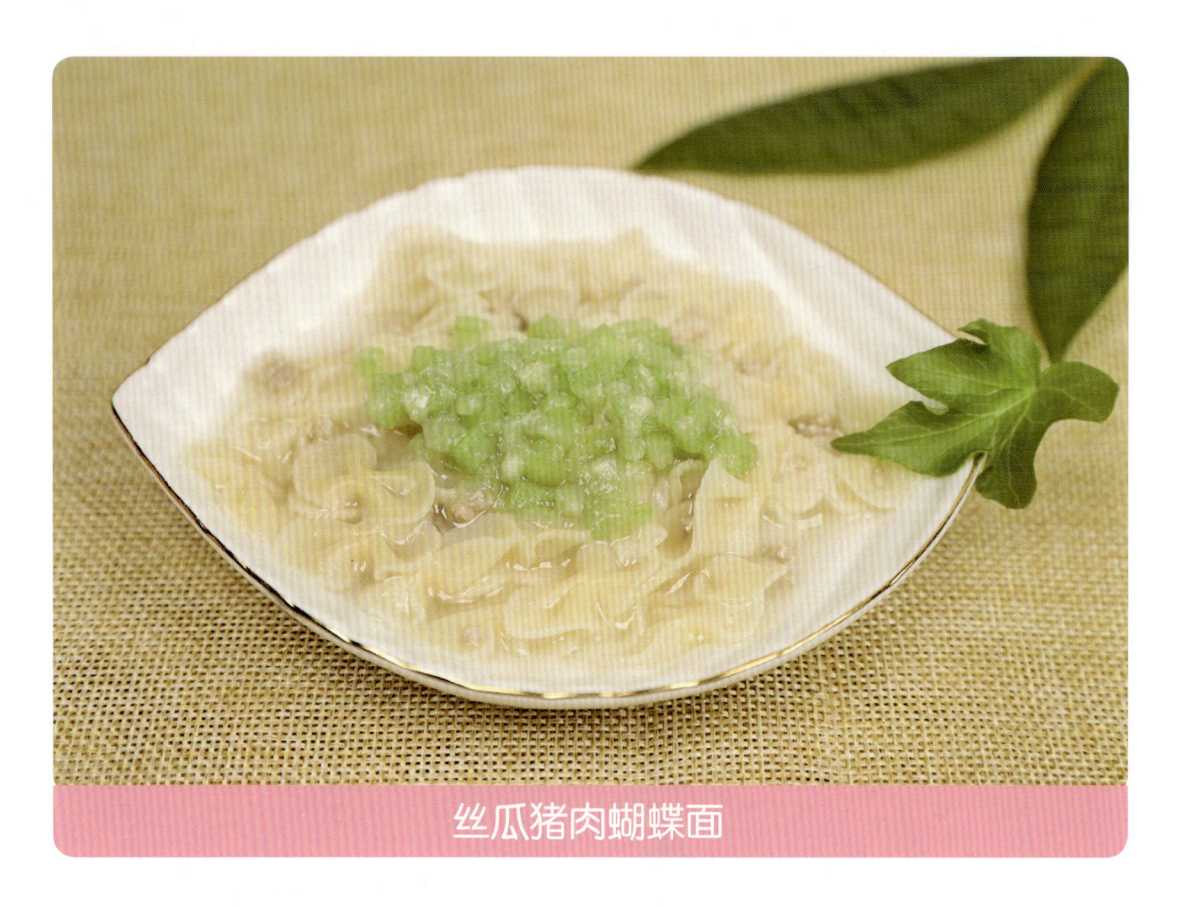

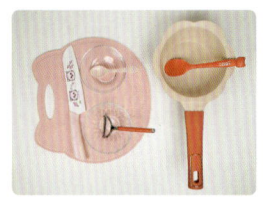

1. 准备工具：奶锅1口、炒勺1把、碗2个、菜刀1把、菜板1个、刮皮刀1把、勺子1把。
2. 准备原材料：丝瓜100g、猪肉末20g、蝴蝶面100g、姜5g、葱5g。
3. 将丝瓜去皮。
4. 把丝瓜、葱和姜切成细小颗粒。
5. 锅中加水，加入猪肉末煮熟。
6. 加入蝴蝶面煮熟。
7. 再加入丝瓜、葱和姜颗粒煮熟。
8. 做好后盛入碗中待食用。

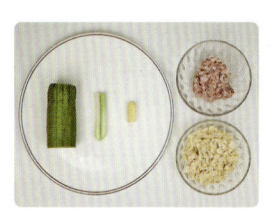

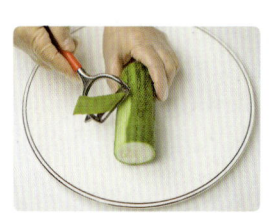

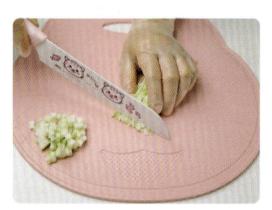

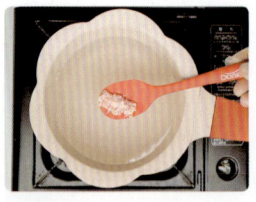

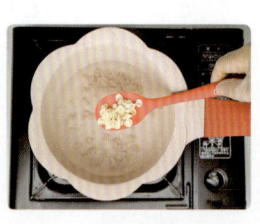

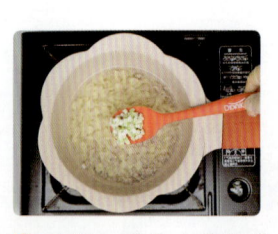

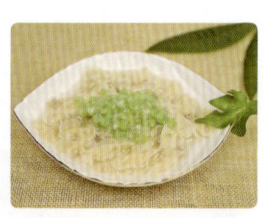

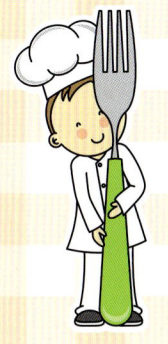

第五章
10至12月龄婴儿碎块状、指状辅食制作

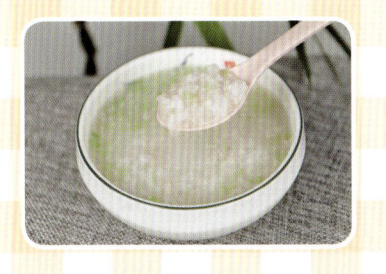

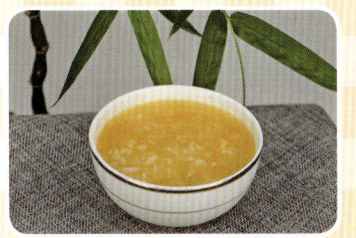

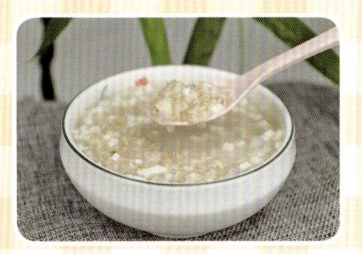

辅食添加第三阶段（10～12月龄）			
每日餐次			2～3次
食物用量			每次3/4碗
食物质地			碎块状、指状
建议用餐时间			上午10:00～11:00　　下午15:00～16:00
食物种类及用量（每日）		奶类	每天2～4次：上午6:00，中午12:00，下午18:00，晚上9:00 共计600～700mL（可根据建议时间合理安排）
^		谷薯类	面条、米饭、小馒头、面包等1/2～3/4碗
^		水果类	水果小块/条1/2碗
^		蔬菜类	碎菜1/2碗
^		豆制品类	豆腐4～6勺
^		动物肉类	蛋黄、肉、禽、鱼等4～6勺
^		盐和油	植物油：0～10g 盐：不加

注：1勺=10mL；1碗=250mL（小饭碗：口径10cm，高5cm）

通过前两个阶段的辅食添加，婴儿已经适应了多数常见食物，并且达到了一定进食数量，手眼协调摄取食物的能力也得到发展，口腔咀嚼、翻动、吞咽食物的能力更加熟练。该阶段婴儿长出了较多的乳牙，能处理更多粗加工食物。辅食可由泥状，碎末状食物逐渐过渡到碎块状、指状食物，进一步强化喂养模式，培养良好的饮食习惯。继续每天保持600～700ml的奶量，辅食种类继续添加各种谷类食物，如软米饭、手抓面包、磨牙饼干，豆类食物如豆腐，动物性食物如蛋黄、畜禽类、鱼类食物及常见蔬菜和水果等食物，油脂的量控制在10g以内。

餐次食量需根据婴儿需要增加进食量。食物质地要避免进食不容易弄碎或过滑的食物，如鱼丸、果冻、爆米花等，以免引起窒息或其他意外。可让孩子与家人同桌吃饭，在父母帮助下练习用勺进食，用杯子喝水，让进餐过程变得有趣，增强孩子进食的积极性和主动性。

以上推荐量只是达到稳定状态的平均量，实际喂养中应视孩子个体情况，按需喂养。通过定期监测儿童体重、身长等进行生长发育评价，可衡量喂养是否满足孩子的营养需要。

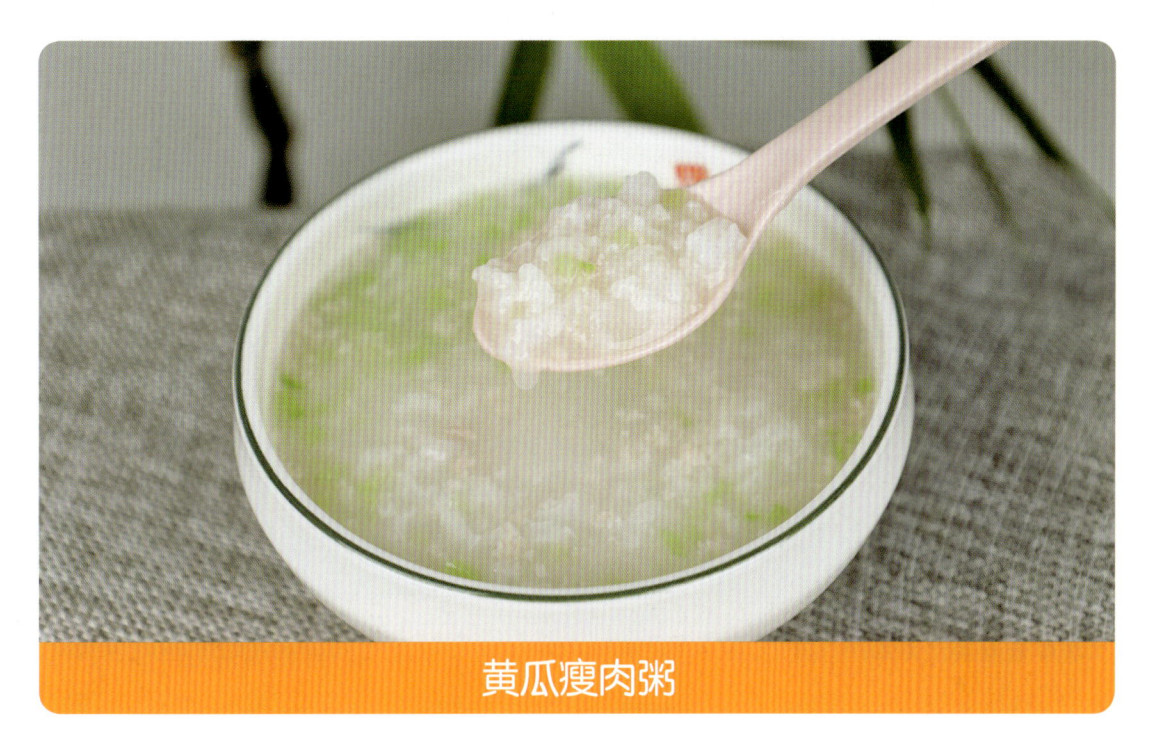

第五章　10至12月龄婴儿碎块状、指状辅食制作

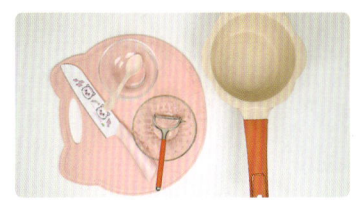

黄瓜瘦肉粥

❶ 准备工具：奶锅1口、刮皮刀1把、菜板1个、菜刀1把、勺子1把。

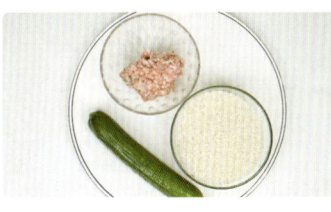

❷ 准备原材料：黄瓜、猪肉末、有机米。

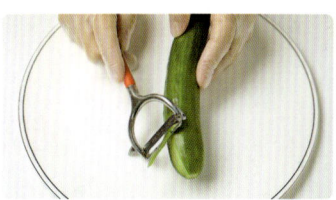

❸ 用刮皮刀将黄瓜去皮。

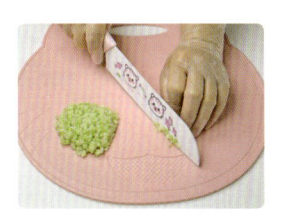

❹ 黄瓜去皮后切成丁。

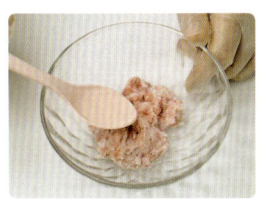

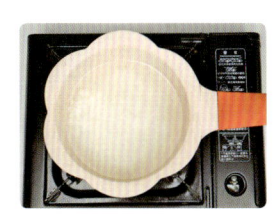

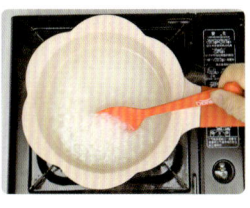

❺ 猪肉末调散。

❻ 起锅烧水。

❼ 水开后加入有机米不停搅动。

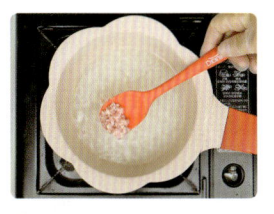

❽ 熬至米开花，粥浓稠后加入瘦肉。

❾ 加入黄瓜粒。

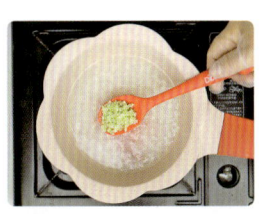

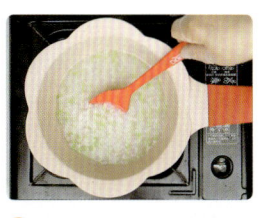

❿ 搅拌均匀，煮至肉末散开、成熟。

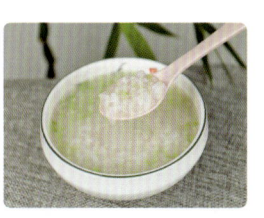

⓫ 盛入碗中晾至温热即可喂食。

婴幼儿营养膳食

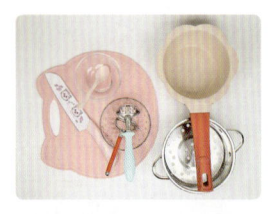

❶ 准备工具：奶锅1口、蒸笼1个、压泥器1把、刮皮刀1把、碗2个、菜刀1把、菜板1个。

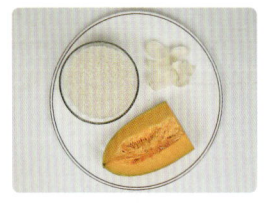

❷ 准备原材料：南瓜、百合、有机米。

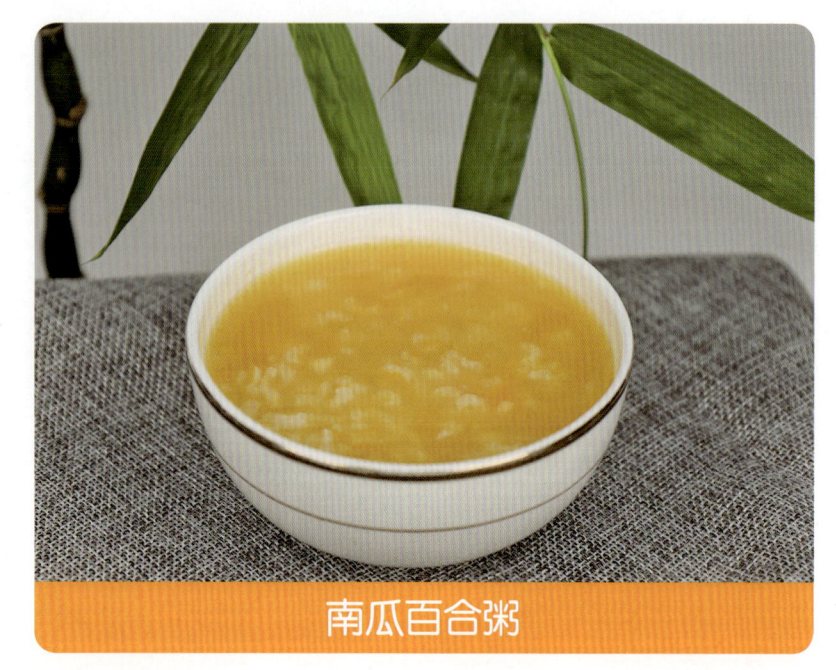

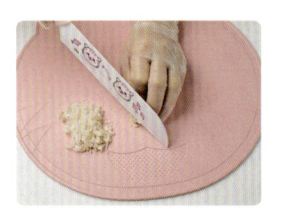

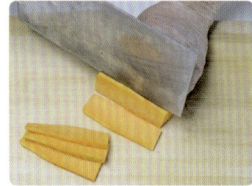

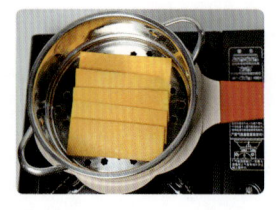

南瓜百合粥

❸ 将百合切碎。

❹ 将南瓜切片。

❺ 将切好的南瓜片上锅蒸熟至软。

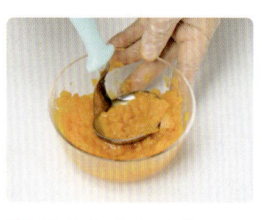

❻ 将蒸熟的南瓜装入碗中，用压泥器压成泥状。

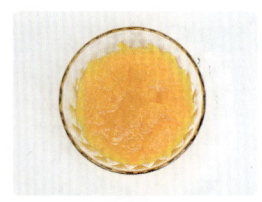

❼ 制成南瓜泥待用。

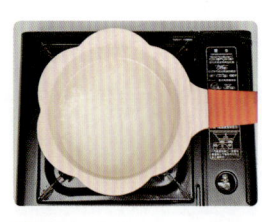

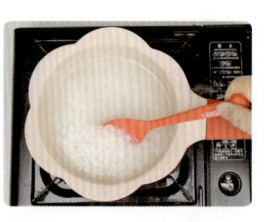

❽ 起锅烧水。

❾ 水开后加入有机米，不断搅动至大米开花粥变浓稠。

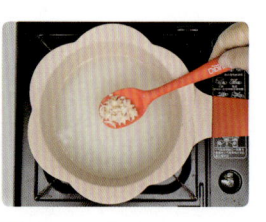

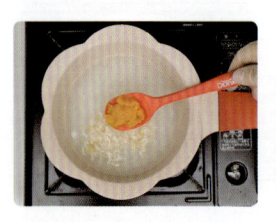

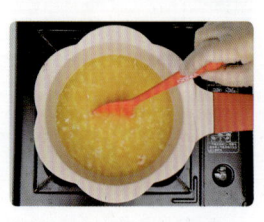

❿ 加入百合碎。

⓫ 加入南瓜泥。

⓬ 百合煮熟，粥变浓稠。

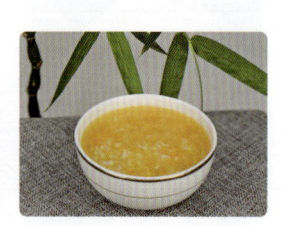

⓭ 将粥盛入碗中晾至温热即可喂食。

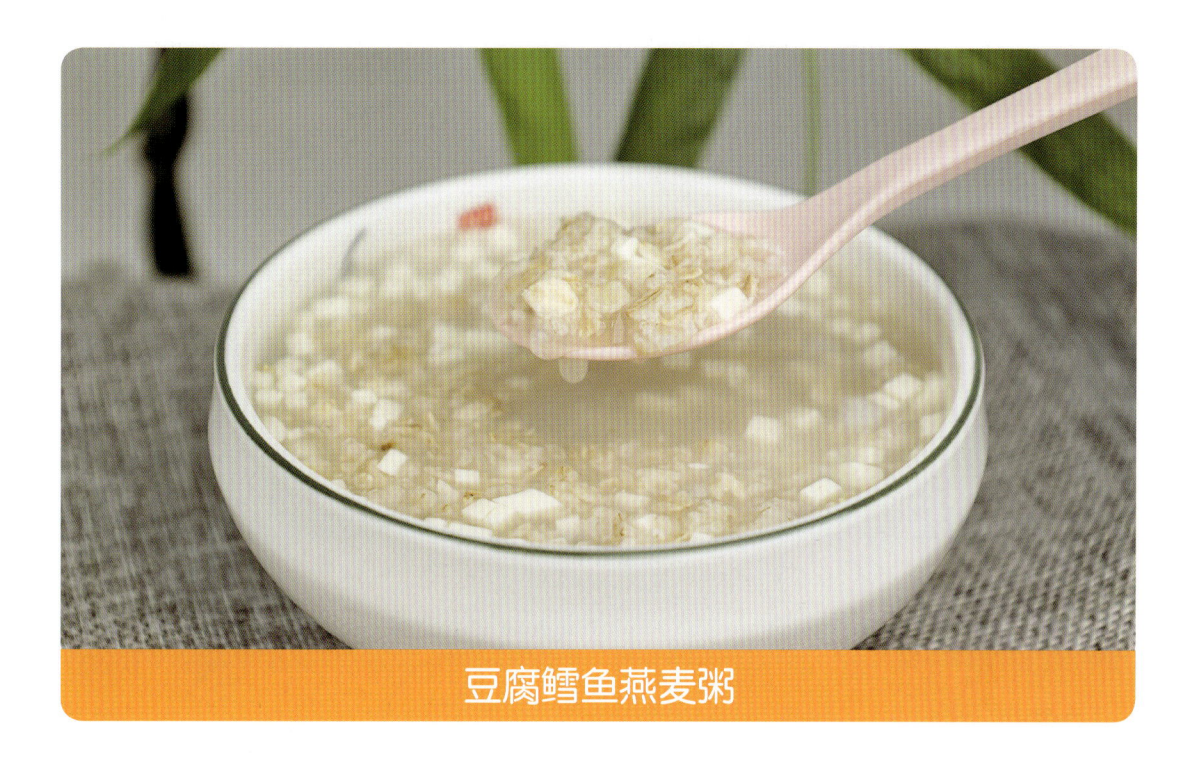

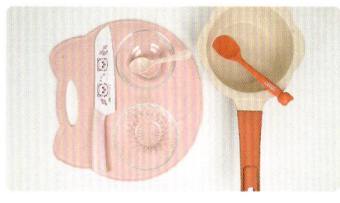

第五章　10至12月龄婴儿碎块状、指状辅食制作

豆腐鳕鱼燕麦粥

❶ 准备工具：奶锅1口、炒勺1把、碗2个、小勺子1把、菜刀1把、菜板1个。

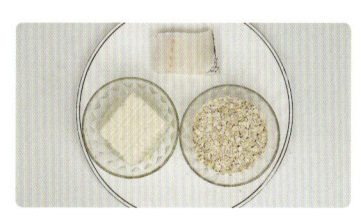

❷ 准备原材料：豆腐1块、鳕鱼100g、燕麦100g。

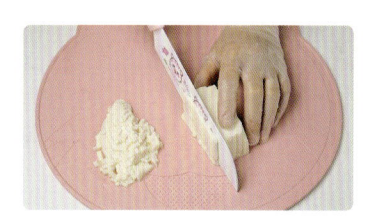

❸ 将豆腐切成小丁。

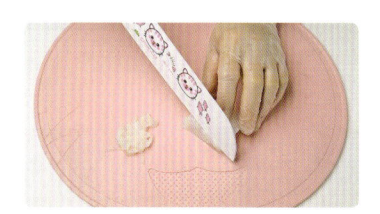

❹ 将鳕鱼切成小丁。

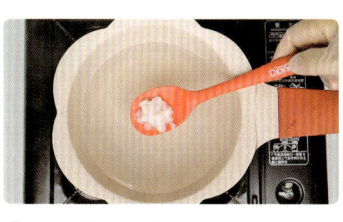

❺ 起锅烧水，水开后加入鳕鱼丁。

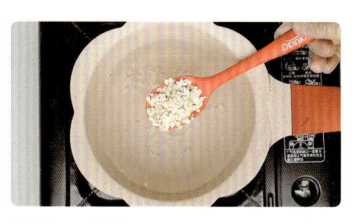

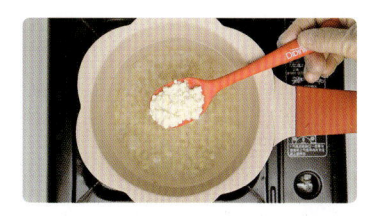

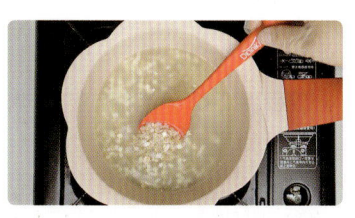

❻ 加入燕麦。

❼ 加入豆腐丁。

❽ 不断搅动至燕麦涨发，鳕鱼成熟。

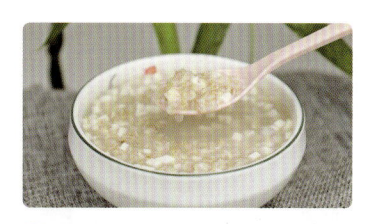

❾ 盛入碗中放至温热即可喂食。

土豆虾仁粥

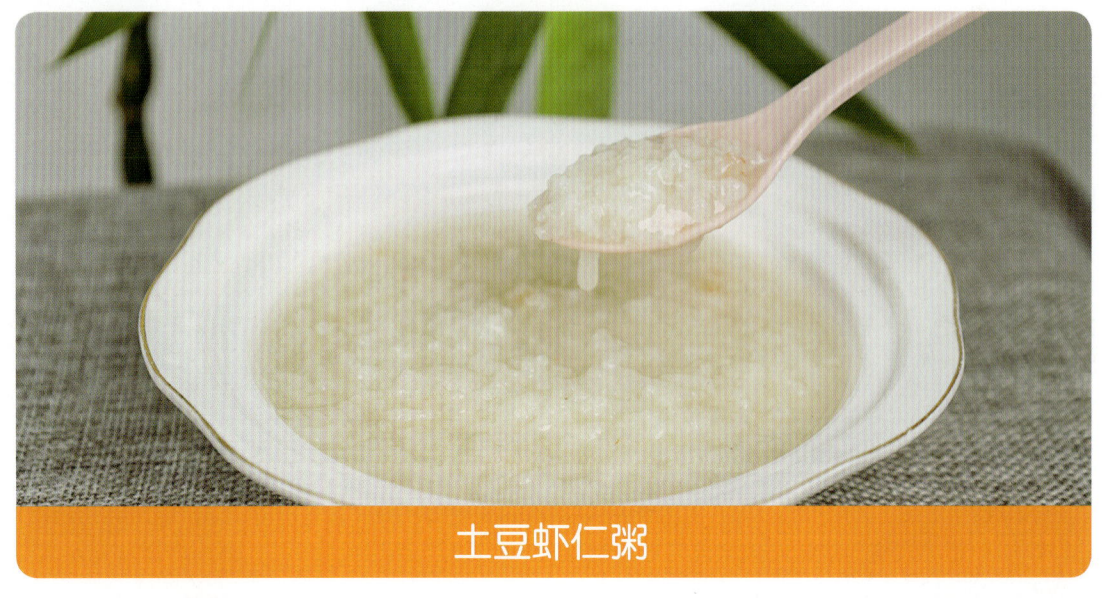

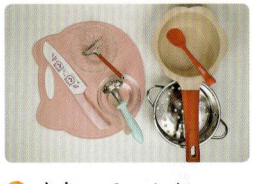

1. 准备工具：奶锅1口、蒸笼1个、炒勺1把、压泥器1个、刮皮刀1把、碗2个、菜刀1把、菜板1个。

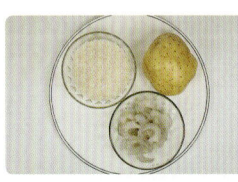

2. 准备原材料：虾仁100g、有机米100g、土豆1个、淀粉少许。

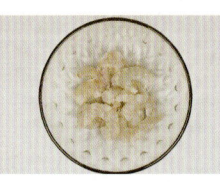

3. 将虾仁洗净去虾线控干水分。

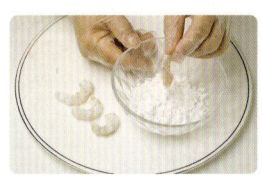

4. 虾仁拍干沾淀粉控水。

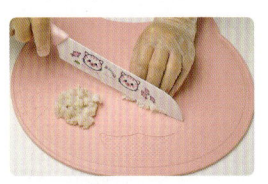

5. 虾仁切成小丁。

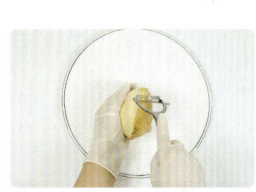

6. 土豆去皮。

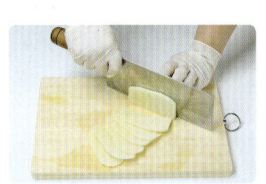

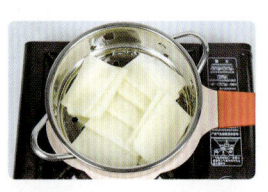

7. 土豆切片。

8. 将切好的土豆片上锅蒸熟至软。

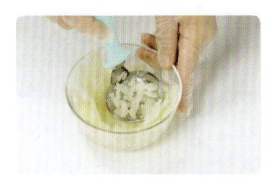

9. 将蒸熟的土豆装入碗中，用压泥器压成泥状。

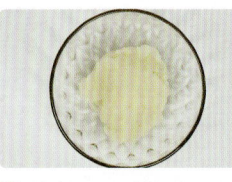

10. 制成土豆泥待用。

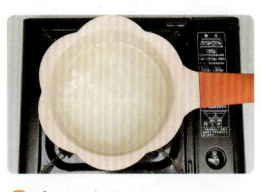

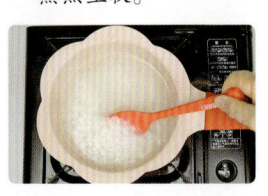

11. 起锅烧水。

12. 水开后加入有机米煮开花。

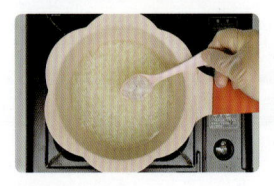

13. 加入虾仁丁。

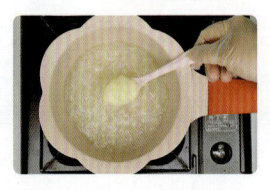

14. 加入土豆泥搅拌均匀。

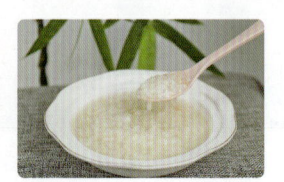

15. 盛入碗中晾至温热即可喂食。

奶香蒸蛋

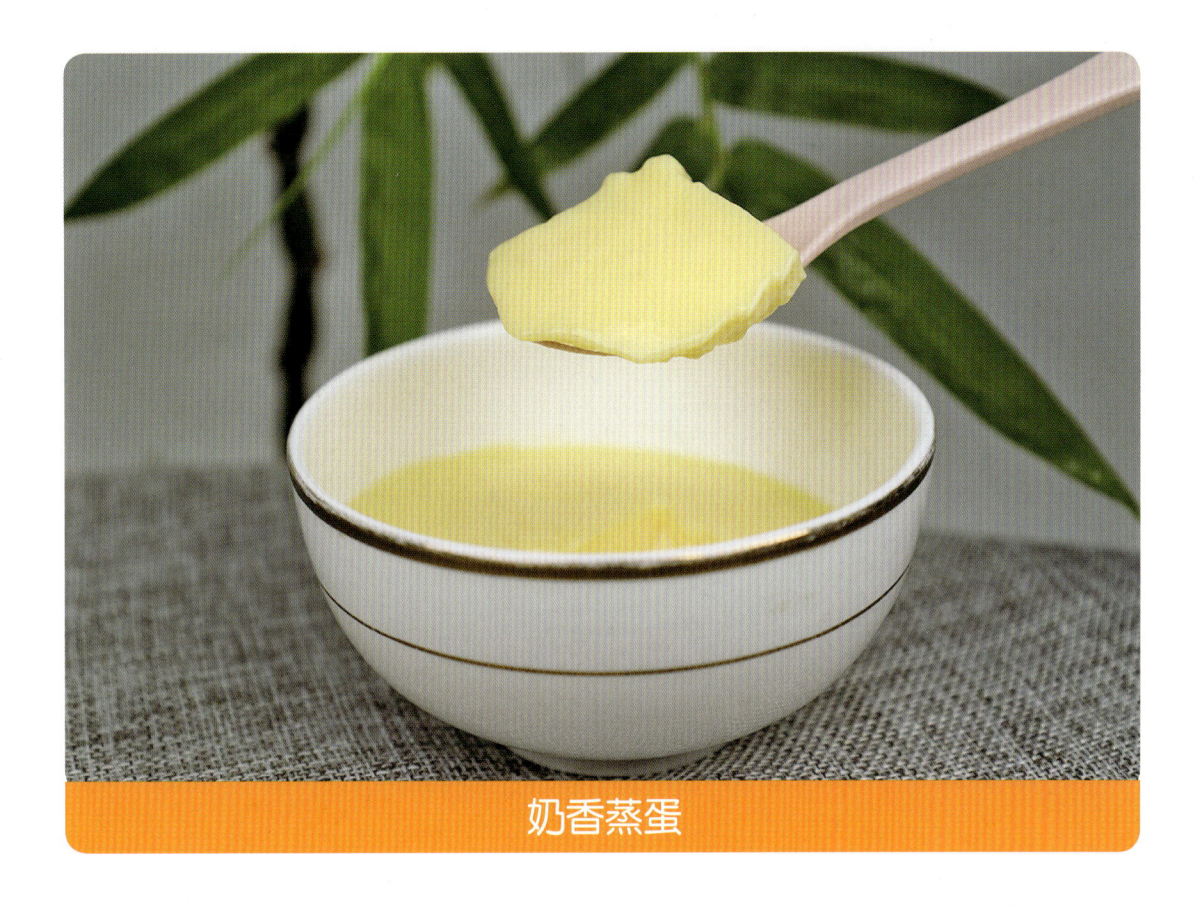

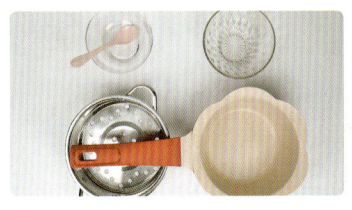

① 准备工具：奶锅1口、蒸笼1个、耐高温碗1个（图略）、碗2个、勺子1把。

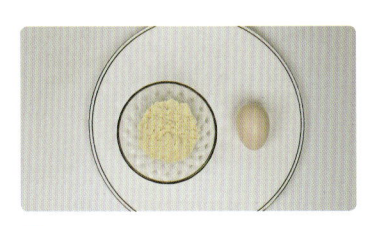

② 准备原材料：鸡蛋1个、奶粉20g。

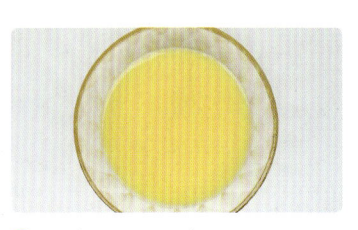

③ 将鸡蛋加入碗中搅打均匀。

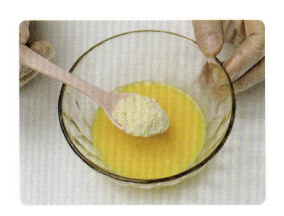

④ 蛋液中加入奶粉。

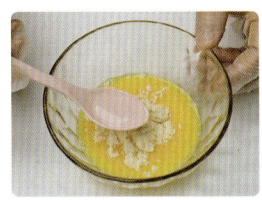

⑤ 加入和蛋液等量的水。

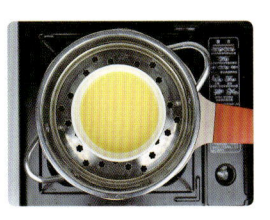

⑥ 起锅烧水，水开后将调好的鸡蛋液蒸8～12分钟。

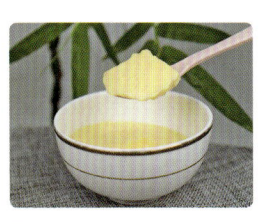

⑦ 待鸡蛋成豆腐状后起锅，晾至温热即可喂食。

枇杷蒸蛋

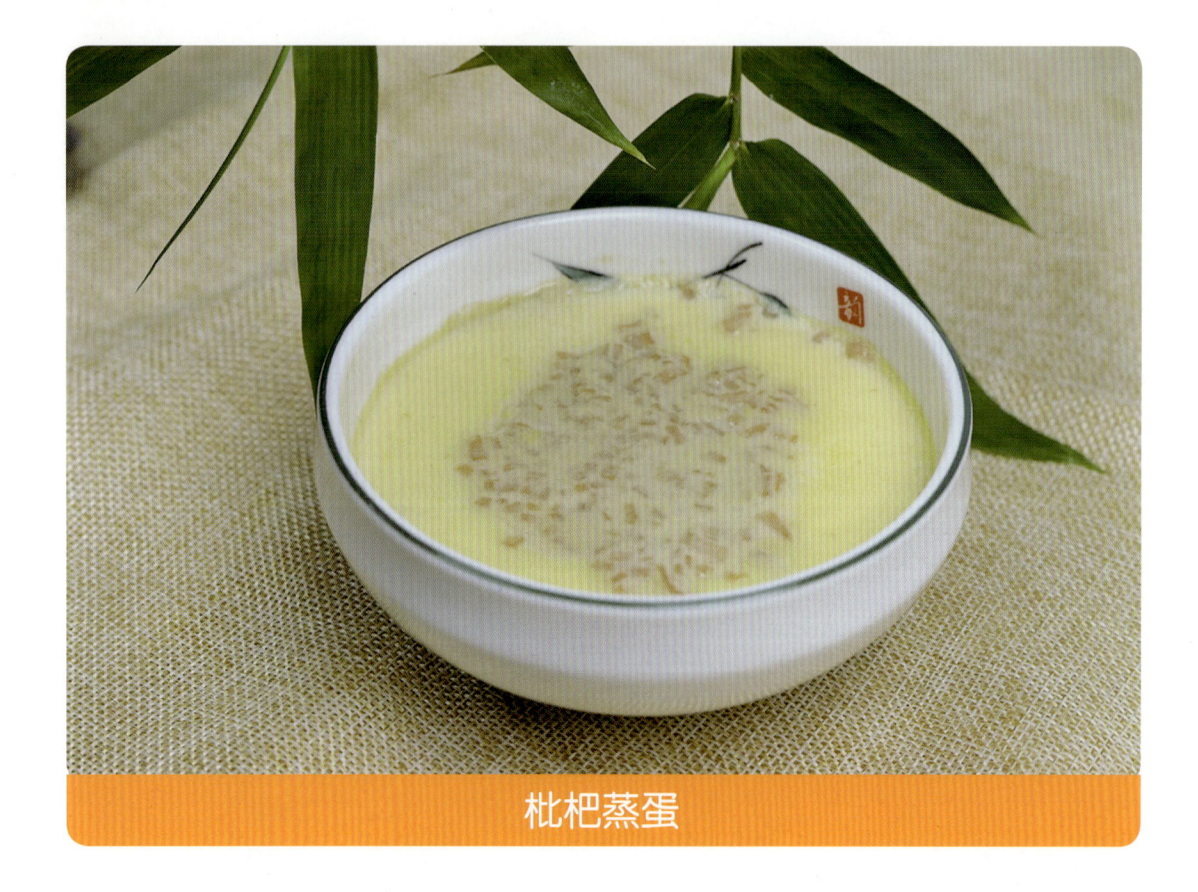

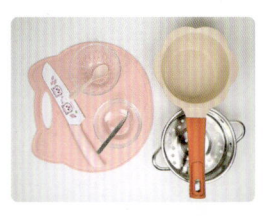

1. 准备工具：奶锅1口、蒸笼1个、耐高温碗1个（图略）、镊子1把、勺子1把、菜刀1把、菜板1个、碗2个。

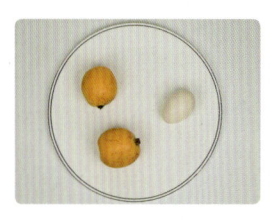

2. 准备原材料：鸡蛋1个、枇杷2个。

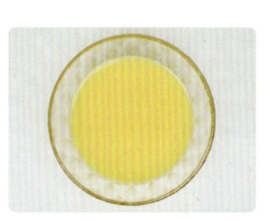

3. 将鸡蛋打入碗中调散。

4. 将枇杷去皮。

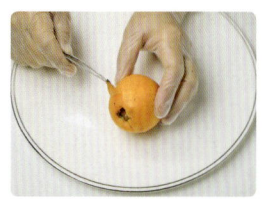

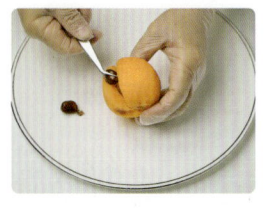

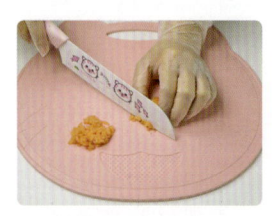

5. 将枇杷去籽。

6. 将枇杷切成小丁。

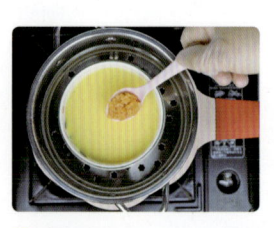

7. 起锅烧水，水开后将枇杷丁放入调好的鸡蛋液中蒸8～12分钟。

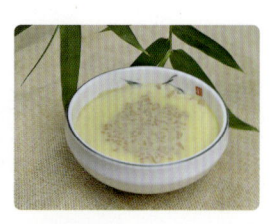

8. 蒸蛋起锅放至温热即可喂食。

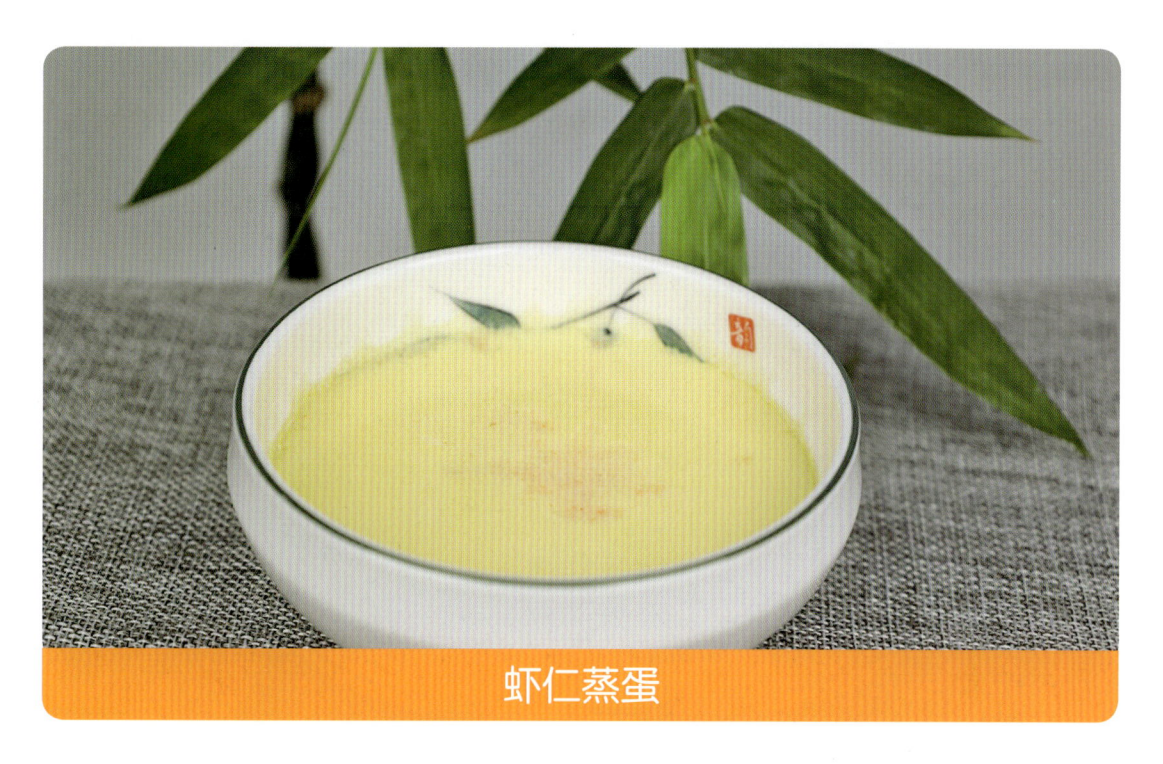

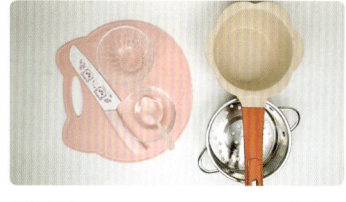

第五章　10至12月龄婴儿碎块状、指状辅食制作

虾仁蒸蛋

❶ 准备工具：奶锅1口、蒸笼1个、耐高温碗1个、碗2个、菜刀1把、菜板1个。

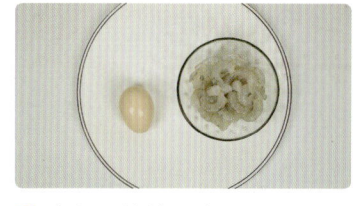

❷ 准备原材料：鸡蛋1个、虾仁50g、淀粉少许。

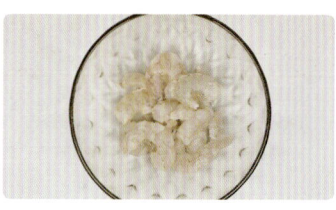

❸ 将虾仁清洗干净，去虾线控干水分。

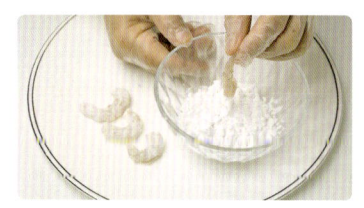

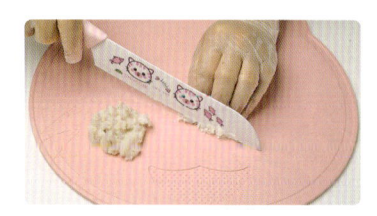

❹ 虾仁拍粉。

❺ 将虾仁切成小丁。

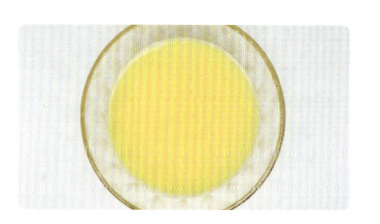

❻ 鸡蛋打入碗中调散，加入同比例的水。

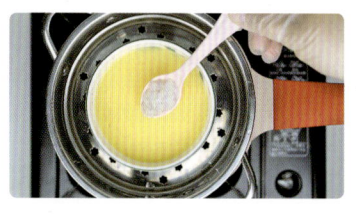

❼ 起锅烧水，水开后将虾仁丁放入调好的鸡蛋液中蒸8～12分钟。

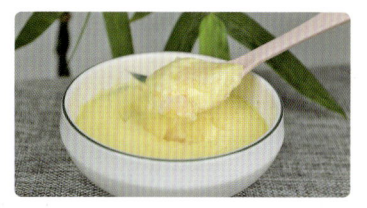

❽ 将鸡蛋蒸至豆腐状。

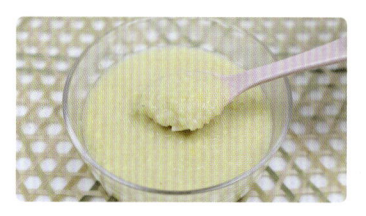

❾ 将蒸好的鸡蛋取出放至温热即可喂食。

银耳雪梨羹

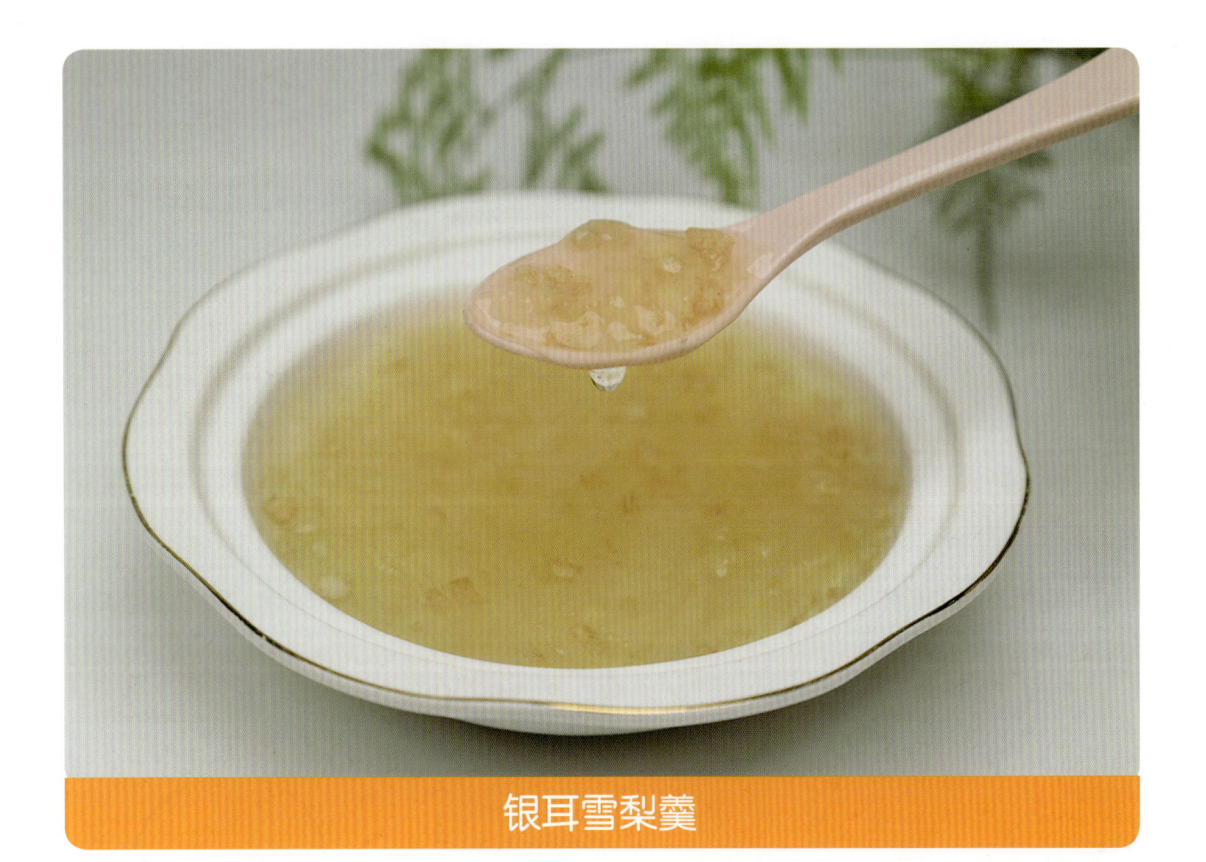

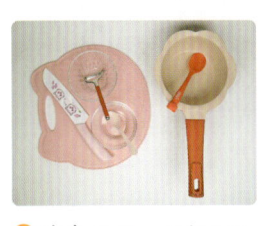

❶ 准备工具：奶锅1口、炒勺1把、刮皮刀1把、勺子1把、碗2个、菜刀1把、菜板1个。

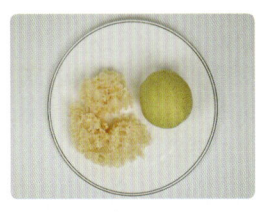

❷ 准备原材料：银耳500g、雪梨1个。

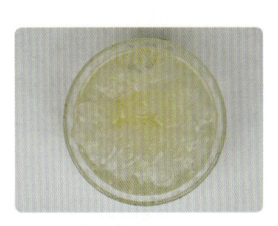

❸ 将银耳用冷水泡发，去除杂质。

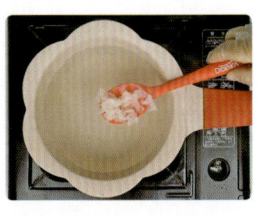

❹ 起锅烧水，将银耳放入锅中，大火烧开后改小火慢慢炖煮。

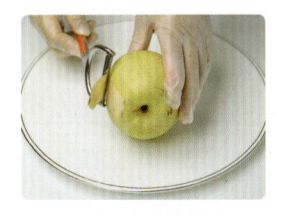

❺ 炖银耳的时间将雪梨去皮。

❻ 将雪梨切成细小的丁。

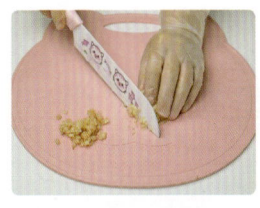

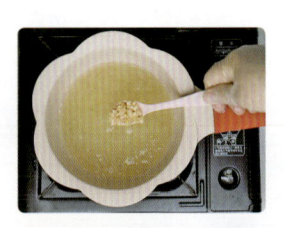

❼ 将雪梨放入锅中和银耳一起炖煮，煮至银耳软烂，整个汤体浓稠。

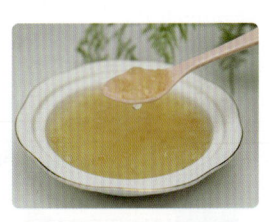

❽ 将银耳雪梨羹盛入碗中，晾至温热即可喂食。

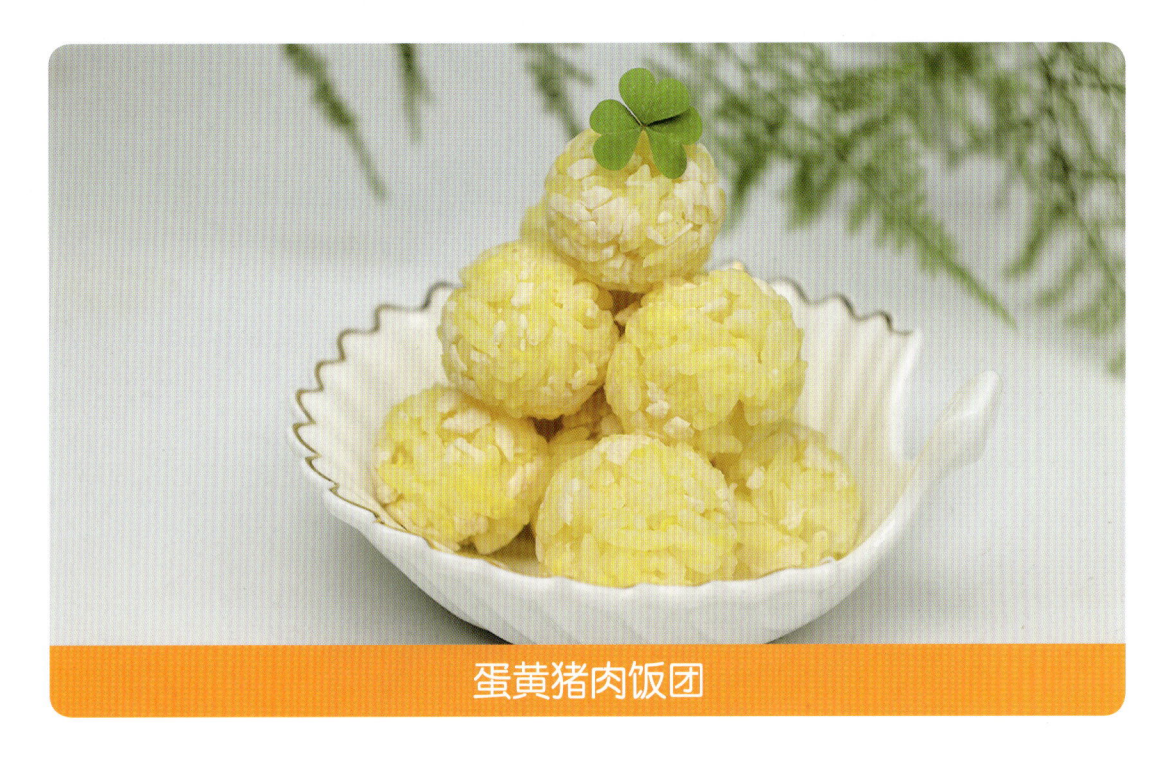

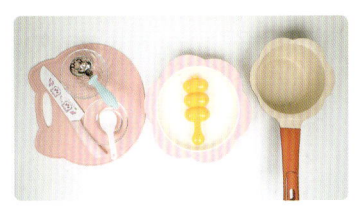

第五章　10至12月龄婴儿碎块状、指状辅食制作

蛋黄猪肉饭团

❶ 准备工具：奶锅1口、盛饭盘1个、压泥器1把、勺子1把、菜刀1把、菜板1个、饭团器1个、碗2个、电饭煲。

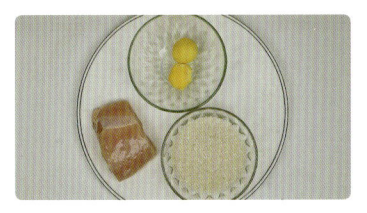

❷ 准备原材料：煮熟鸡蛋黄2个、有机米250g、猪瘦肉200g。

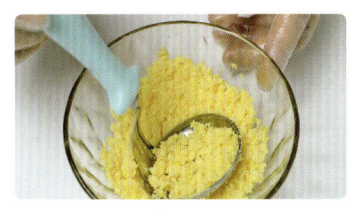

❸ 将鸡蛋黄用压泥器压成泥状。

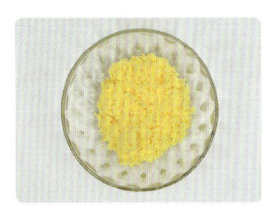

❹ 压好的鸡蛋黄待用。

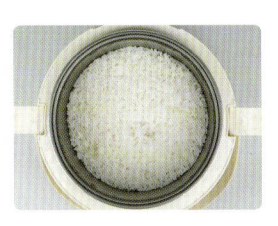

❺ 将有机米放入电饭煲煮熟，可稍微软一些。

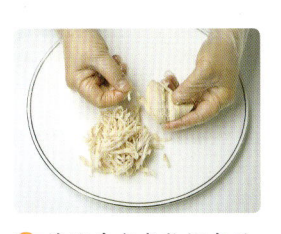

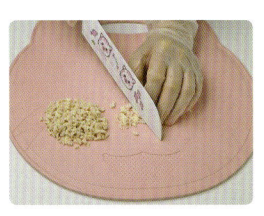

❻ 将猪瘦肉煮熟撕成丝。

❼ 将猪瘦肉切改刀成碎。

❽ 将米饭、蛋黄泥、猪肉末放入盘中混合均匀。

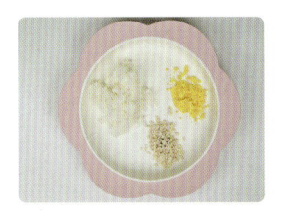

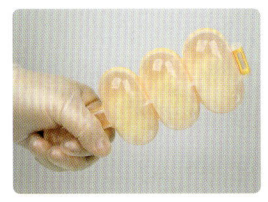

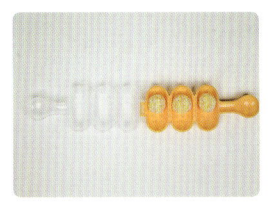

❾ 将搅拌均匀的米饭放入饭团器中摇晃。

❿ 将米饭在饭团器中摇晃，制作成饭团。

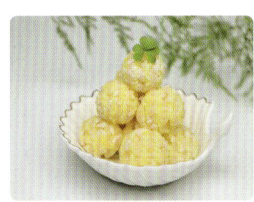

⓫ 制作好的饭团。

鲜虾什锦饭团

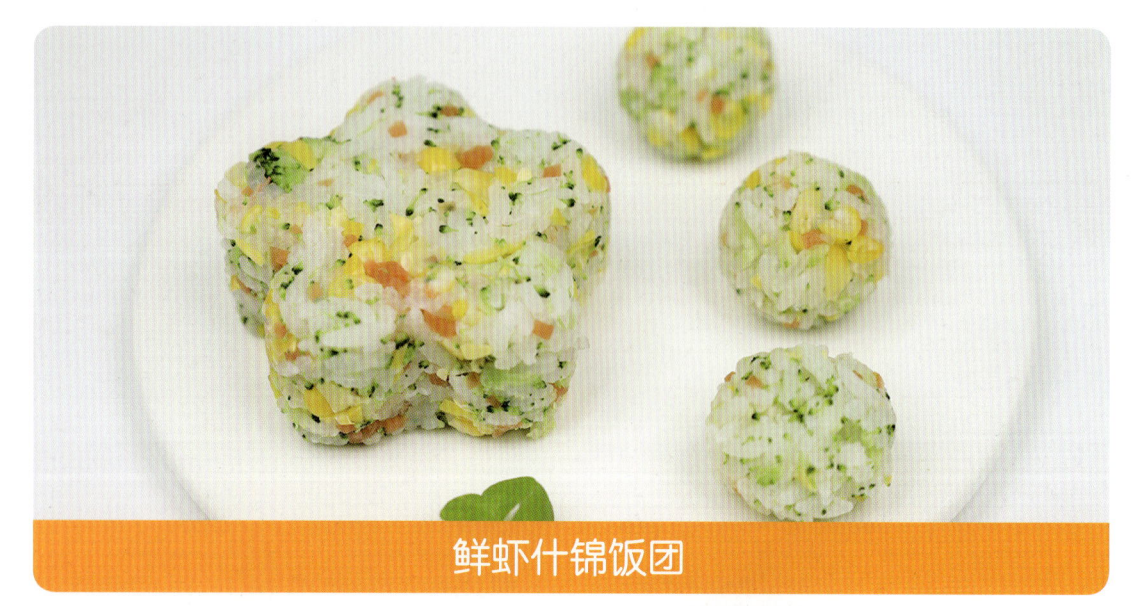

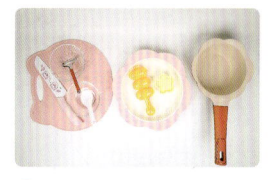

1. 准备工具：奶锅 1 口、盘子 1 个、刮皮刀 1 把、勺子 1 把、碗 2 个、菜板 1 个、饭团器 1 个、电饭煲。

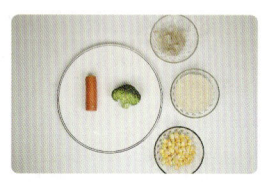

2. 准备原材料：胡萝卜 50g、西兰花 50g、虾仁 50g、有机米 250g、玉米 10g。

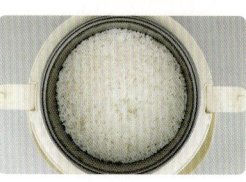

3. 将有机米用电饭煲煮熟（稍微软一点）。

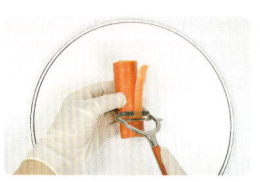

4. 胡萝卜用刮皮刀去皮。

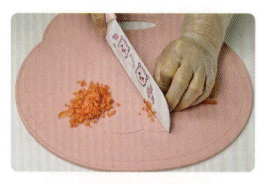

5. 去皮后胡萝卜切成小丁。

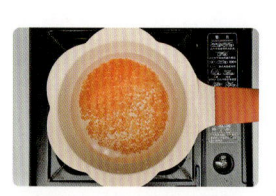

6. 胡萝卜丁氽水至成熟。

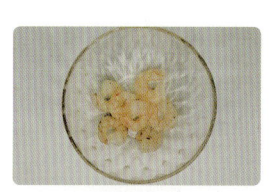

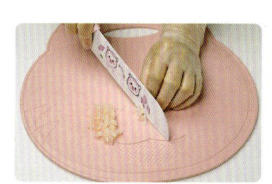

7. 虾仁煮熟。

8. 虾仁切成小丁。

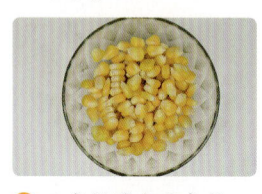

9. 玉米粒焯水至成熟。

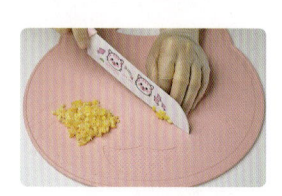

10. 将玉米稍微剁碎。

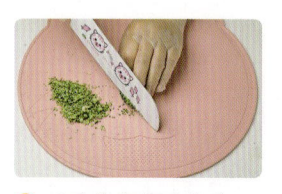

11. 西兰花氽水至成熟切碎。

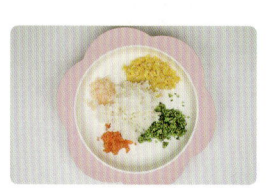

12. 将煮熟切碎的原材料和米饭混合。

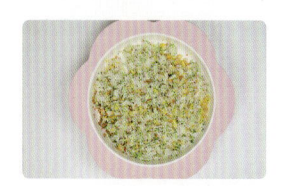

13. 将米饭、虾仁、玉米、西兰花、胡萝卜搅拌均匀。

14. 用饭团器制作小饭团。

15. 也可用饭团模具制作饭团。

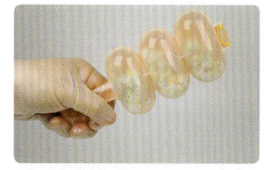

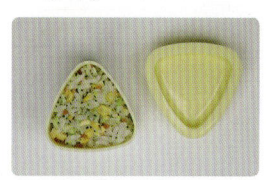

16. 制作好的饭团。

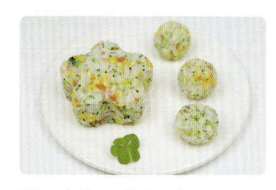

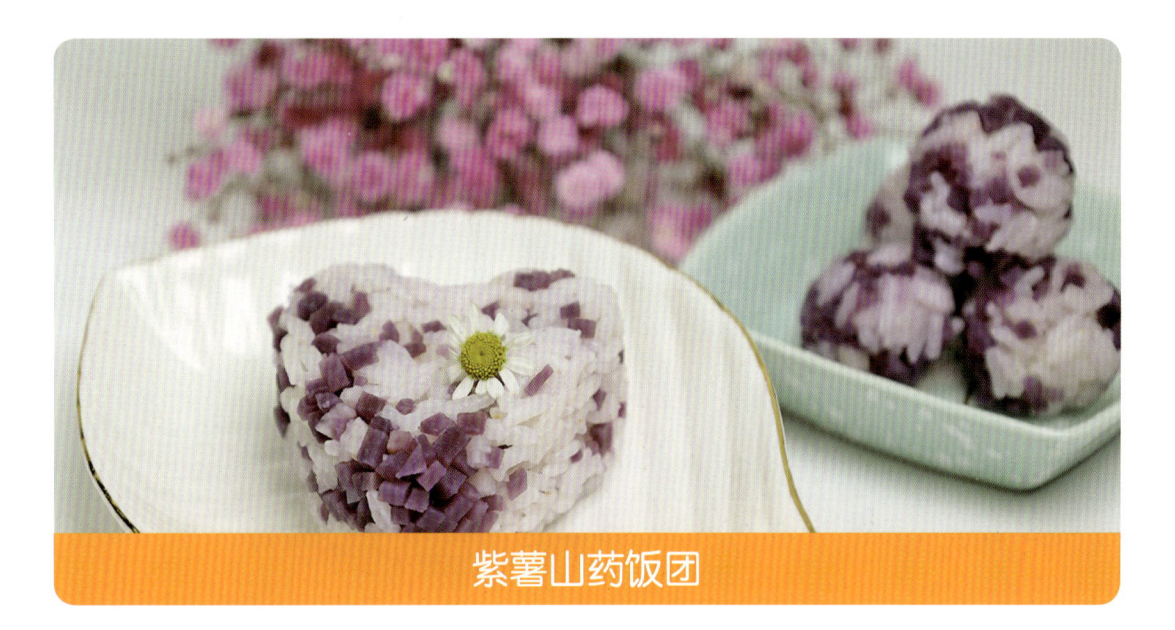

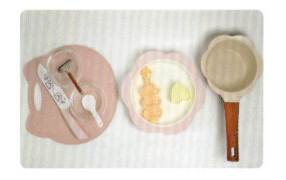

第五章 10至12月龄婴儿碎块状、指状辅食制作

紫薯山药饭团

1. 准备工具：奶锅1口、刮皮刀1把、盘子1个、饭勺1把、菜刀1把、菜板1个、电饭煲。
2. 准备原材料：紫薯1个、山药150g、有机米250g。
3. 将有机米用电饭煲煮熟（稍微软一点）。
4. 将紫薯用刮皮刀去皮。
5. 将紫薯切成小丁。
6. 将山药去皮。
7. 将去皮后的山药切成小丁。
8. 起锅烧水将紫薯煮熟煮软。
9. 将山药煮熟煮软。
10. 煮熟的米饭。
11. 将米饭、山药丁、紫薯丁盛入盘中。
12. 将米饭、山药丁、紫薯丁搅拌均匀。
13. 用饭团器制作成饭团。
14. 也可用饭团模具制作饭团。
15. 成品饭团。

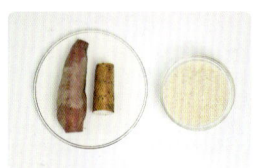

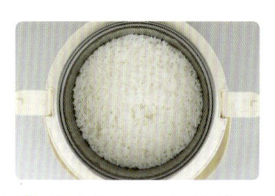

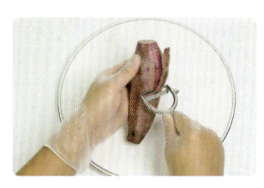

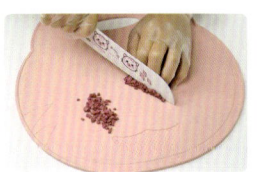

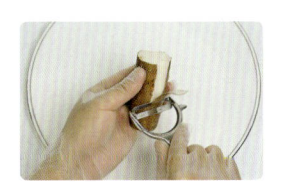

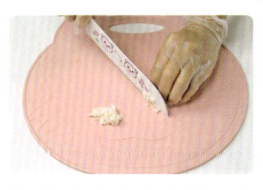

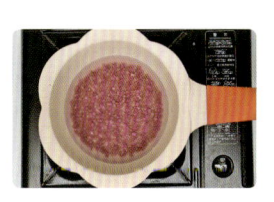

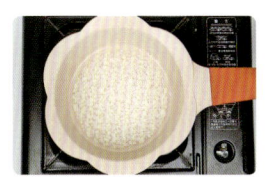

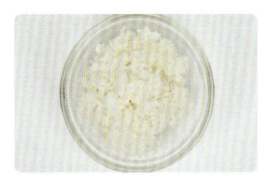

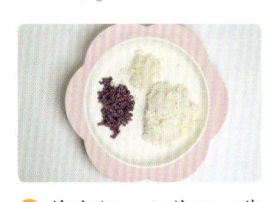

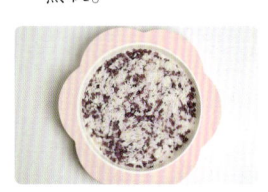

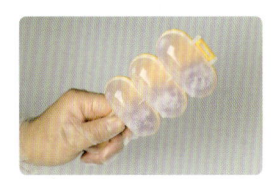

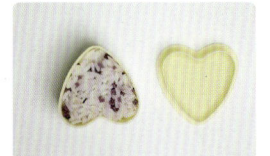

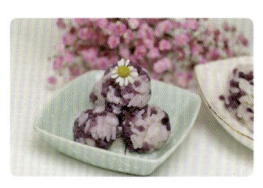

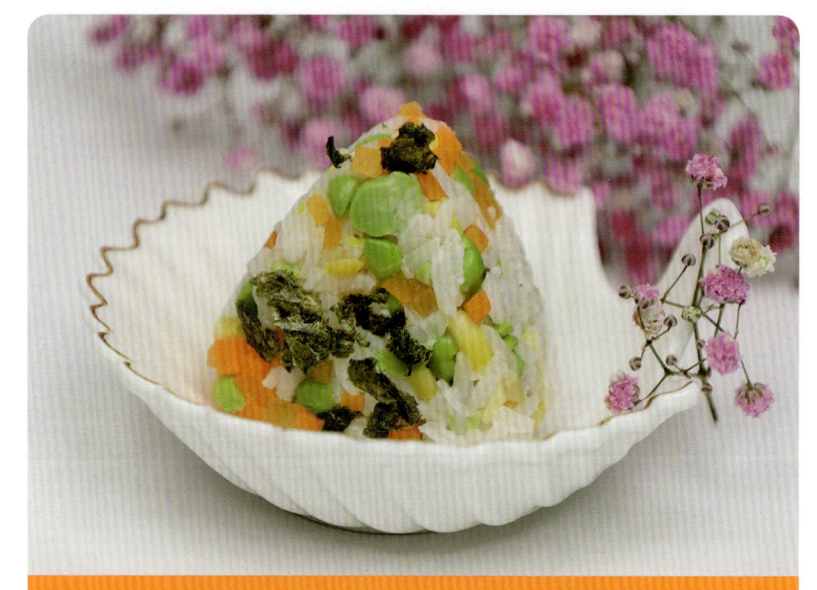

杂蔬海苔饭团

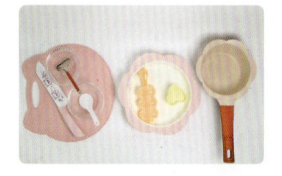

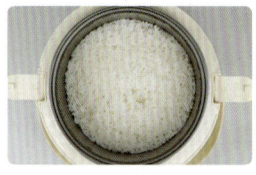

1. 准备工具：奶锅1口、盘子1个、饭团器1个、饭团模具1个、刮皮刀1把、饭勺1把、碗2个、菜刀1把、菜板1个、电饭煲。

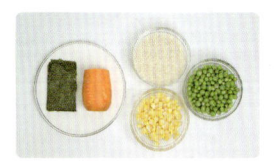

2. 准备原材料：豌豆100g、玉米100g、有机米250g、胡萝卜50g、海苔50g。

3. 将有机米用电饭煲煮熟（稍微软一点）。

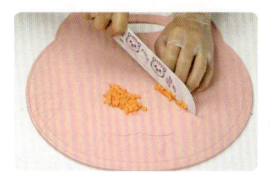

4. 胡萝卜切丁。

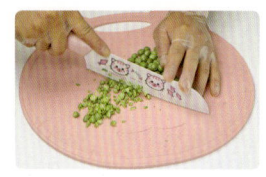

5. 豌豆稍微剁碎一些。

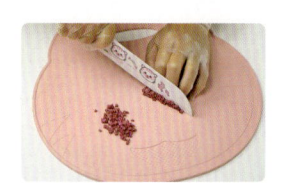

6. 紫薯切小丁。

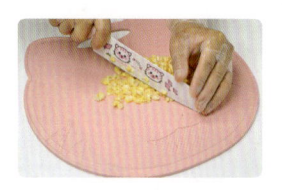

7. 玉米稍微剁碎一些。

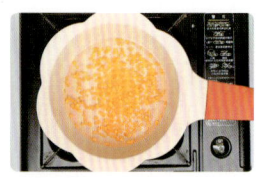

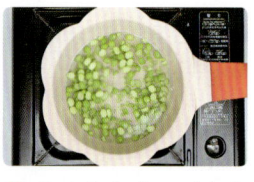

8. 胡萝卜氽水。

9. 豌豆煮熟待用（多煮一会儿煮软一些）。

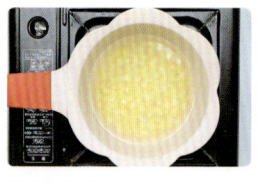

10. 玉米煮熟。

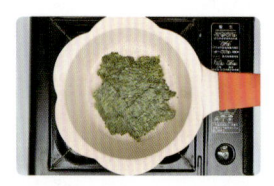

11. 将海苔放入平底锅中烘干。

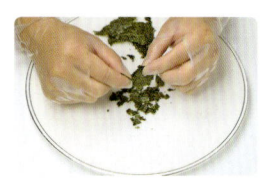

12. 将烘干的海苔用手撕碎。

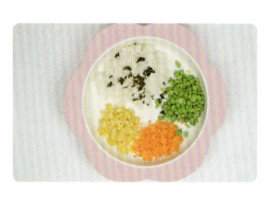

13. 将玉米、豌豆、胡萝卜、海苔、米饭装入盘中。

14. 将原材料混合搅拌均匀。

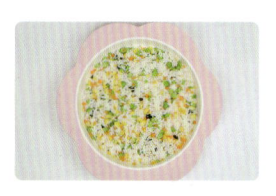

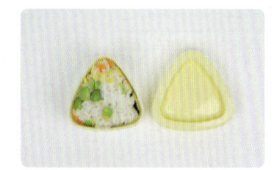

15. 可用饭团模具制作饭团。

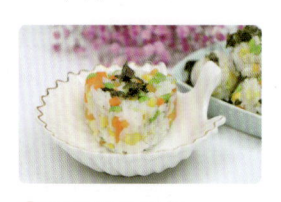

16. 制作好的饭团。

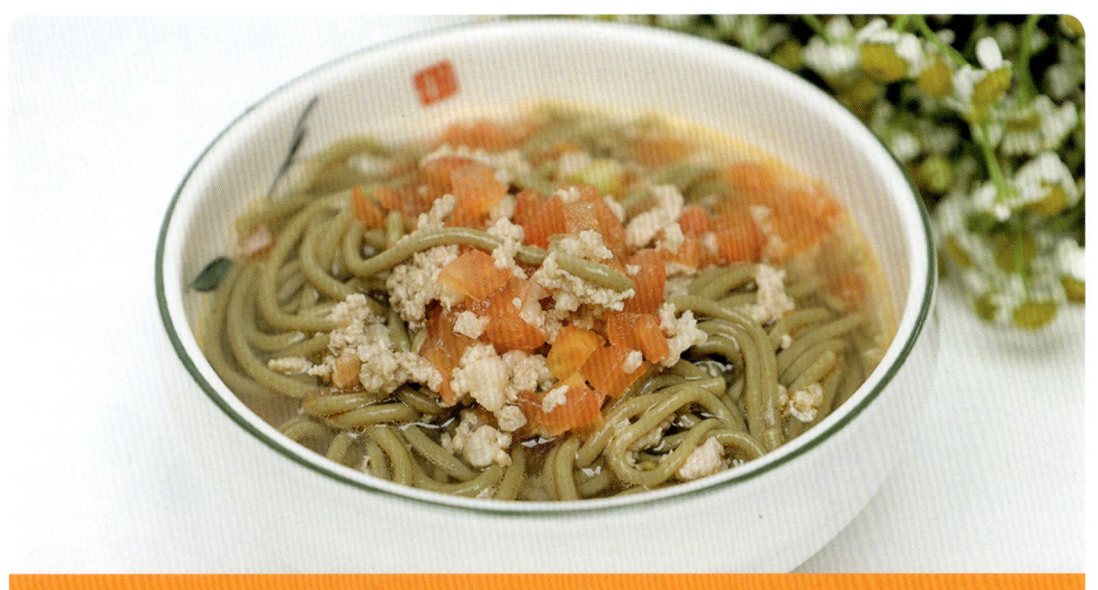

番茄肉酱面

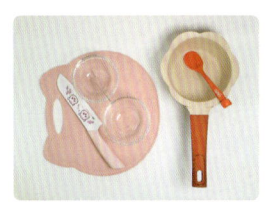

① 准备工具：奶锅1口、炒勺1把、碗2个、镊子1把、菜刀1把、菜板1个。

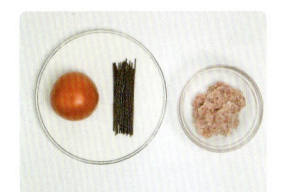

② 准备原材料：高筋面条100g、猪肉末20g、西红柿1个。

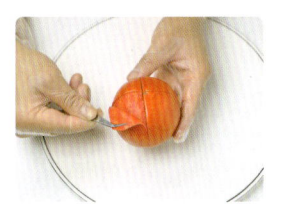

③ 西红柿开十字刀，用开水烫皮将西红柿皮去掉。

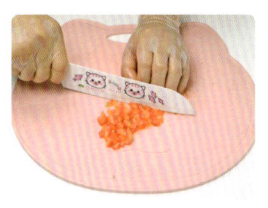

④ 西红柿去皮后切成小丁。

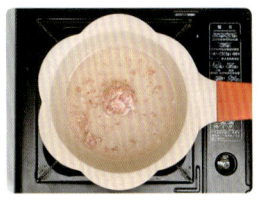

⑤ 起锅烧水将肉末汆水。

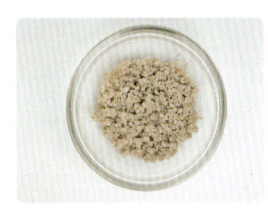

⑥ 汆水后的肉末。

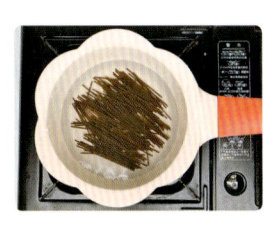

⑦ 起锅烧水，水开后加入面条。

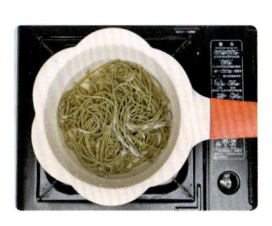

⑧ 将面条煮熟。

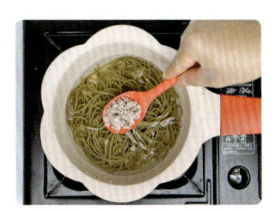

⑨ 将肉末放入面条一起煮。

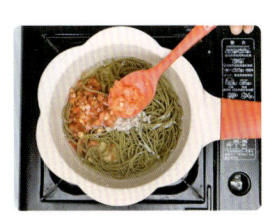

⑩ 加入西红柿到锅中一起煮。

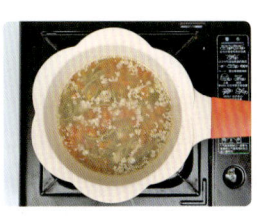

⑪ 将西红柿和肉末一同煮熟。

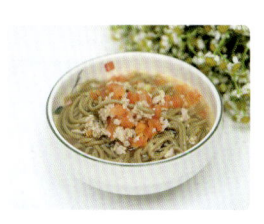

⑫ 煮熟后将面条盛入碗中待食用。

青菜番茄面片汤

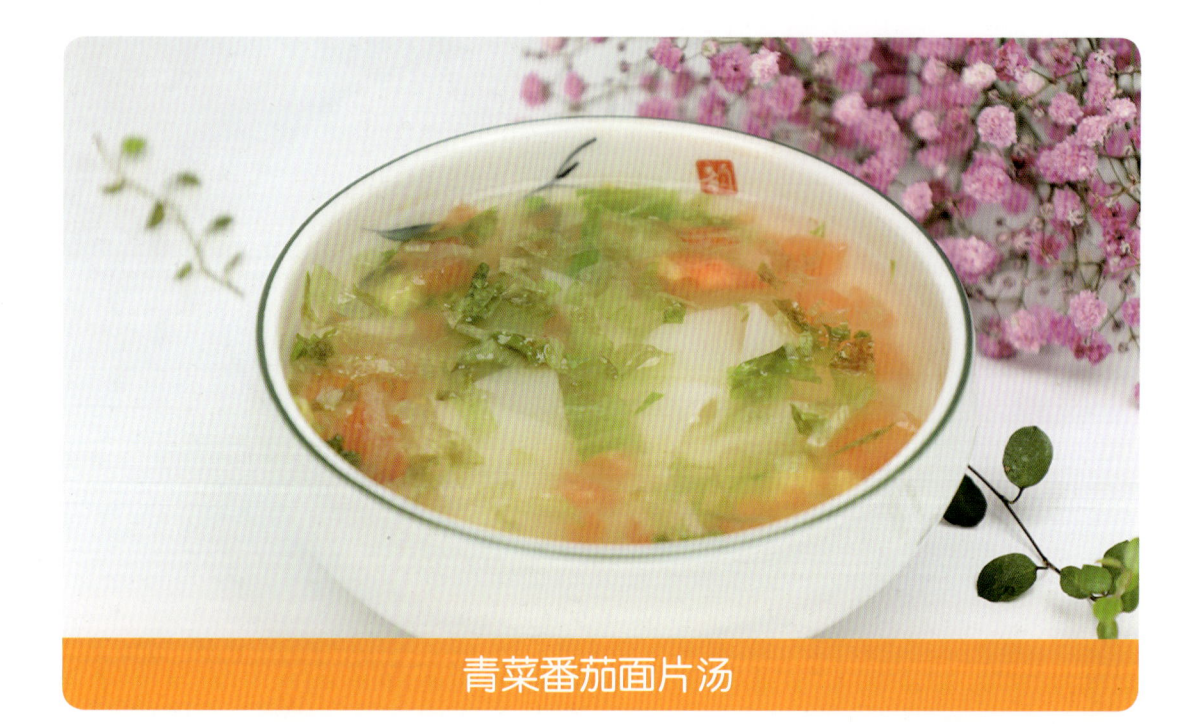

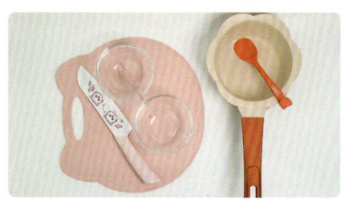

① 准备工具：奶锅1口、炒勺1把、碗2个、镊子1把、菜刀1把、菜板1个。

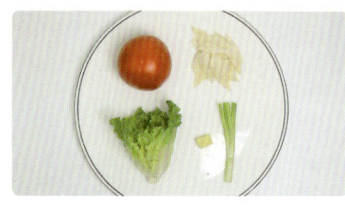

② 准备原材料：面片50g、姜5g、葱5g、生菜50g、西红柿1个。

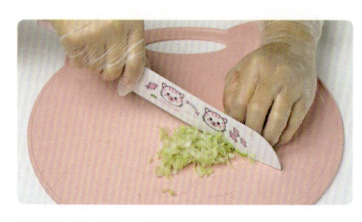

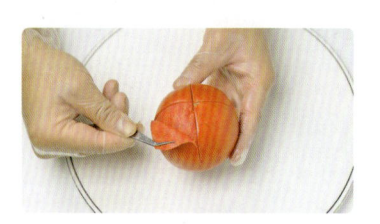

③ 将生菜切末。

④ 西红柿开十字刀，用开水烫皮将西红柿皮去掉。

⑤ 西红柿去皮后切成小丁。

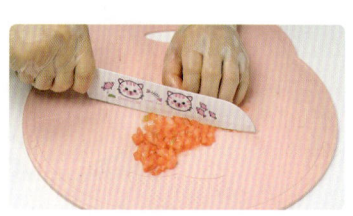

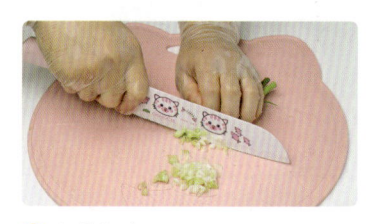

⑥ 小葱切末。

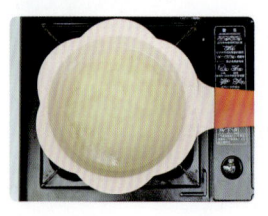

⑦ 起锅烧水，水开后加入面片。

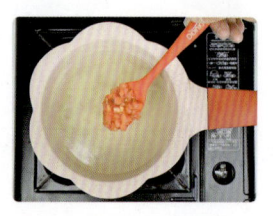

⑧ 面皮煮熟后加入西红柿。

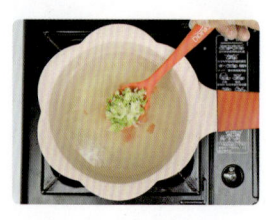

⑨ 将生菜加入锅中煮熟。

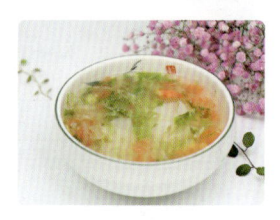

⑩ 煮熟后盛入碗中待食用。

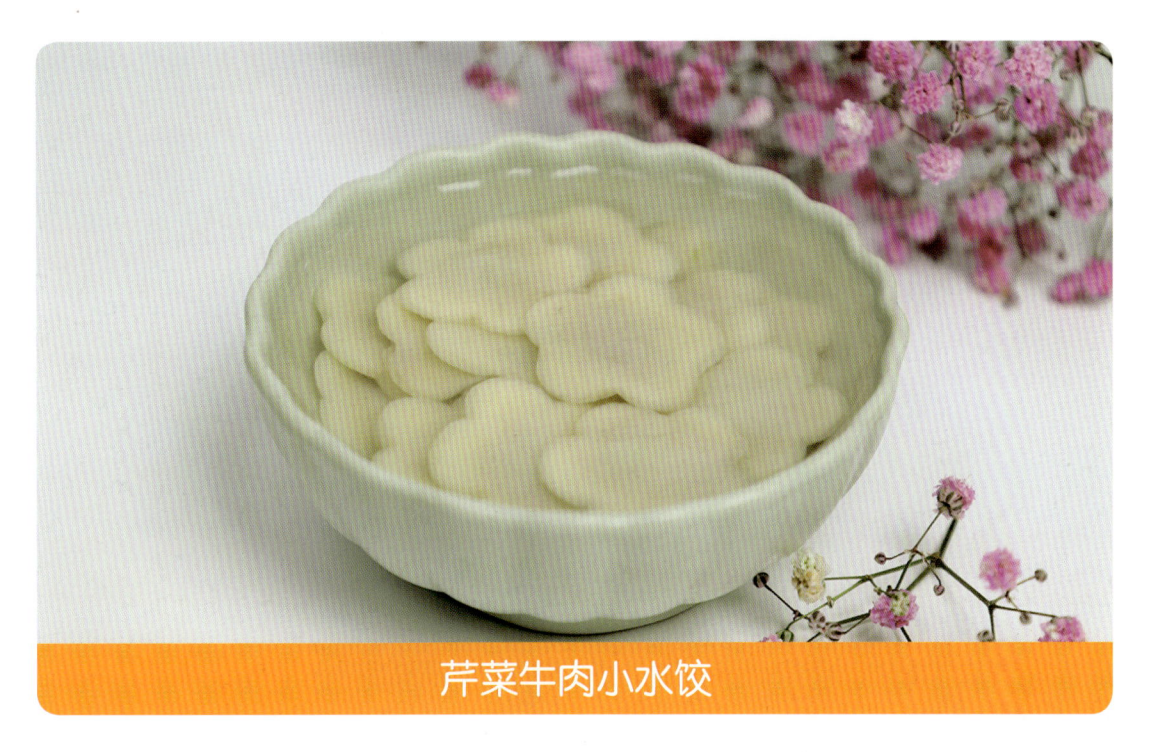

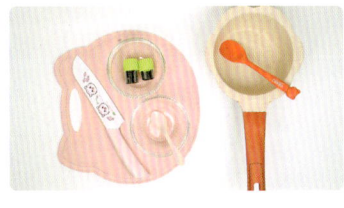

第五章　10至12月龄婴儿碎块状、指状辅食制作　95

芹菜牛肉小水饺

❶ 准备工具：奶锅1口、炒勺1把、碗2个、勺子1把、菜刀1把、菜板1个、各形状水饺模具。

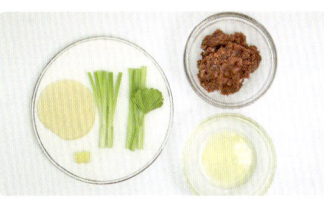

❷ 准备原材料：饺子皮200g、牛肉末100g、芹菜50g、小葱10g、姜5g、鸡蛋清1个。

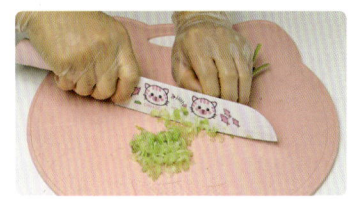

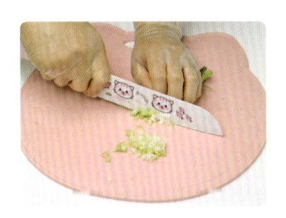

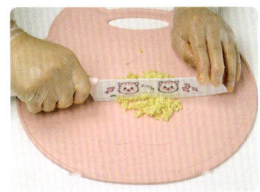

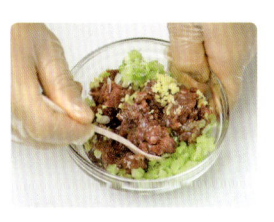

❸ 将芹菜切末。

❹ 将小葱切末。

❺ 将姜剁末。

❻ 将牛肉末、芹菜末、小葱末、姜末、鸡蛋清混合搅拌均匀。

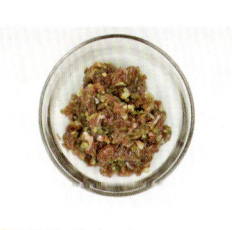

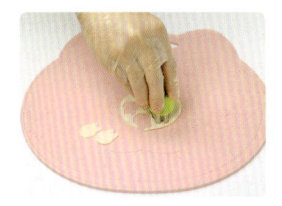

❼ 搅拌均匀后。

❽ 将调好的牛肉末均匀分在饺子皮上，盖上另一张饺子皮，用模具按压成不同形状的饺子。

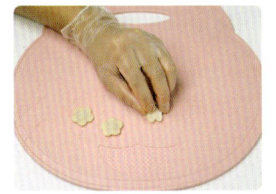

❾ 将按压好的饺子边缘按压紧，避免煮时爆开。

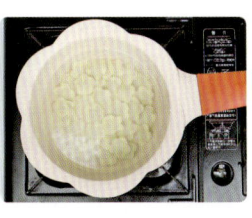

❿ 起锅烧水，将包好的饺子放入锅中煮熟。

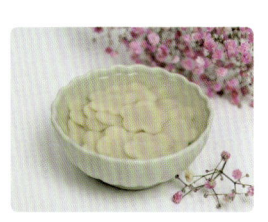

⓫ 起锅装入碗中晾至温热，同饺子汤一起喂食。

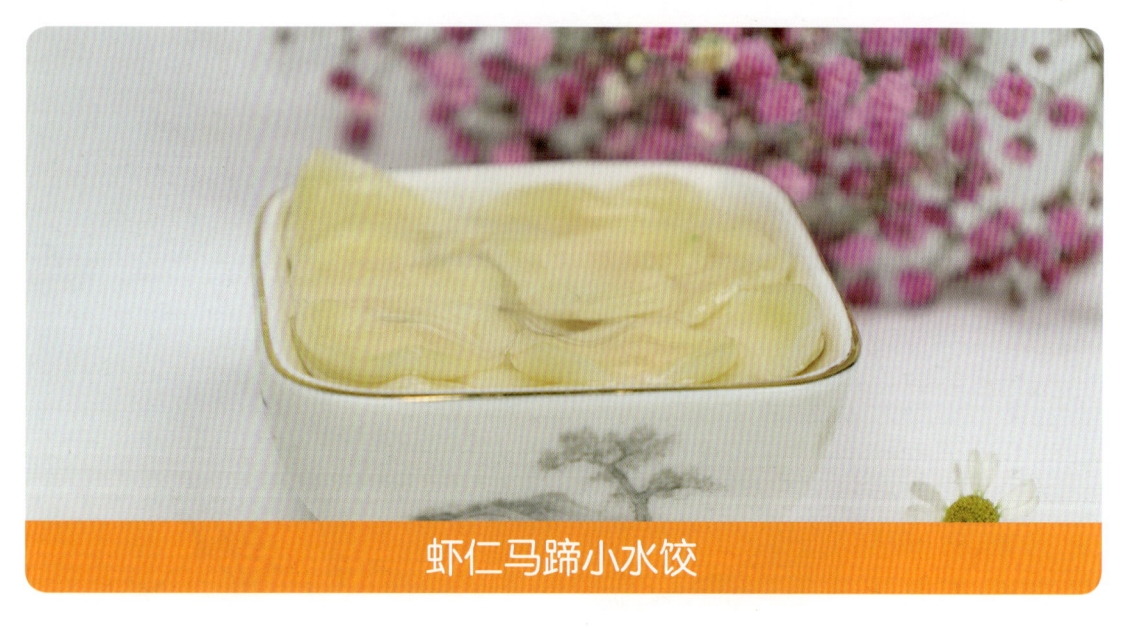

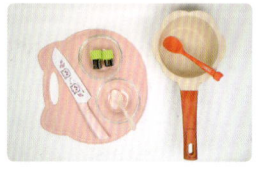

虾仁马蹄小水饺

1. 准备工具：奶锅1口、炒勺1把、碗2个、模具2个、菜刀1把、菜板1个。
2. 准备原材料：牛奶1碗、虾仁150g、马蹄50g、姜10g、葱10g、饺子皮少许。
3. 虾仁去虾线。
4. 虾仁去虾线后用牛奶淘洗干净。
5. 淘洗后的虾仁剁成泥状。
6. 将马蹄切成末。
7. 小葱切末。
8. 姜切末。
9. 切好的马蹄放入碗中。
10. 将虾泥、马蹄、姜末、葱末混合搅拌均匀。
11. 将调好的馅料均匀分在饺子皮上，盖上另一张饺子皮，用模具按压成不同形状的饺子。
12. 将按压好的饺子边按紧，避免煮制时破裂。
13. 起锅烧水，水开后加入饺子。
14. 将饺子煮熟。
15. 虾仁马蹄小水饺制作完成。

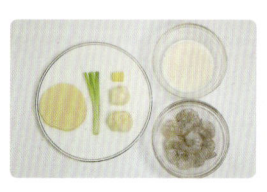

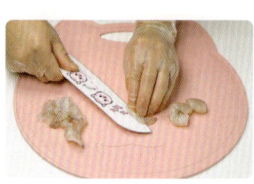

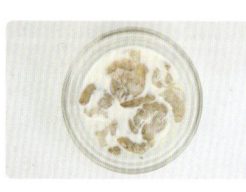

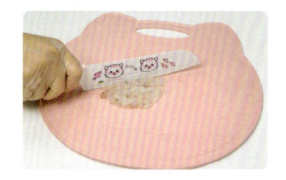

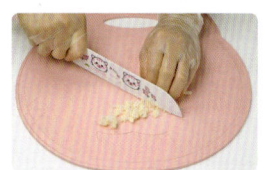

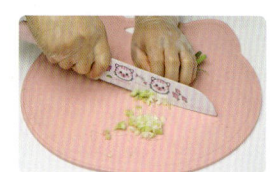

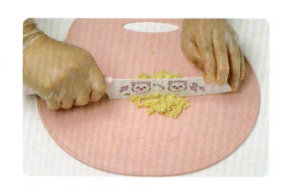

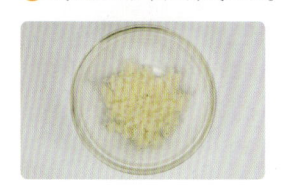

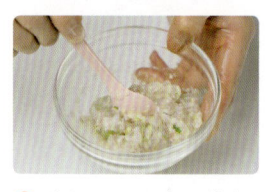

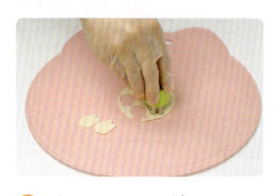

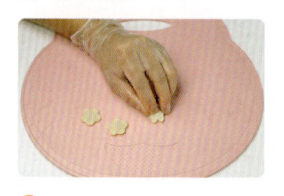

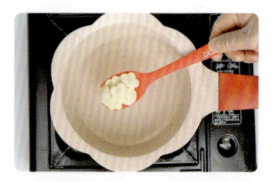

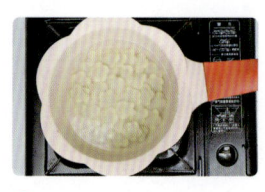

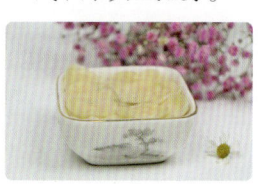

第五章　10 至 12 月龄婴儿碎块状、指状辅食制作

香菇鸡肉小抄手

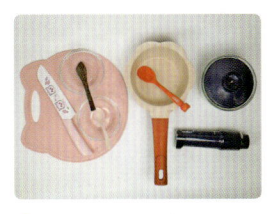

❶ 准备工具：菜板 1 个、菜刀 1 把、碗 2 个、汤勺 1 把、炒勺 1 把、馅挑 1 把、奶锅 1 口、破壁机 1 台。

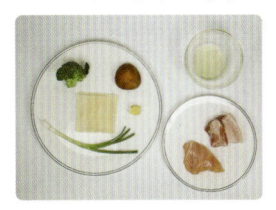

❷ 准备原材料：抄手皮 80g、鸡肉 30g、猪五花肉 20g、西兰花 15g、香菇 15g、鸡蛋清 10g、小葱 5g、生姜 5g。

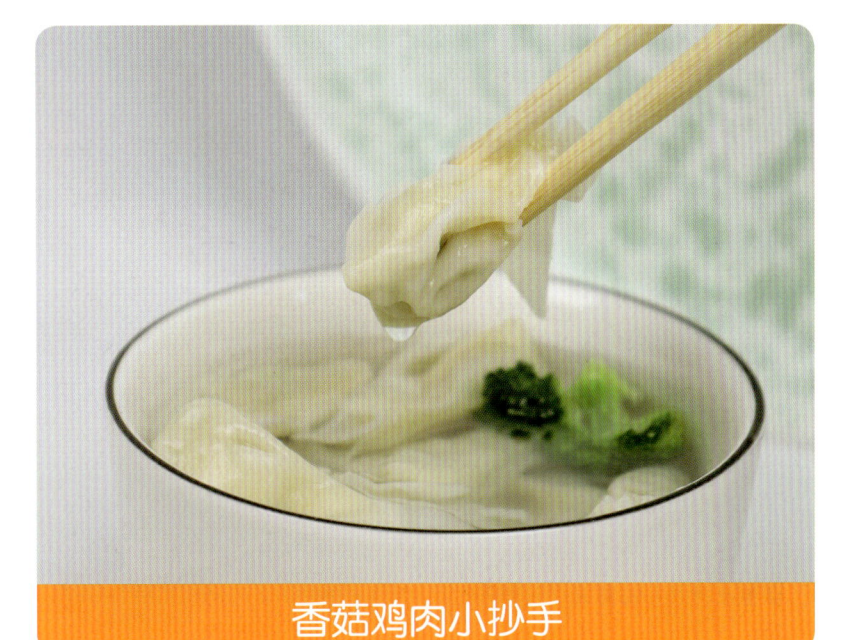

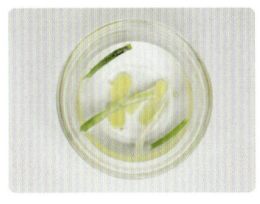

❸ 将生姜和小葱泡少量清水中，制成葱姜水。

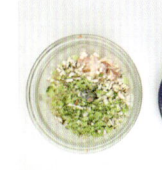

❹ 将猪五花肉、鸡肉、西兰花、香菇用刀切小丁后装入破壁机中一起搅打成泥状。

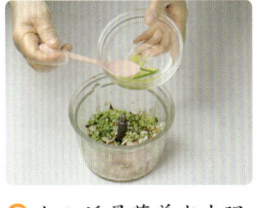

❺ 加入适量葱姜水去腥。

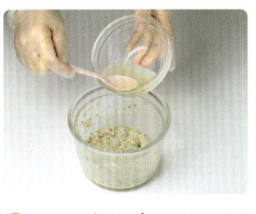

❻ 加入鸡蛋清顺时针搅拌均匀，香菇鸡肉馅制作完成。

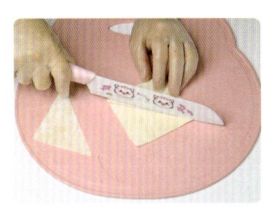

❼ 抄手皮沿对角切成两个三角形。

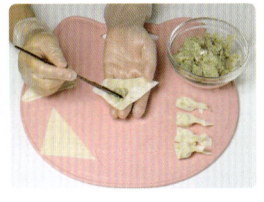

❽ 在中间放入约 1.5g 的馅料。

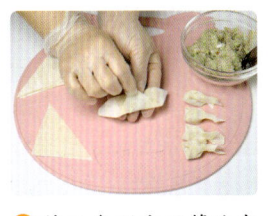

❾ 将三角形皮两等边中心处的尖角向下粘。

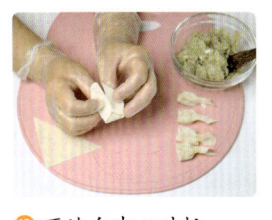

❿ 两边向中心对折。

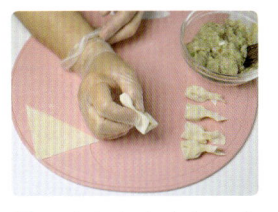

⓫ 用大拇指和食指捏中心点的交接处，使其牢固。

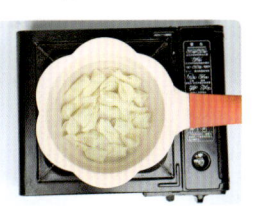

⓬ 起锅烧水，水沸后加入抄手，盖上盖子，水再次烧开后加入冷水再煮 2～3 分钟。

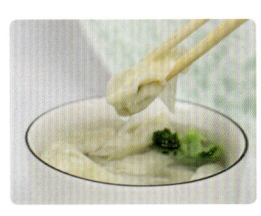

⓭ 香菇鸡肉小抄手制作完成。

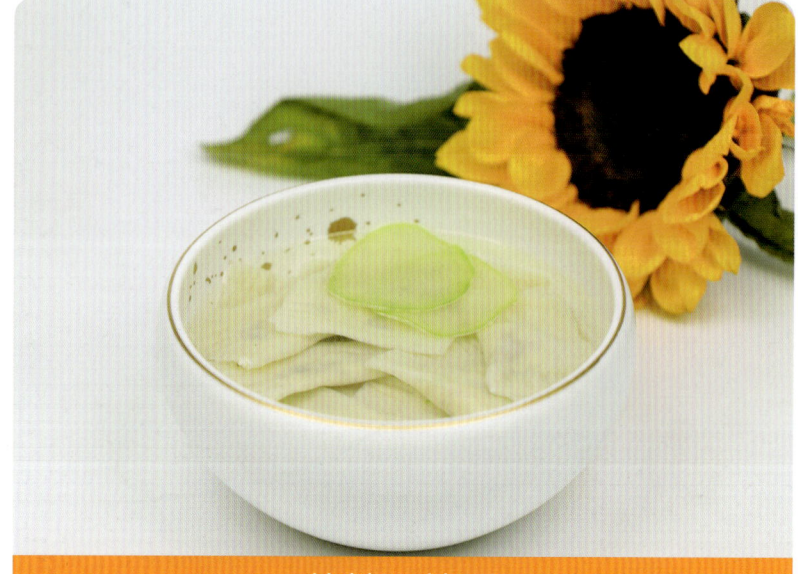

什锦小抄手

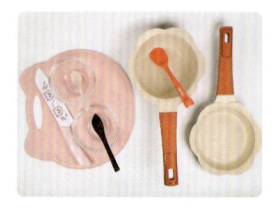

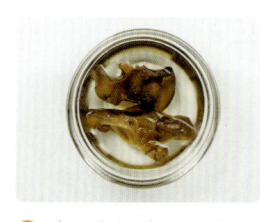

1. 准备工具：菜板1个、菜刀1把、奶锅2口、碗2个、汤勺1把、炒勺1把、馅挑1把。

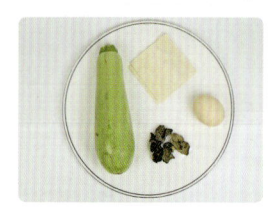

2. 准备原材料：西葫芦20g、鸡蛋1个、干木耳2g、抄手皮40g。

3. 将干木耳泡水涨发。

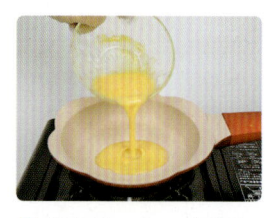

4. 锅加热，加入鸡蛋液，摊成蛋皮。

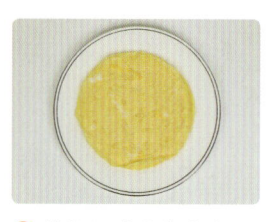

5. 将摊好的蛋皮晾凉。

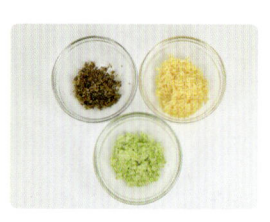

6. 将木耳、西葫芦、蛋皮切成约0.3cm见方的小粒。

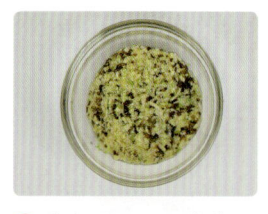

7. 将木耳粒、西葫芦粒、蛋皮粒和蛋清一起加入碗中混合均匀。

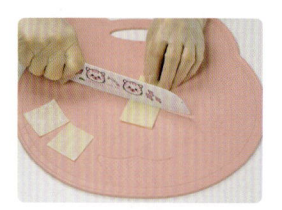

8. 将抄手皮切成相等的4个正方形。

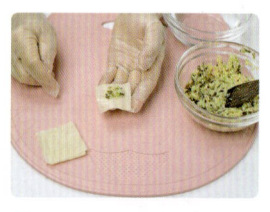

9. 正方形皮儿中间放入约1.5g的馅料。

10. 四周沾水对折。

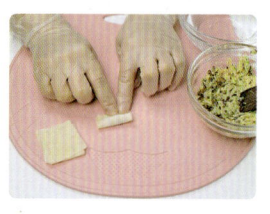

11. 用汤勺的边缘压边做造型。

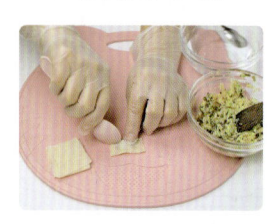

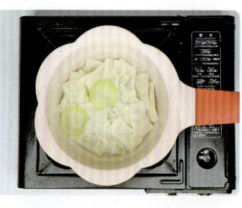

12. 起锅烧水，水沸后加入抄手，盖上盖子，水再次烧开后加入冷水再煮2~3分钟。

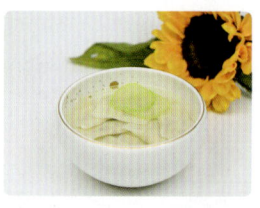

13. 什锦小抄手制作完成。

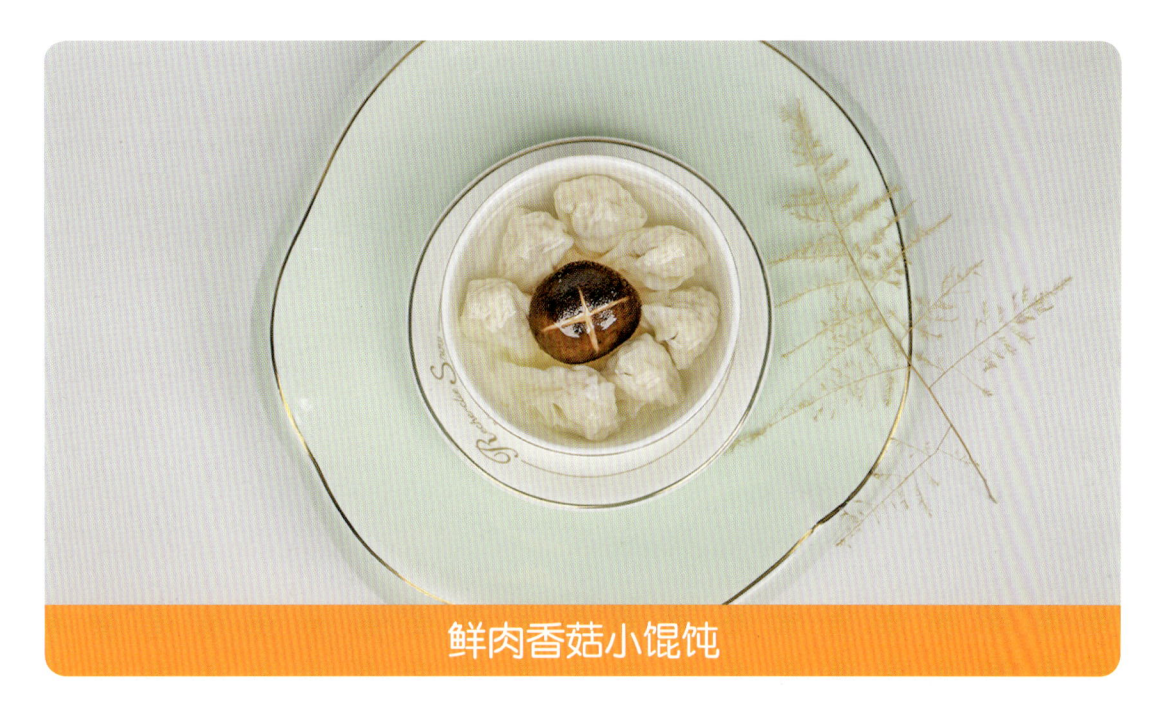

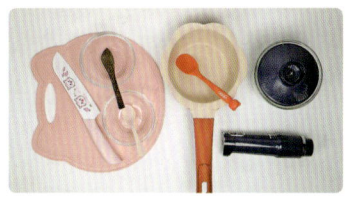

第五章　10至12月龄婴儿碎块状、指状辅食制作

鲜肉香菇小馄饨

① 准备工具：菜板1个、菜刀1把、碗2个、汤勺1把、炒勺1把、馅挑1把、奶锅1口、破壁机1台。

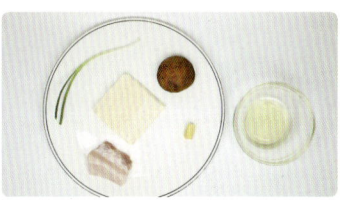

② 准备原材料：五花肉40g、香菇20g、蛋清10g、小葱5g、生姜5g。

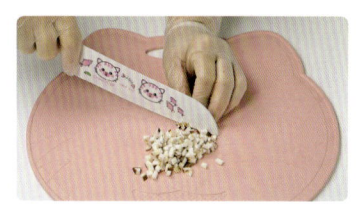

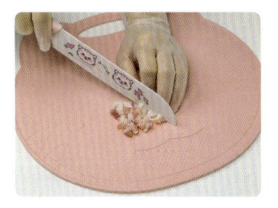

③ 将香菇切成粒。

④ 将五花肉切成粒。

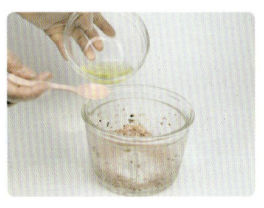

⑤ 将香菇粒和五花肉粒加入破壁机中搅打成泥状，再加入蛋清按顺时针方向搅拌均匀，鲜肉香菇馅制作完成，装入碗中待用。

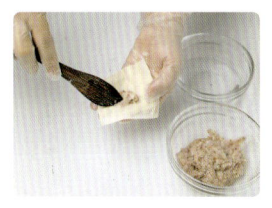

⑥ 在馄饨皮中间加入馅料。

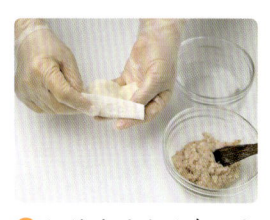

⑦ 馄饨皮沾水后在三分之一处向内折一下。

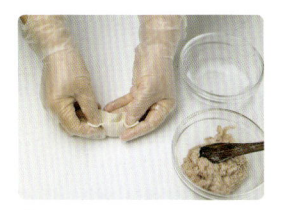

⑧ 再次对折剩余的三分之二，形成一个圆条状。

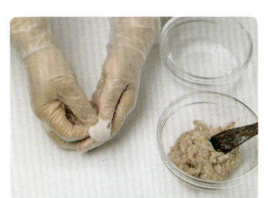

⑨ 将圆条对折后捏紧。

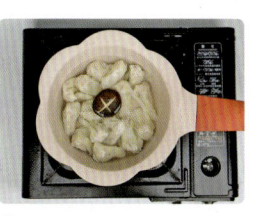

⑩ 起锅烧水，水沸后加入馄饨，盖上盖子，水再次烧开后加入冷水再煮2~3分钟。

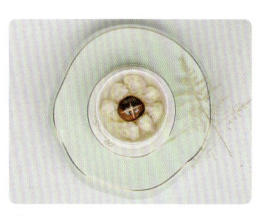

⑪ 鲜肉香菇小馄饨制作完成。

鳕鱼杂蔬小馄饨

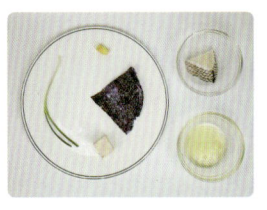

① 准备工具：菜板1个、菜刀1把、碗2个、汤勺1把、炒勺1把、馅挑1把、奶锅1口、破壁机1台。

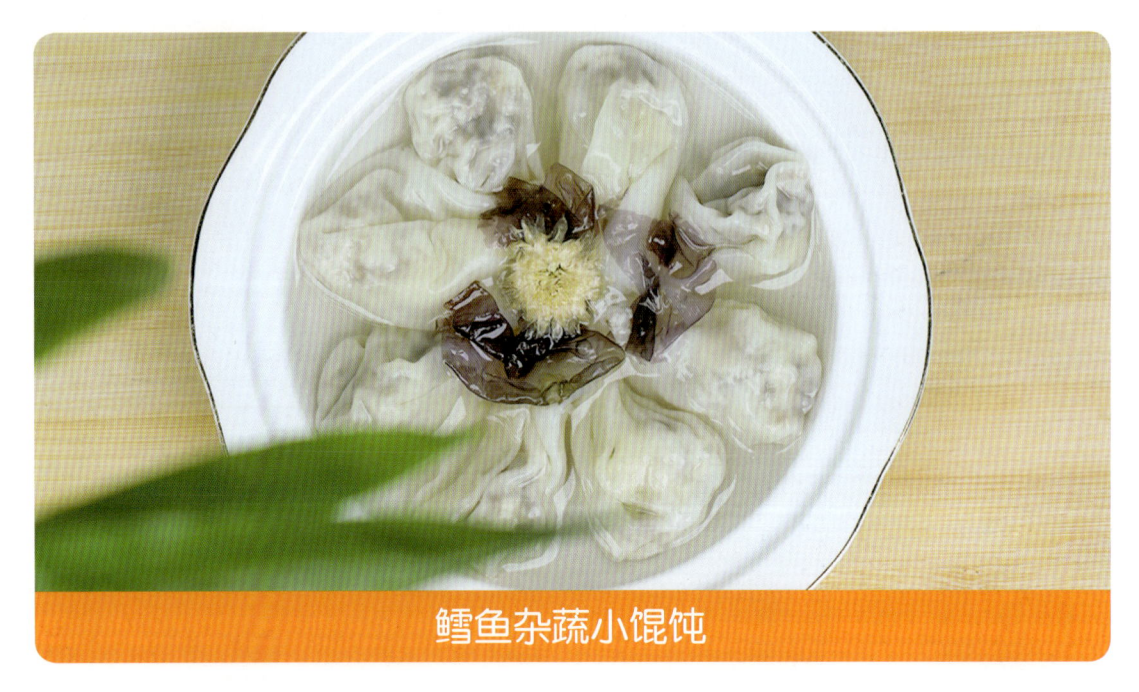

② 准备原材料：鳕鱼肉50g、干紫菜10g、老豆腐30g、鸡蛋清10g、小葱5g、生姜5g、馄饨皮70g。

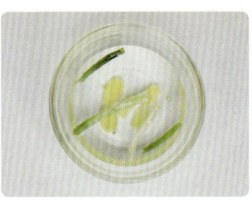

③ 将生姜和小葱泡少量清水中，制成葱姜水备用。

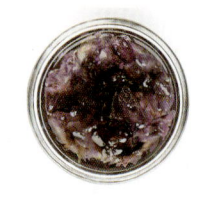

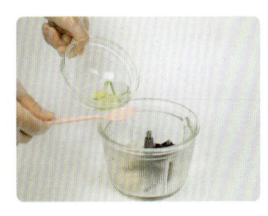

④ 将干紫菜泡水涨发。

⑤ 将豆腐、鳕鱼肉、泡发好的紫菜和适量的葱姜水加入破壁机中搅打成泥状。

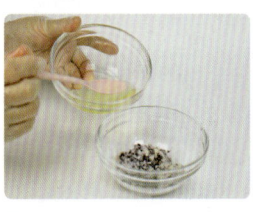

⑥ 将搅打好的肉泥装入碗中，加入蛋清，顺时针搅拌均匀，馅料制作完成。

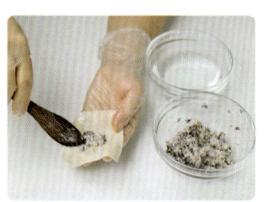

⑦ 在馄饨皮中间加入馅料。

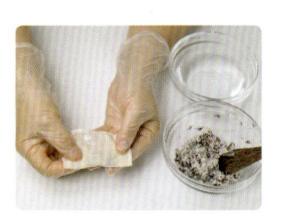

⑧ 馄饨皮沾水后在三分之一处向内折一下。

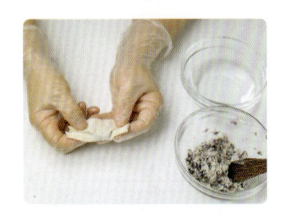

⑨ 再次对折剩余的三分之二，形成一个圆条状。

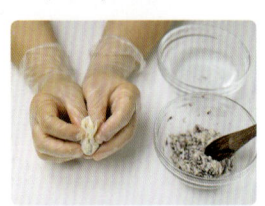

⑩ 将圆条对折后捏紧。

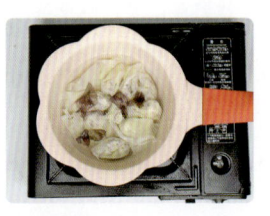

⑪ 起锅烧水，水沸后加入馄饨，盖上盖子，水再次烧开后加入冷水煮2~3分钟。

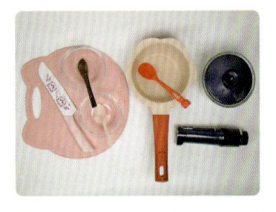

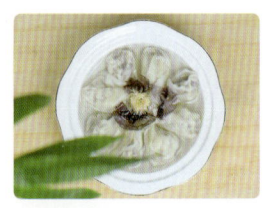

⑫ 鳕鱼杂蔬小馄饨制作完成。

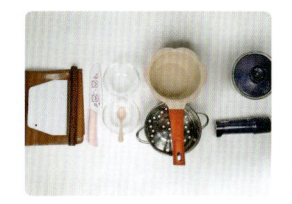

第五章 10 至 12 月龄婴儿碎块状、指状辅食制作　　101

① 准备工具：奶锅 1 口、蒸笼 1 个、碗 2 个、菜刀 1 把、勺子 1 把、擀面杖 1 根、面刮 1 个、硅胶垫 1 张、料理机 1 台。

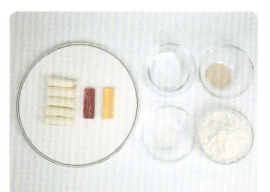

② 准备原材料：铁棍山药 100g、红心红薯 20g、紫薯 20g、酵母 2g、白糖 5g、清水 35g、面粉 150g。

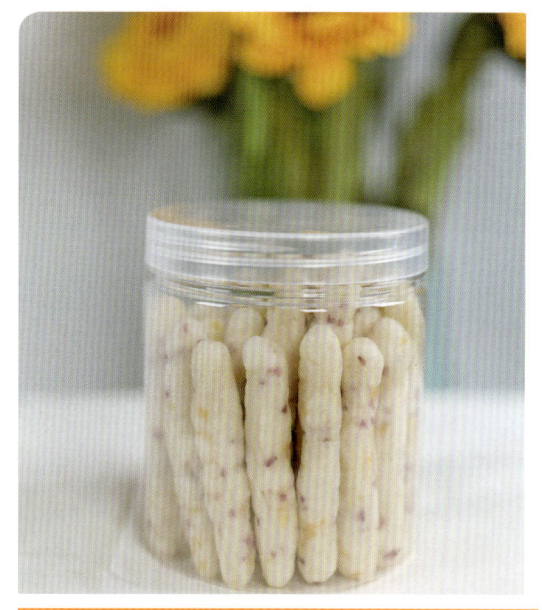

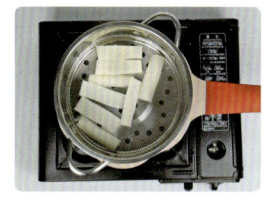

③ 山药改刀切厚片上蒸笼蒸至成熟。

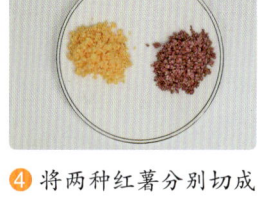

④ 将两种红薯分别切成小丁待用。

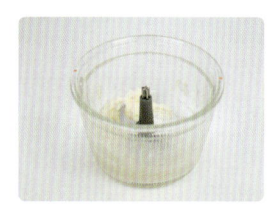

山药手指条

⑤ 将蒸熟的山药用料理机打成山药泥。

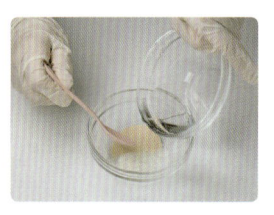

⑥ 加入 35g 水，将酵母和白糖调散。

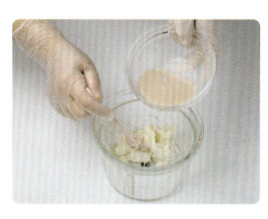

⑦ 将调好的酵母水和山药泥混合搅拌均匀待用。

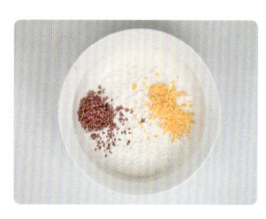

⑧ 在面粉中加入红薯丁和紫薯丁。

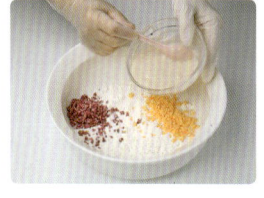

⑨ 将调好的山药泥水倒入面粉中（注意分多次加入）。

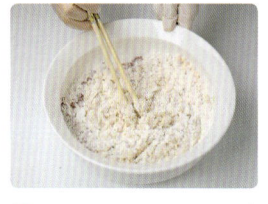

⑩ 用筷子将面粉调成棉絮状，让水分均匀。

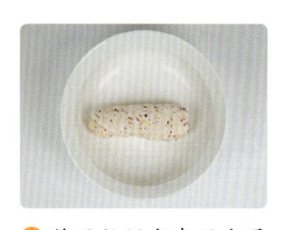

⑪ 将面粉揉成表面光滑的面团后装入碗中。

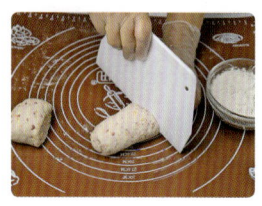

⑫ 用面刮将面团切成小段。

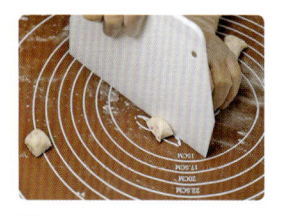

⑬ 将分好的面团分成多个小面团。

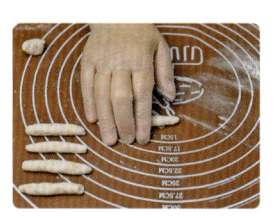

⑭ 将每一个小面团揉搓成手指大小的条。

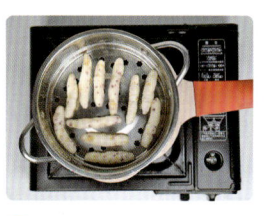

⑮ 将搓好的面条子放入蒸笼，待水开后上笼蒸 15 分钟。

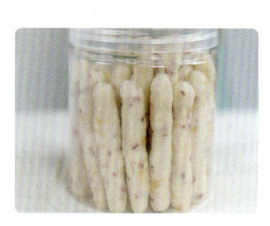

⑯ 蒸好晾凉后可放入保鲜盒中保存。

奶香南瓜条

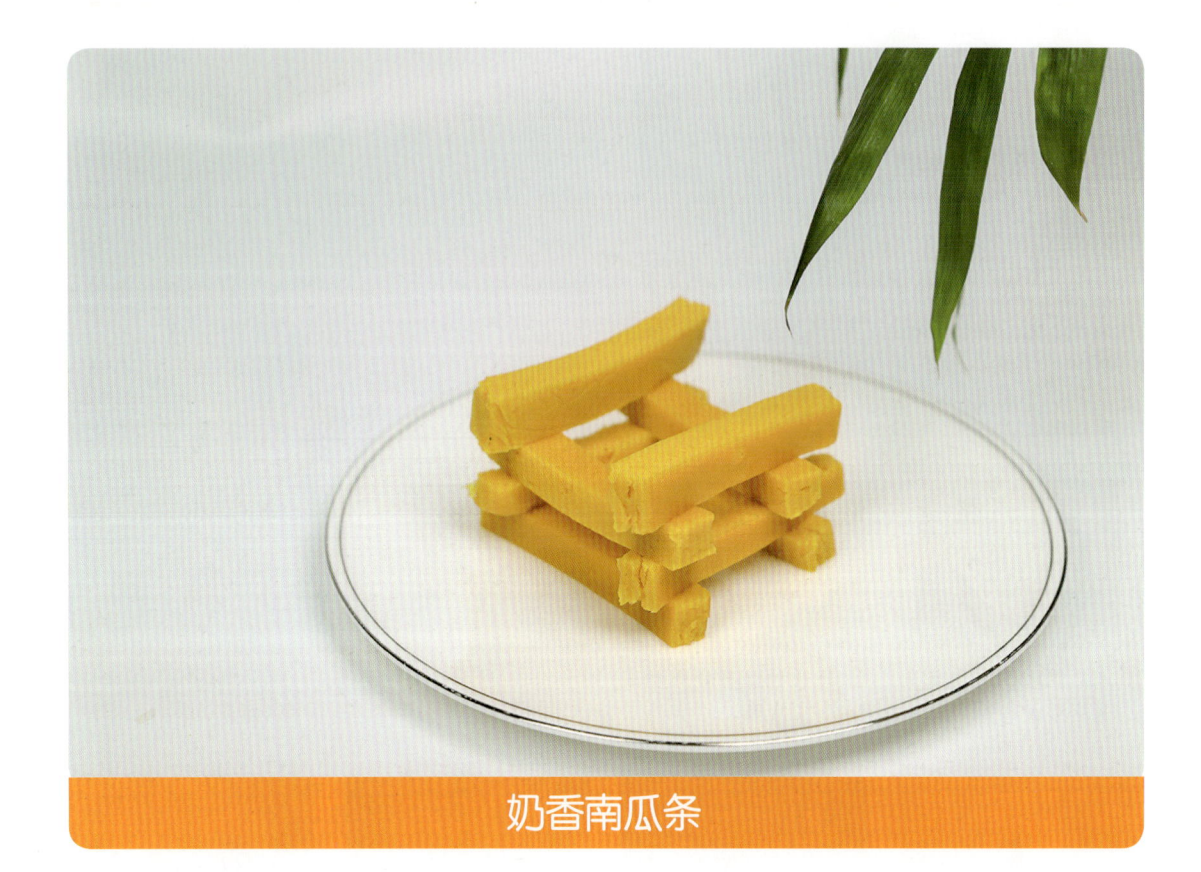

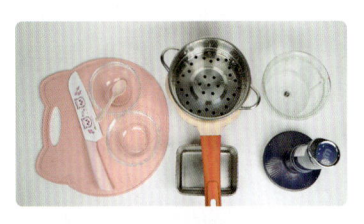

❶ 准备工具：破壁机1台、奶锅1口、蒸笼1个、耐高温蒸碗1个、碗2个、菜刀1把、菜板1个。

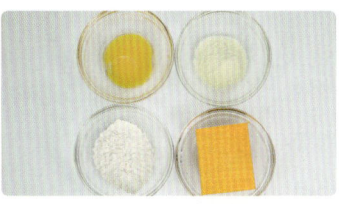

❷ 准备原材料：老南瓜100g、面粉30g、配方奶粉15g、蛋黄20g。

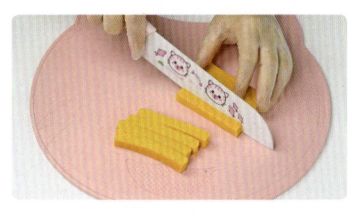

❸ 将老南瓜改刀切成食指粗细的条状。

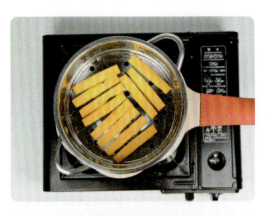

❹ 将切好的老南瓜条放入蒸笼中，起锅烧水，待水开后将蒸笼放在锅上，大火蒸老南瓜至老南瓜完全蒸熟，蒸至软烂后晾凉。

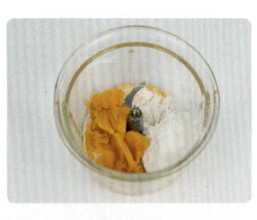

❺ 在破壁机中将面粉30g、配方奶粉15g、蛋黄20g、蒸熟晾凉的南瓜放入其中，将其搅拌均匀成糊状。

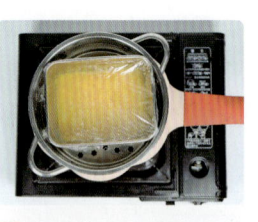

❻ 将搅拌均匀的南瓜糊放入耐高温蒸碗中铺平整，起锅烧水，待水开后将调好的南瓜蓉放在蒸笼中蒸至成熟。

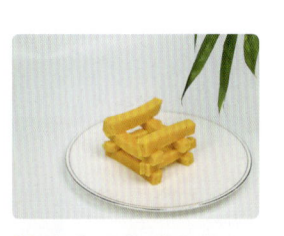

❼ 将最后成型的南瓜蓉取出，切成南瓜条待食用。

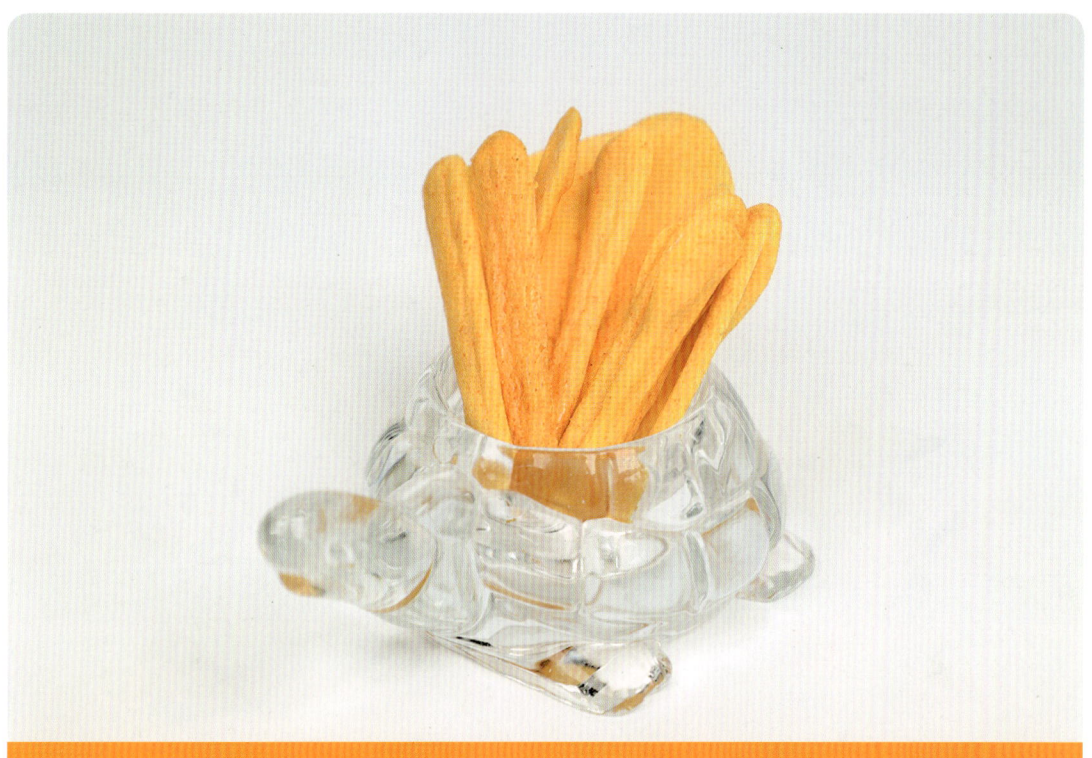

第五章 10至12月龄婴儿碎块状、指状辅食制作

土豆一口酥

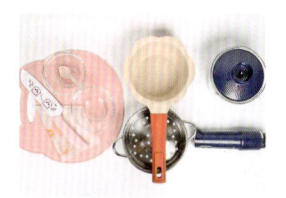

❶ 准备工具：破壁机1台、奶锅1口、蒸笼1个、碗2个、勺子1把、菜刀1把、菜板1个、裱花袋1个、烤箱。

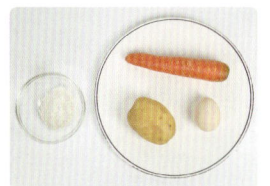

❷ 准备原材料：土豆120g、胡萝卜30g、低筋面粉12g、鸡蛋40g。

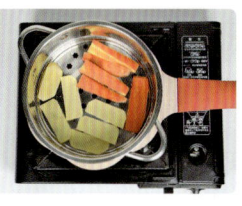

❸ 将土豆、胡萝卜切成均匀的薄片，起锅烧水，待水开后将土豆、胡萝卜放蒸笼上蒸熟（注一定要蒸熟蒸烂）。

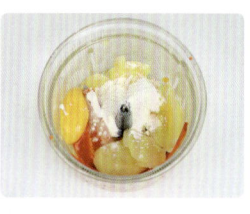

❹ 将蒸熟蒸烂的土豆、胡萝卜晾凉，放入破壁机中，加入鸡蛋、低筋面粉，将土豆、胡萝卜搅成蓉泥状。

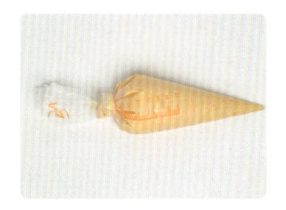

❺ 将搅打好的蓉泥灌入裱花袋中（一定要将裱花袋中的空气排干净）。

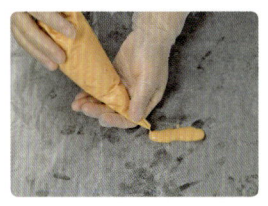

❻ 准备烤盘一个，并铺上烤盘纸，在装有土豆糊的裱花袋前端用剪刀剪一个小口子，将土豆糊挤在烤盘上，成条状或片状。

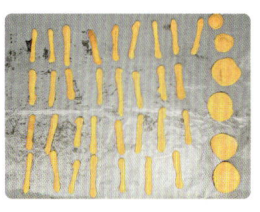

❼ 将挤好面糊的烤盘放入提前预热的烤箱中，上火150度、下火150度，烤20分钟，至表面呈微黄色。

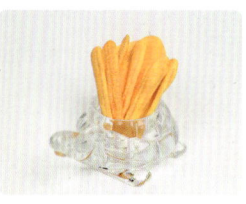

❽ 将烤制好的一口酥晾凉，可作为孩子辅食使用。

米粉手指饼干

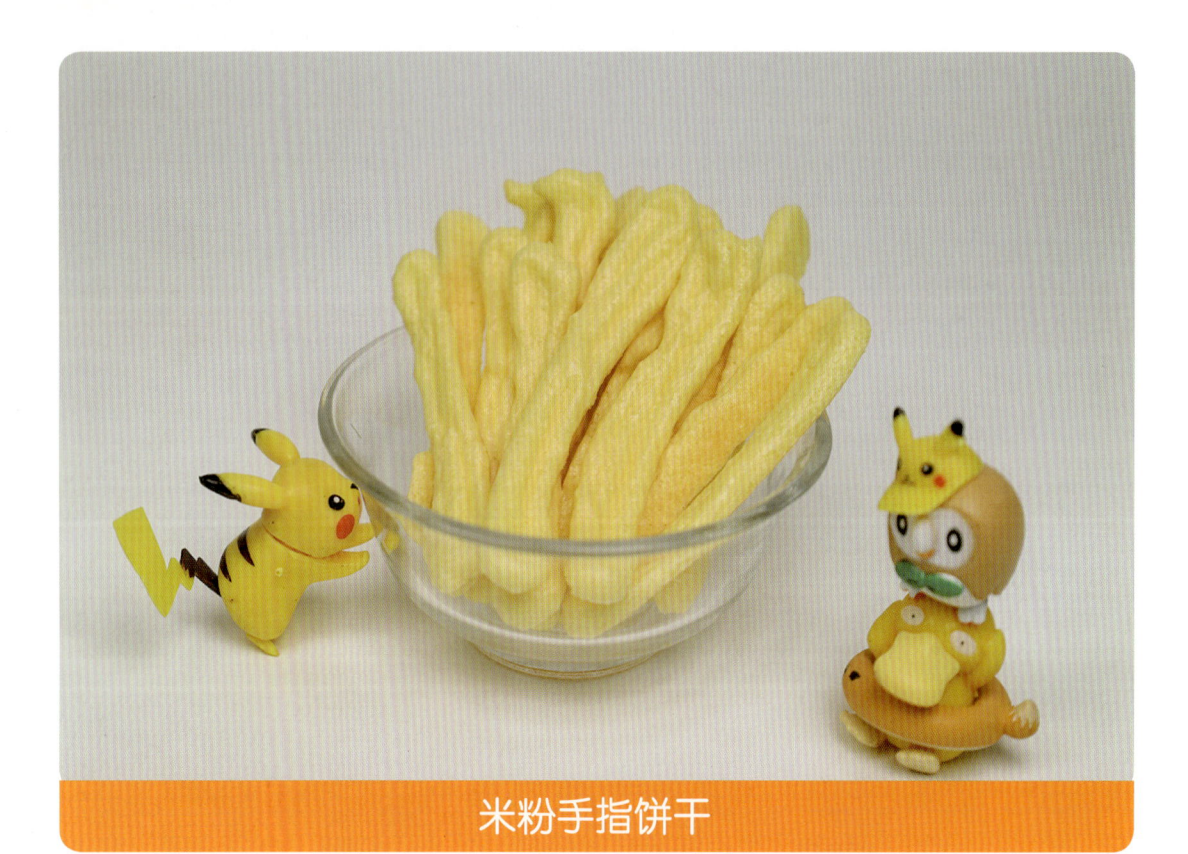

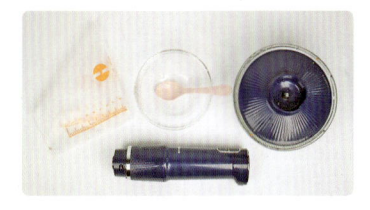

❶ 准备工具：破壁机1台、碗1个、勺子1把、裱花袋1个、烤箱。

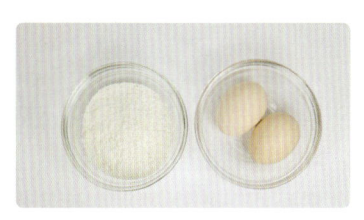

❷ 准备原材料：米粉25g、鸡蛋80g。

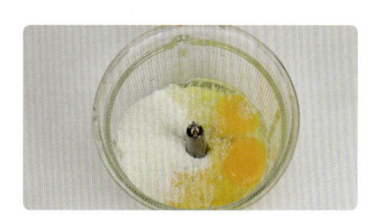

❸ 将米粉、鸡蛋放入破壁机中搅拌均匀至糊状。

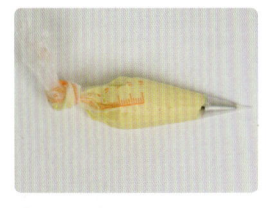

❹ 将搅拌好的面糊装入裱花袋中排净空气。

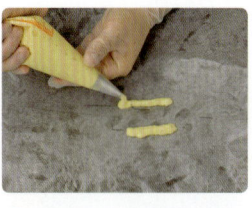

❺ 准备一个烤盘并铺上烤盘纸，在装有鸡蛋糊的裱花袋前端用剪刀剪一个小口子，将鸡蛋糊挤在烤盘上，成条状或片状。

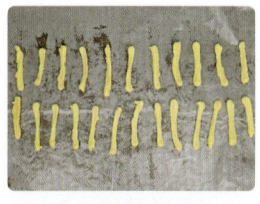

❻ 将挤好鸡蛋糊的烤盘放入提前预热的烤箱中，上火150度、下火150度，烤20分钟，至表面呈微黄色。

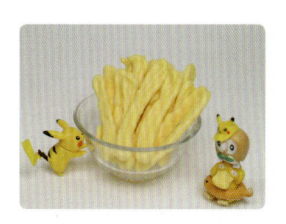

❼ 将烤好的饼干放凉即可喂食。

第五章　10至12月龄婴儿碎块状、指状辅食制作

西兰花鳕鱼小香肠

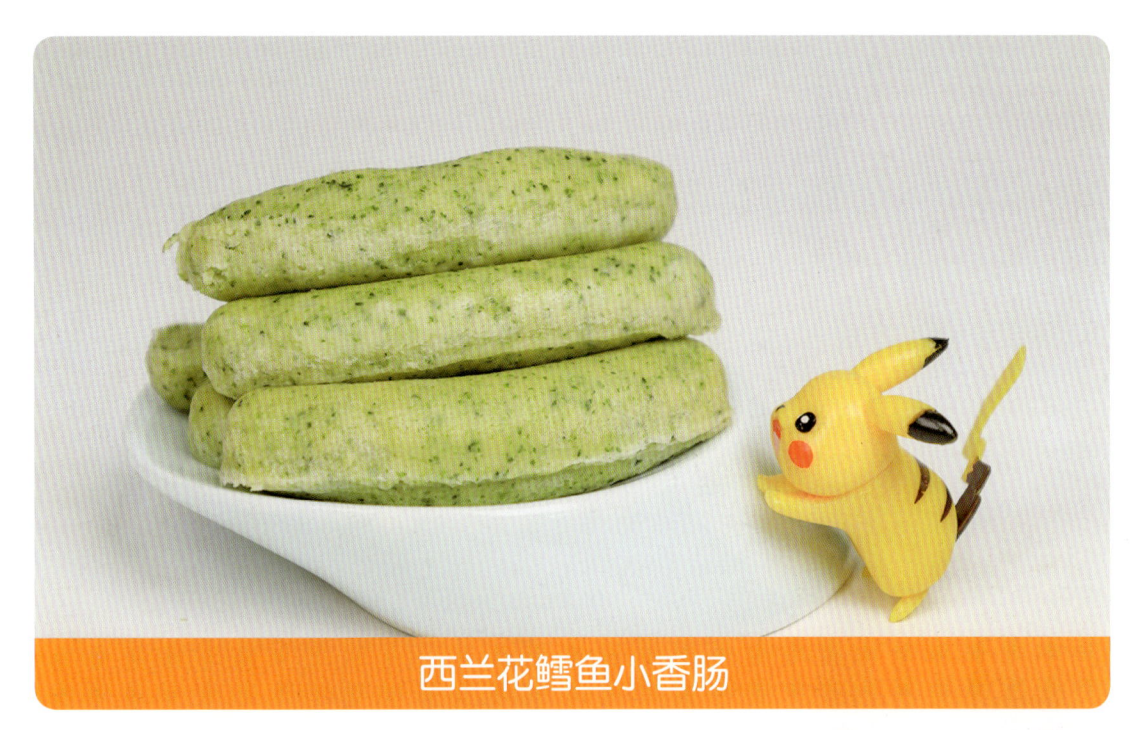

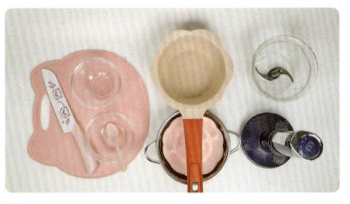

❶ 准备工具：破壁机1台、奶锅1口、蒸笼1个、香肠模具1个、碗2个、菜刀1把、菜板1个、勺子1把。

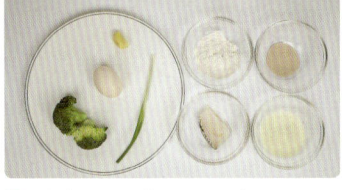

❷ 准备原材料：西兰花100g、鸡蛋80g、面粉25g、奶粉15g、酵母1g、小葱10g、姜5g、鳕鱼100g。

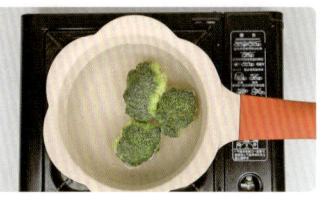

❸ 起锅烧水，将西兰花改刀成小块放入开水中煮熟待用。

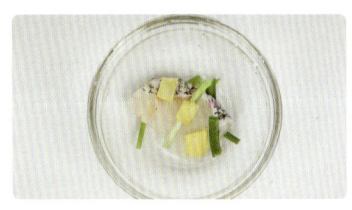

❹ 将鳕鱼改刀成小块，小葱切段，姜切片放入破壁机中。

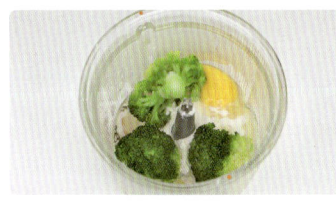

❺ 再将鸡蛋、奶粉、面粉、汆水煮熟的西兰花、酵母装入破壁机中。

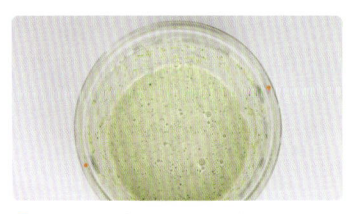

❻ 将西兰花、鳕鱼、鸡蛋、面粉等用破壁机搅打成糊状。

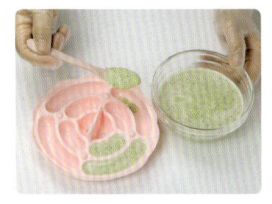

❼ 将香肠模具清洗干净，将调好的西兰花鳕鱼糊盛入香肠模具中发酵一会儿。

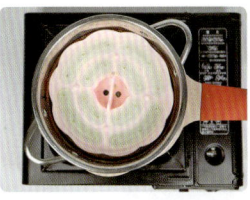

❽ 起锅烧水，待水开后将香肠模具放入蒸笼中蒸至西兰花肠定型成熟。

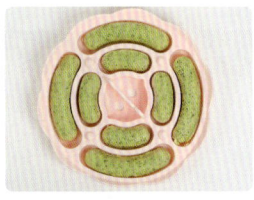

❾ 将蒸制成熟的香肠起锅脱模装盘。

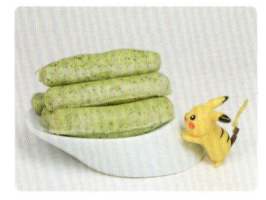

❿ 西兰花鳕鱼小香肠制作完成。

鲜虾玉米肠

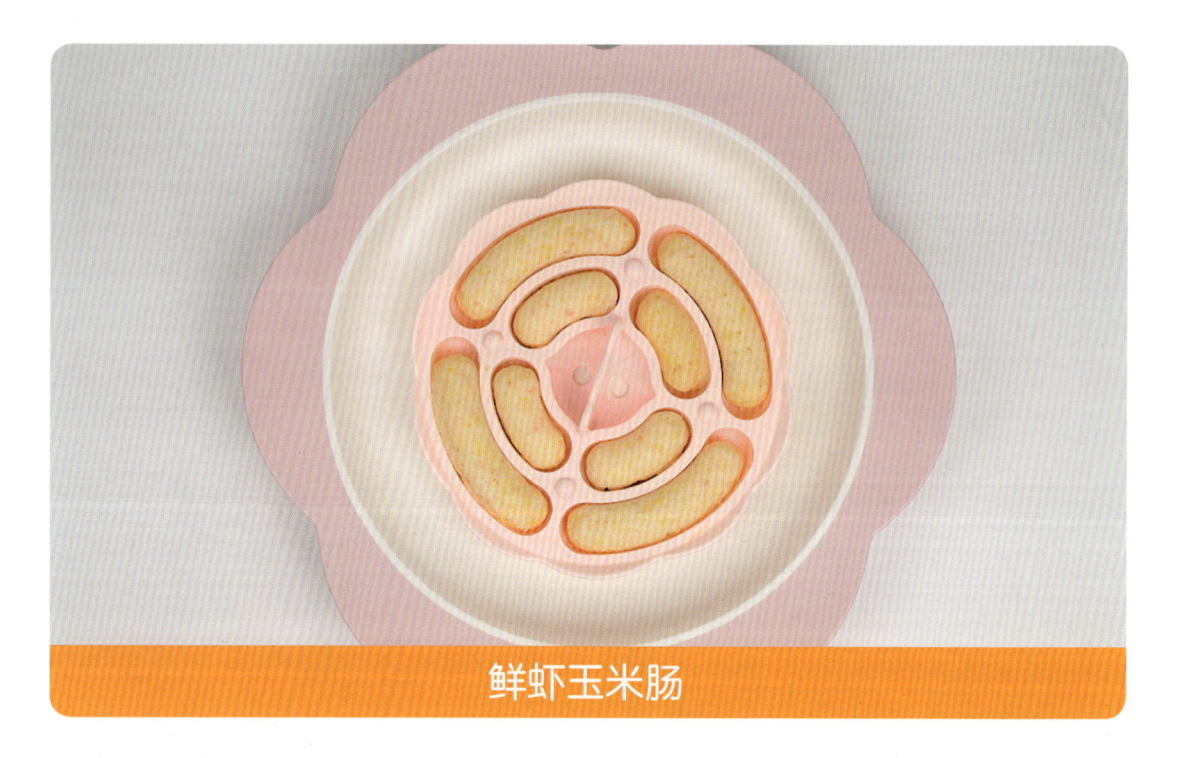

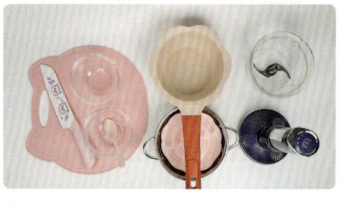

1. 准备工具：破壁机1台、奶锅1口、蒸笼1个、香肠模具1个、碗2个、菜刀1把、菜板1个、勺子1把。

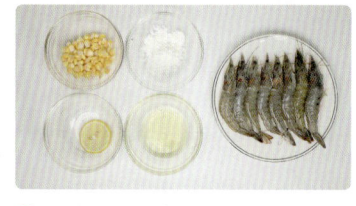

2. 准备原材料：基围虾150g、柠檬片10g、鸡蛋清20g、玉米粒40g、玉米淀粉10g。

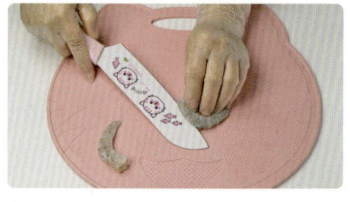

3. 将基围虾去壳，从基围虾背部开一刀去除虾线。

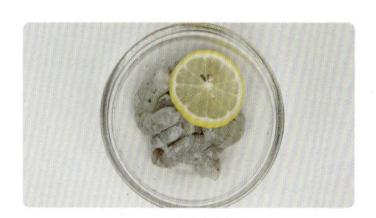

4. 将去干净虾线的基围虾放入碗中，加入柠檬片腌制去腥。

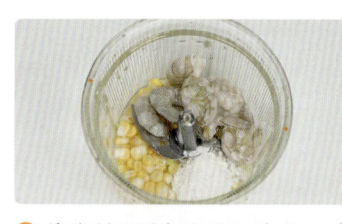

5. 将腌制好的虾仁和玉米粒、鸡蛋清、玉米淀粉放入破壁机中。

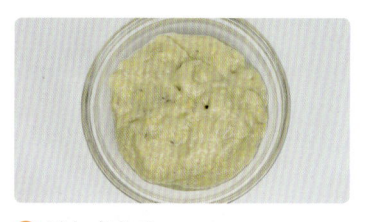

6. 搅打成糊状。

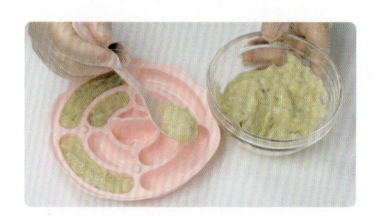

7. 将搅打好的虾糊放入香肠模具中定型。

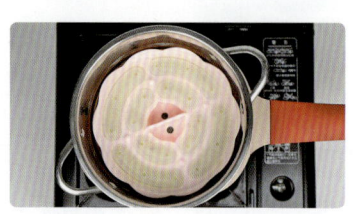

8. 起锅烧水，待水开后将香肠模具放入蒸笼中蒸至玉米肠定型成熟。

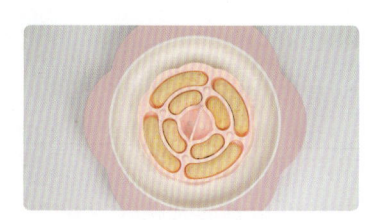

9. 蒸制成熟定型后即可起锅，晾至温热即可喂食。

第五章　10至12月龄婴儿碎块状、指状辅食制作

鸡肉胡萝卜香肠

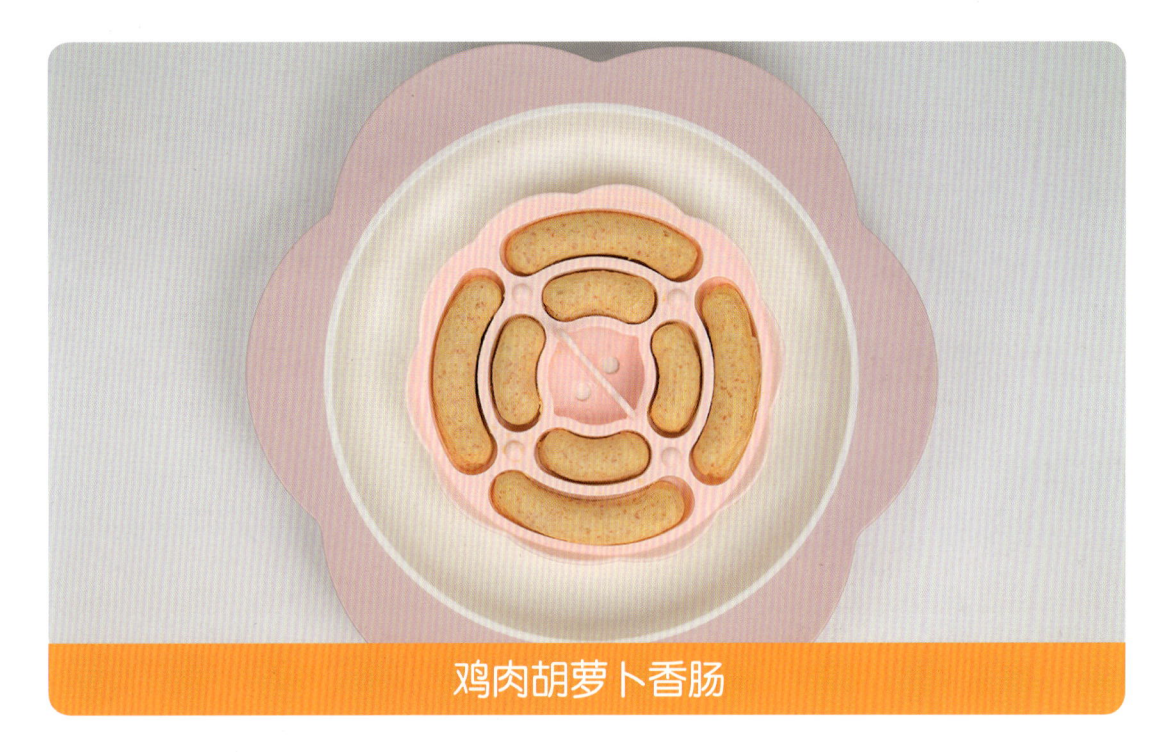

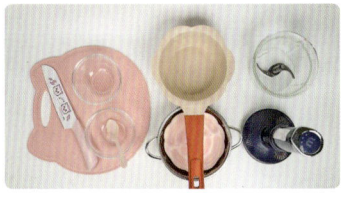

❶ 准备工具：破壁机1台、奶锅1口、蒸笼1个、香肠模具1个、碗2个、菜刀1把、菜板1个、勺子1把。

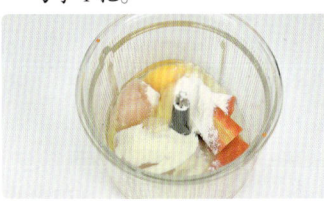

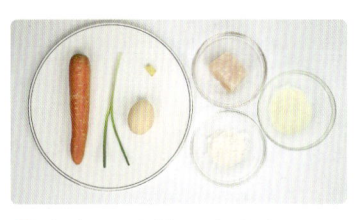

❷ 准备原材料：鸡胸肉50g、胡萝卜20g、低筋面粉10g、配方奶或温水10g、鸡蛋10g、葱姜少许。

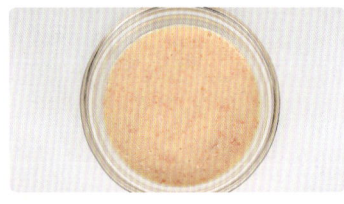

❸ 将鸡胸肉用姜葱腌制去腥。

❹ 将胡萝卜切片，将鸡胸肉、胡萝卜片、低筋面粉、配方奶或温水、鸡蛋放入破壁机中。

❺ 用破壁机将原材料搅打成糊状。

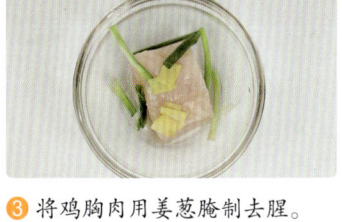

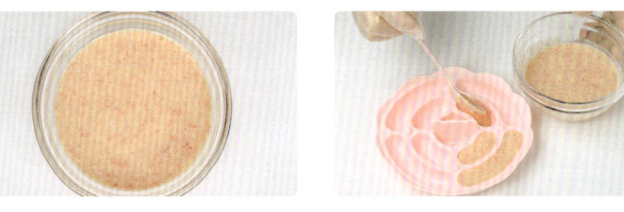

❻ 将搅打好的鸡肉糊装入香肠模具中准备蒸制。

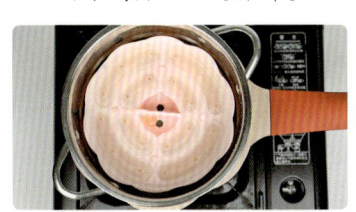

❼ 起锅烧水，待水开后将香肠模具放入蒸笼中蒸至鸡肉胡萝卜肠定型成熟。

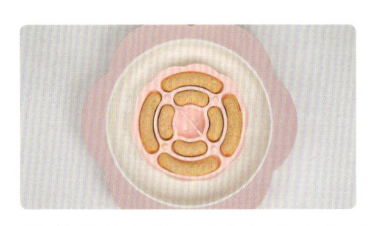

❽ 将蒸制成熟的鸡肉胡萝卜香肠拿出蒸锅，晾至温热即可喂食。

秋葵酿虾

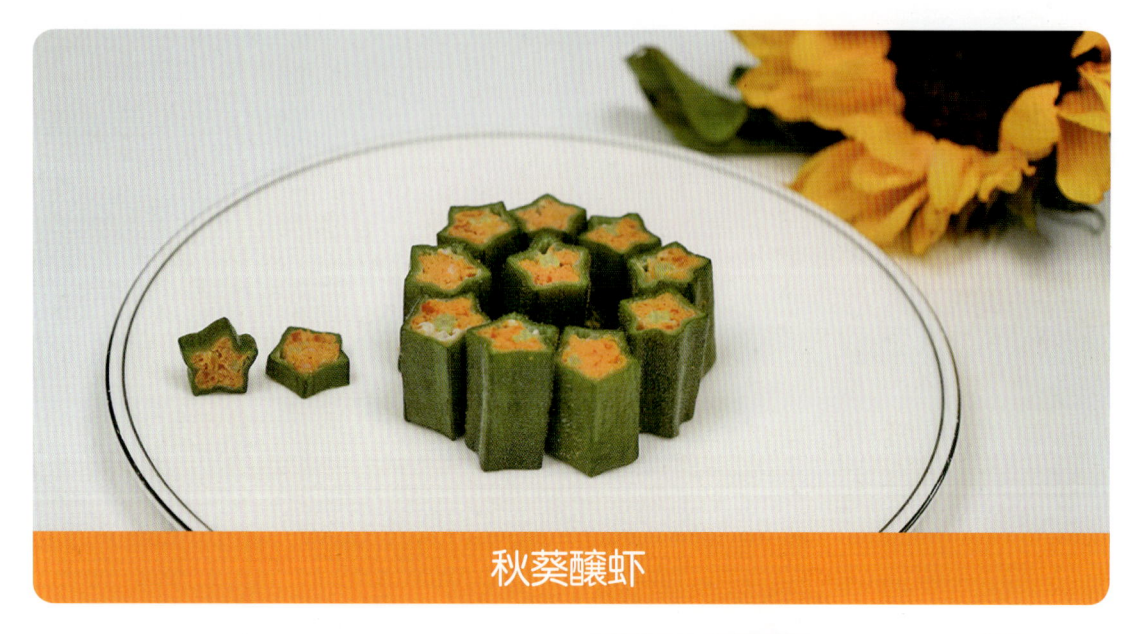

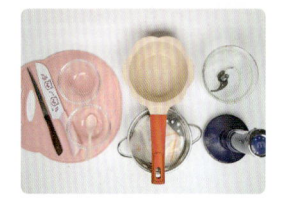

1. 准备工具：破壁机1台、奶锅1口、蒸笼1个、碗2个、勺子1把、菜刀1把、小长刀1把、菜板1个、裱花袋1个。

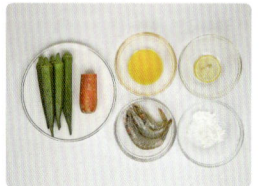

2. 准备原材料：秋葵100g、胡萝卜20g、基围虾50g、蛋黄20g、淀粉5g、柠檬10g。

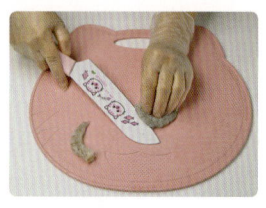

3. 将基围虾去壳，从虾背部开一刀去除虾线。

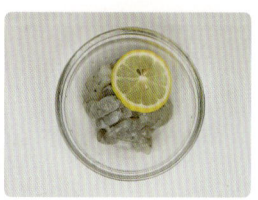

4. 去除虾线后用柠檬腌制去腥。

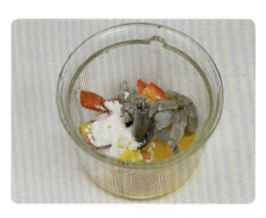

5. 将胡萝卜改刀成小块后同基围虾、蛋黄、淀粉一同放入破壁机中搅打成泥状。

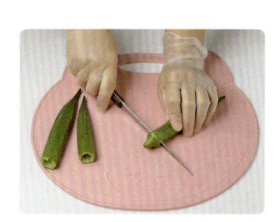

6. 将秋葵用小刀去除头部。

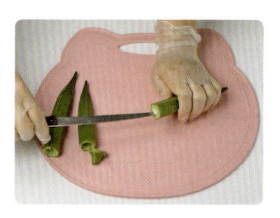

7. 将秋葵内部的籽去除干净，只留秋葵外壳。

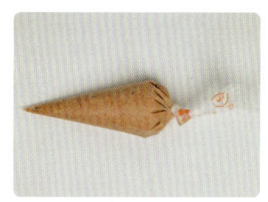

8. 将胡萝卜、基围虾、蛋黄、搅打成的虾泥装入裱花袋中。

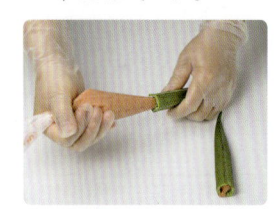

9. 在裱花袋尖部剪一个小洞，将裱花袋塞入秋葵里，将虾泥挤入秋葵中（尽量将秋葵空腔装满虾泥）。

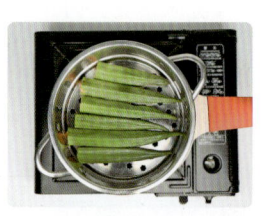

10. 起锅烧水，水开后将秋葵放入蒸笼，上锅蒸制15分钟至虾泥秋葵成熟。

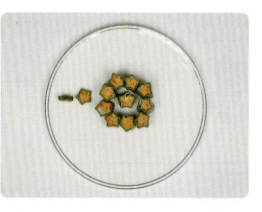

11. 将蒸熟后的虾泥秋葵起锅，改刀切成小段。

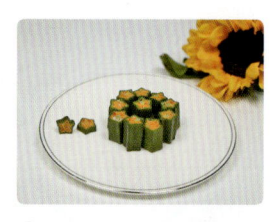

12. 秋葵酿虾制作完成。

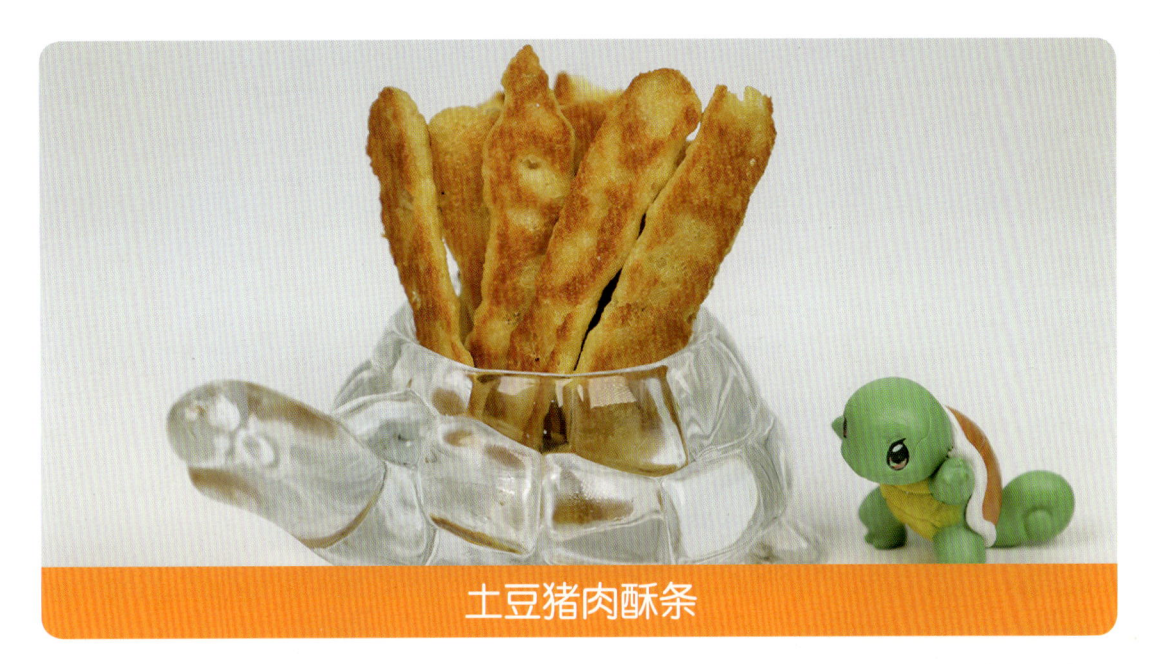

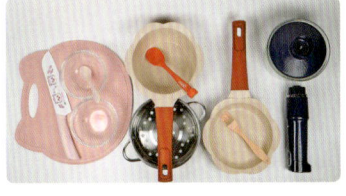

第五章　10至12月龄婴儿碎块状、指状辅食制作

土豆猪肉酥条

1. 准备工具：破壁机1台、奶锅2口、油刷1把、炒勺1把、蒸笼1个、碗2个、勺子1把、菜刀1把、菜板1个、裱花袋1个。

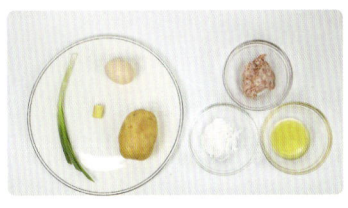

2. 准备原材料：土豆100g、猪肉末50g、淀粉20g、鸡蛋40g、小葱5g、姜5g、色拉油20g。

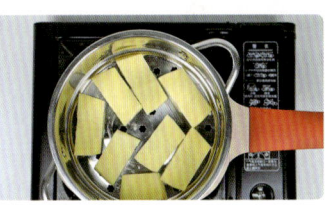

3. 将土豆改刀切成片，上蒸笼蒸制软烂成熟待用。

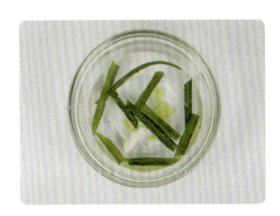

4. 将姜、葱切碎拍烂放入碗中兑水，调制成姜葱水。

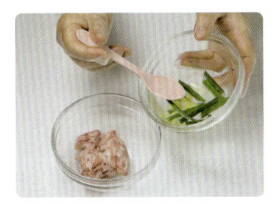

5. 将调制好的姜葱水加入猪肉末中，搅拌均匀起到去腥的作用。

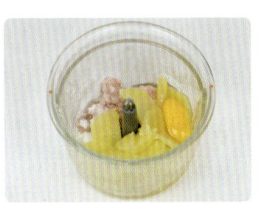

6. 将蒸制软烂的土豆和猪肉末、鸡蛋、淀粉放入破壁机中。

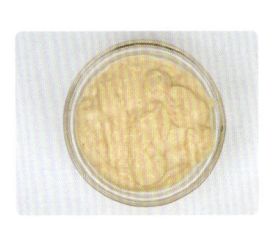

7. 搅打成蓉泥状。

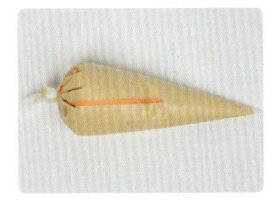

8. 将搅打好的肉泥装入裱花袋中。

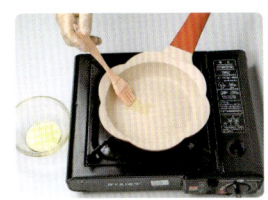

9. 起锅，待加热后刷上一层油。

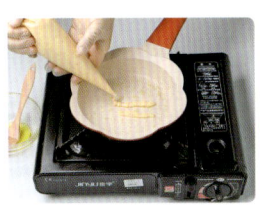

10. 保持锅内温热，将肉泥成条状挤在锅中，小火慢慢煎至成熟，使肉条不粘锅表面金黄。

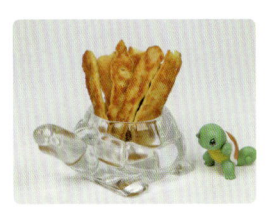

11. 起锅放至温热即可喂食。

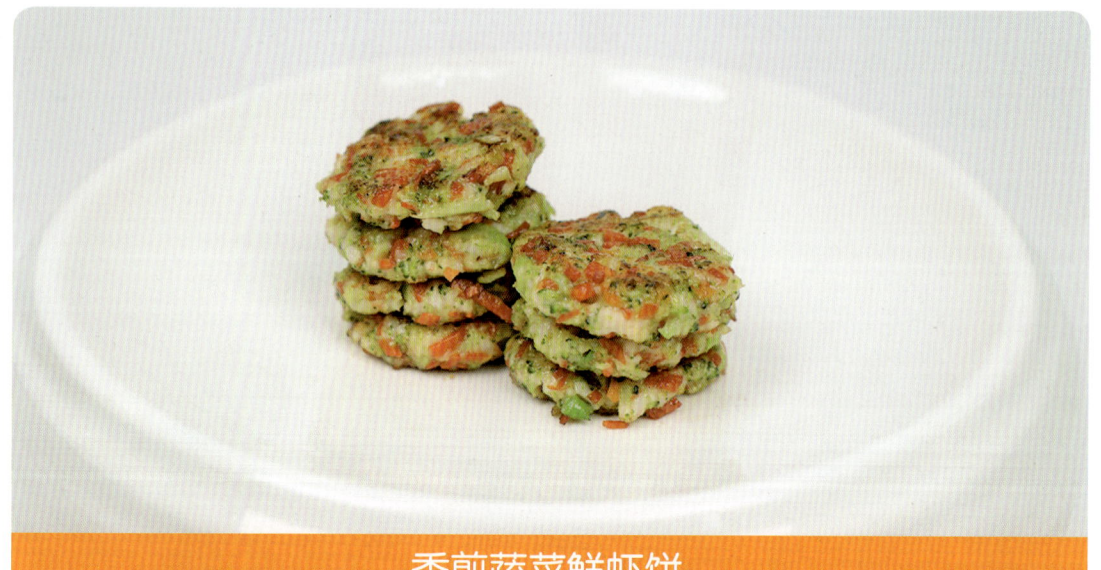

香煎蔬菜鲜虾饼

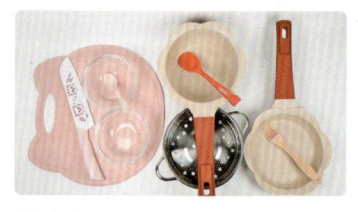

❶ 准备工具：奶锅2口、油刷1把、炒勺1把、蒸笼1个、碗2个、勺子1把、菜刀1把、菜板1个。

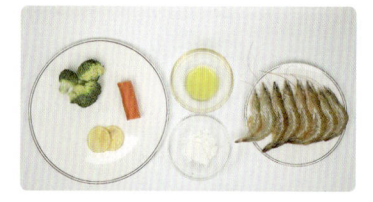

❷ 准备原材料：基围虾8只、西兰花50g、胡萝卜40g、玉米淀粉10g、柠檬10g、色拉油20g。

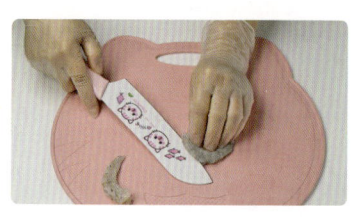

❸ 将基围虾去壳，从基围虾背部开一刀去除虾线。

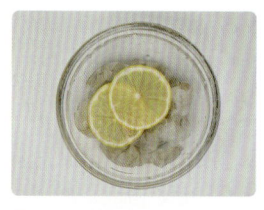

❹ 去干净虾线的虾仁用柠檬腌制去腥，再将其剁成蓉泥状待用。

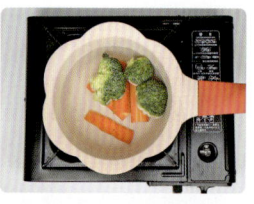

❺ 胡萝卜、西兰花改刀成小块，起锅烧水，水开后将西兰花、胡萝卜汆水至成熟。

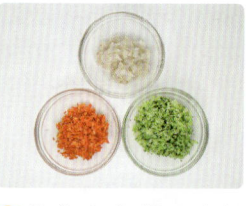

❻ 将汆水成熟后的胡萝卜、西兰花捞出控水，切成小丁。

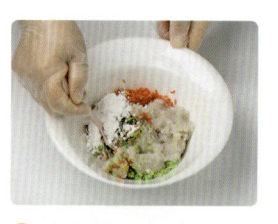

❼ 将虾蓉、胡萝卜丁、西兰花丁、玉米淀粉放入盆中搅拌均匀。

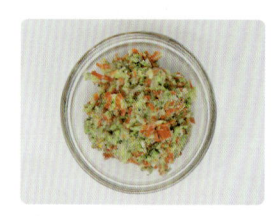

❽ 搅拌均匀的虾泥等盛入碗中待用。

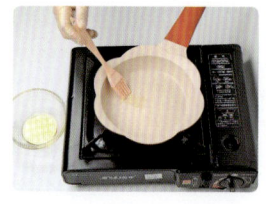

❾ 起锅，待锅热后刷上一层油。

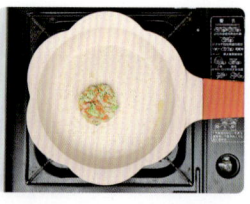

❿ 将搅拌好的虾泥等拍成饼状放入锅中煎制成熟（一面成熟后翻另一面，继续煎至两面金黄）。

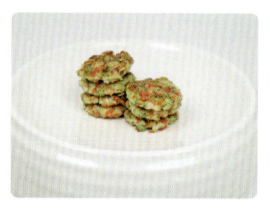

⓫ 将煎制好的蔬菜虾仁饼起锅，晾至温热即可喂食。

第六章

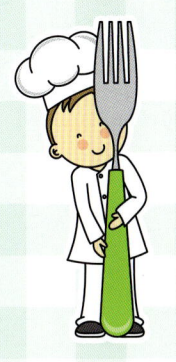

13 至 24 月龄幼儿条块、球块状辅食制作

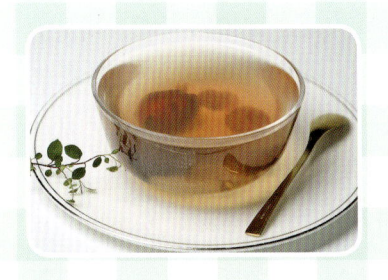

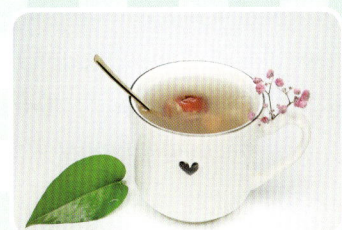

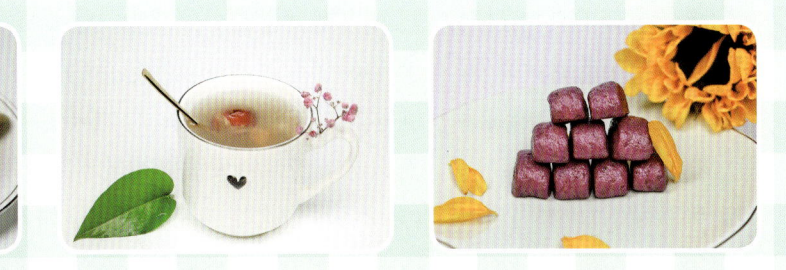

辅食添加第四阶段（13～24月龄）			
每日餐次			3次
食物用量			每次1碗
食物质地			条块、球块状
建议用餐时间			上午7:00～8:00　中午12:00～13:00　下午18:00～19:00
食物种类及用量（每日）		奶类	每天2次，上午7:00～8:00，下午15:30～16:30 共计400～600mL
^		谷薯类	各种家常谷类食物3/4～1碗多
^		水果类	各种水果1/2～2/3碗
^		蔬菜类	各种蔬菜1/2～2/3碗
^		豆制品类	豆制品，6～8勺
^		动物肉类	鸡蛋、肉、禽、鱼等，6～8勺
^		盐和油	植物油：5～15g 盐：<1.5g

注：1勺=10mL；1碗=250mL（小饭碗：口径10cm，高5cm）

该阶段幼儿乳磨牙开始萌出，咀嚼能力明显提高，也具备较好的运动协调能力、一定的认知能力和自控能力，该阶段是进一步锻炼自主进食能力、培养和巩固良好饮食习惯的重要时期。每天奶量约400～600mL，除母乳和配方奶粉外也可摄入一定量的鲜牛奶、酸奶。餐次食量每日3餐，每餐1碗，另加餐2次（在两次正餐之间各加1次）。

该阶段普通食物（辅食）已经占据食量的一半以上，逐步成为儿童食物的主体。除了前面阶段所食用普通食物外，一些容易引起过敏的食物包括鸡蛋白、贝壳类（如虾、蟹）、花生和坚果类（如杏仁、腰果和核桃）等食物可以尝试添加，但要适当粉碎加工，方便食用，并注意观察幼儿添加后的反应。注意口味清淡，每天油脂的量不高于15g，食盐量低于1.5g，避免喂食刺激性的食物。食物质地尝试各种较大块的家常食物，如各种肉块、水果、果干或大块蔬菜等，进一步锻炼幼儿咀嚼、吞咽能力。但此时幼儿牙齿、咀嚼和吞咽能力尚在发育过程中，食物的质地要比成人的食物相对松软一些，质地太硬的食物会引起咀嚼、吞咽困难。

可以让儿童和家人同桌吃饭，既能培养进食节律，也能使儿童养成良好饮食习惯。该阶段要鼓励幼儿用勺、手拿等方式自主进食，为幼儿到2岁能够完全自主进餐打下坚实基础。但需注意时间，一般控制在20分钟内，最长不超过30分钟。避免吃饭时玩游戏、看电视等干扰活动。

汤品

喂养中，幼儿可能会出现积食、消化不良、烦躁等不适，出现症状初期可以采用一些食疗方法进行调养，常用的汤品有山药麦芽汤、雪梨玉竹汤、霸王杏仁汤、灯芯草麦冬汤、太子参茯苓汤、竹荪干贝汤、四神汤、羊肚菌百合汤、姬松茸鱼骨汤、无花果百合汤。

积食主要指小儿乳食过量，损伤脾胃，使乳食停滞于中焦所形成的胃肠疾患。积食一症多发生于婴幼儿，主要表现为腹部胀满、大便干燥或酸臭、矢气臭秽、嗳气酸腐、肚腹胀热。初期可以配制山药麦芽汤进行缓解，其原料是淮山 10 克、茯苓 9 克、山楂 3 克、麦芽 15 克、谷芽 10 克、蜜枣 1 颗，以化解小儿积食问题。其中淮山为干制山药，具有健脾、补肺、固肾、益精的功效。茯苓具有利水渗湿、健脾、宁心的功效；山楂具有开胃的作用。蜜枣中含大量蛋白质、碳水化合物、胡萝卜素和维生素 C，具有补血、健胃、益肺、调胃的功能，对老人、儿童、产妇滋补皆有益效，是老少皆宜的理想传统保健食品。以上食材均为改善脾胃功效的食材，且均为常见的食材。

以上汤品主要是利用食疗方式解决一些简单的没必要到医院拿药的情况。喂养中不可长期饮用，如果孩子服用 2-3 天后没有好转，或者症状加重，一定要及时到医院就诊。

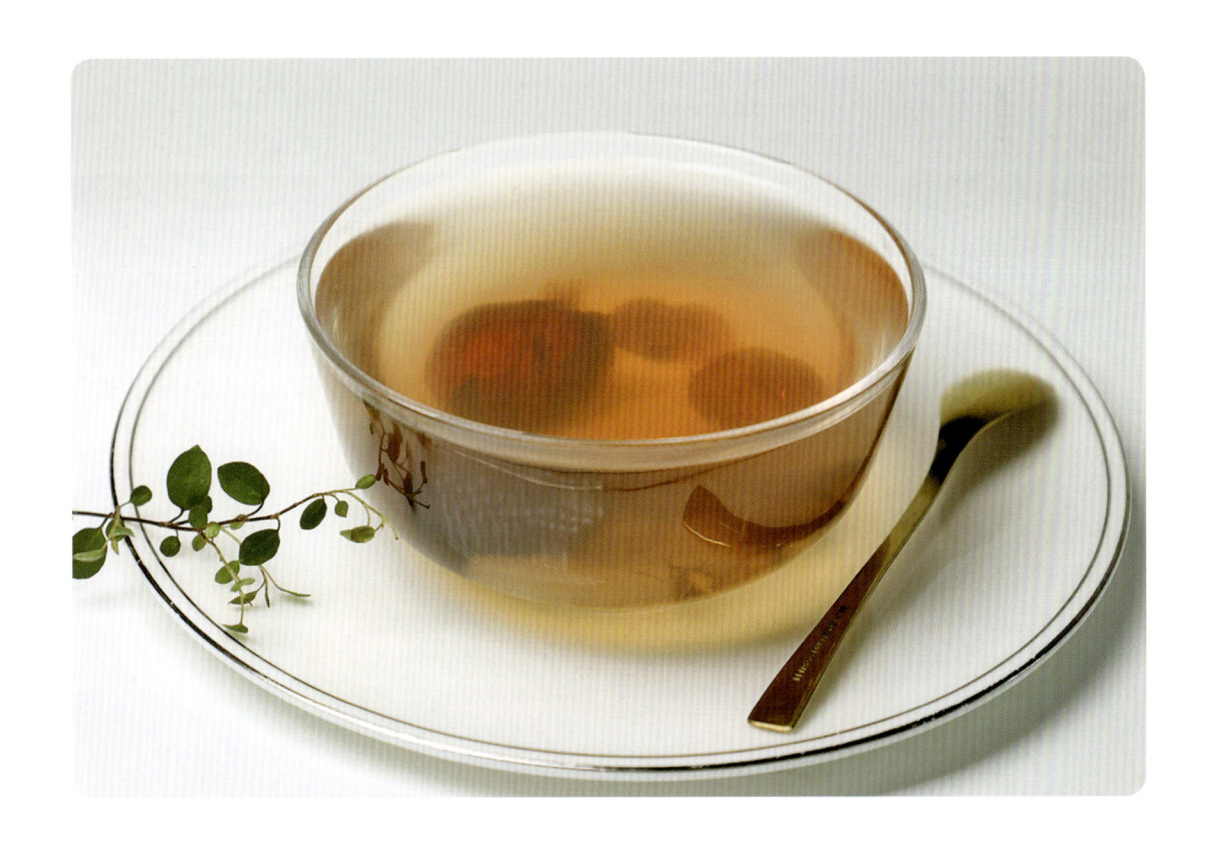

奶香金手指

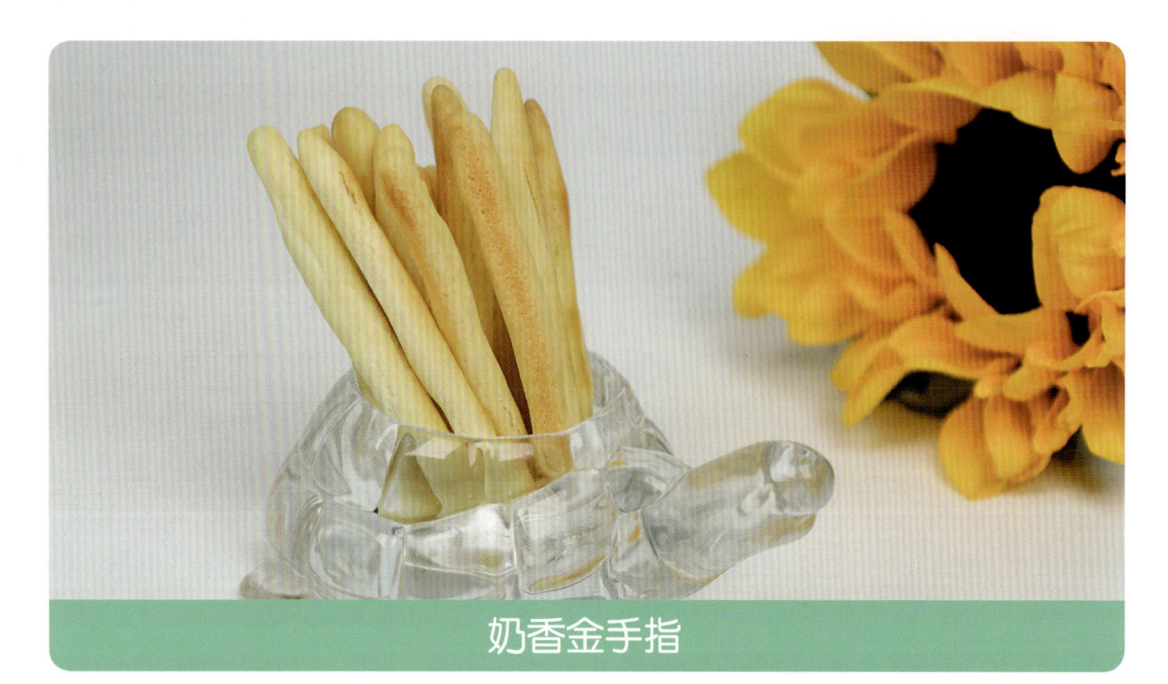

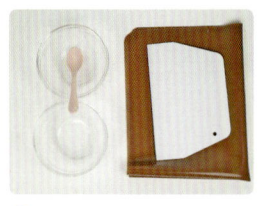

1. 准备工具：面刮1个、和面垫1张、勺子1把、碗2个、烤箱。
2. 准备原材料：鸡蛋1个、低筋面粉50g、牛奶60g、酵母1g、兑好奶粉40g、辅食油40g、玉米淀粉100g。
3. 将牛奶和酵母混合均匀待用。
4. 将低筋面粉、玉米淀粉放入盆中，加入鸡蛋、奶粉。
5. 将调好的牛奶酵母调入盆中混合均匀。
6. 将材料揉搓成面团醒发待用。
7. 将醒发好的面团用面刮分成小份。
8. 分成小份的面团搓成手指大小的条状。
9. 再将条状面团分成指节大小的面剂。
10. 将每一个小面剂再搓成小条状。
11. 将搓成条的面团装在铺满油纸的烤盘上，烤箱提前预热，上火150度、下火150度，烤20分钟，至表面呈微黄色。
12. 奶香金手指制作完成。

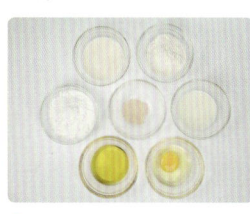

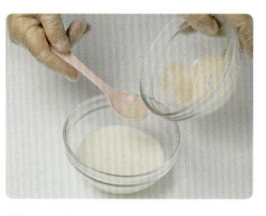

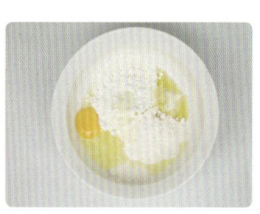

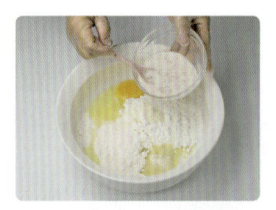

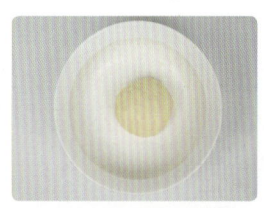

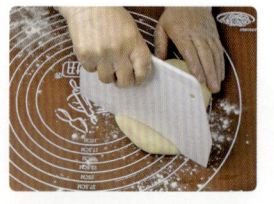

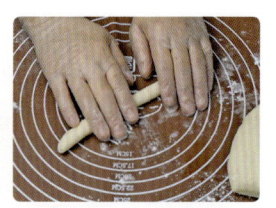

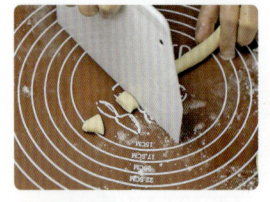

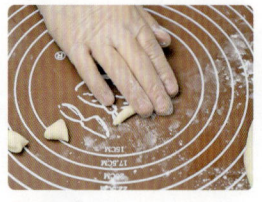

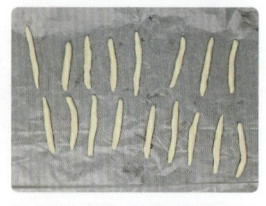

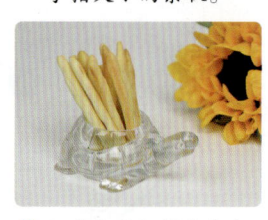

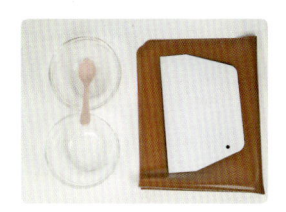

第六章　13 至 24 月龄幼儿条块、球块状辅食制作　115

❶ 准备工具：面刮 1 个、和面垫 1 张、勺子 1 把、碗 2 个、烤箱。

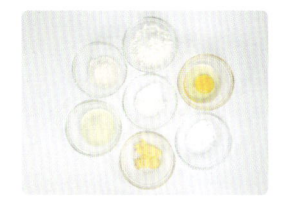

❷ 准备原材料：鸡蛋 40g、低筋面粉 50g、牛奶 60g、酵母 1g、奶粉 40g、黄油 40g、玉米淀粉 100g。

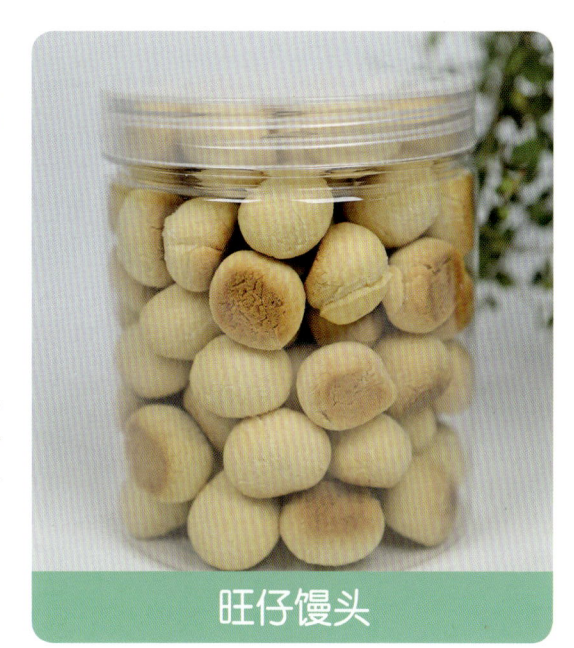

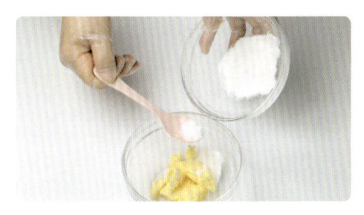

旺仔馒头

❸ 将黄油和奶粉混合搅拌均匀。

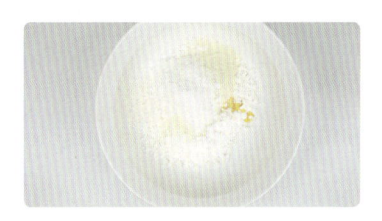

❹ 将鸡蛋、低筋面粉、牛奶、酵母、玉米淀粉、调好的黄油奶粉放入盆中混合调成棉絮状。

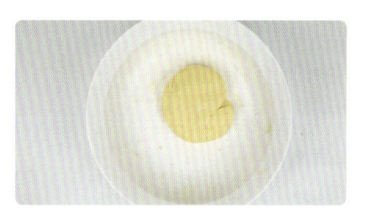

❺ 将其揉成面团放在盆中醒发待用。

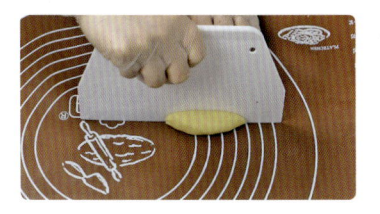

❻ 将醒发好的面团分成小份。

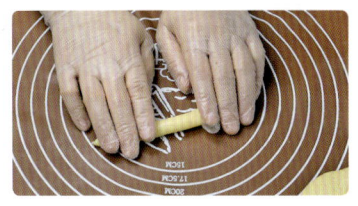

❼ 将每个面团剂子搓成长条。

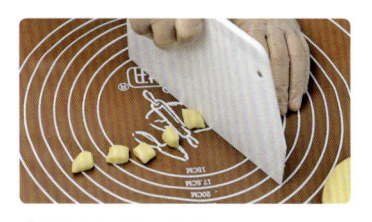

❽ 将其切成小面剂。

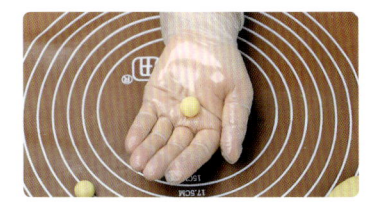

❾ 将小面剂搓成小圆球。

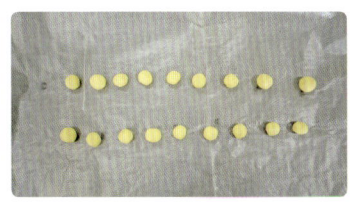

❿ 将搓好的面团装在铺满油纸的烤盘上，烤箱提前预热，上火 150 度、下火 150 度，烤 20 分钟，至表面呈微黄色。

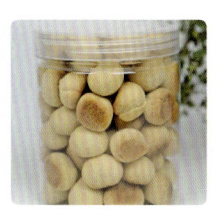

⓫ 将烤好的小馒头晾凉放入盒子中。

紫薯馒头

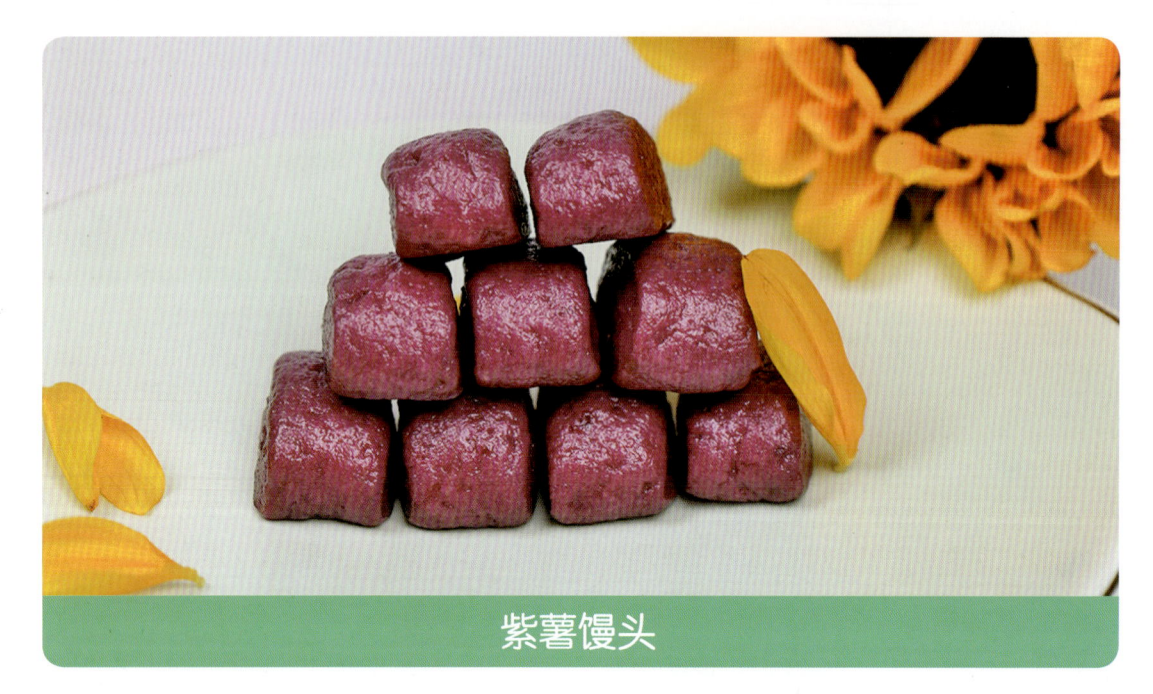

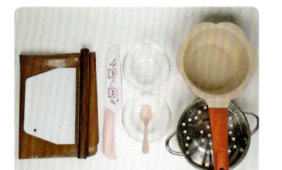

1. 准备工具：奶锅1口、蒸笼1个、碗2个、菜刀1把、勺子1把、擀面杖1根、面刮1个、和面垫1张。

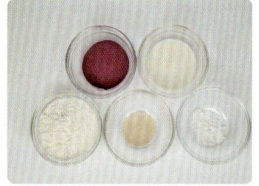

2. 准备原材料：紫薯粉50g、面粉100g、酵母1g、牛奶60ml、糖粉5g。

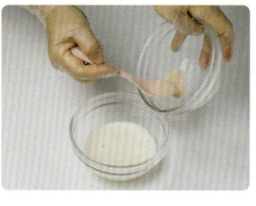

3. 将酵母用牛奶化开待用。

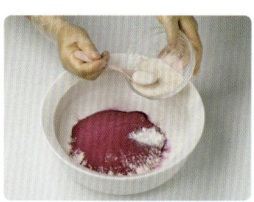

4. 将紫薯粉、面粉、糖粉放入盆中，再将牛奶加入其中。

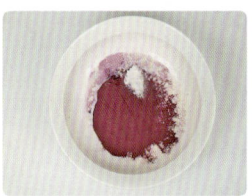

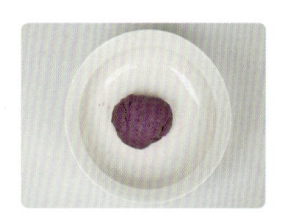

5. 将其和成絮状。

6. 再和成面团醒发待用。

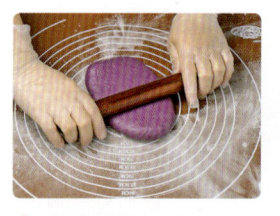

7. 发酵好的面团用擀面杖按压排气。

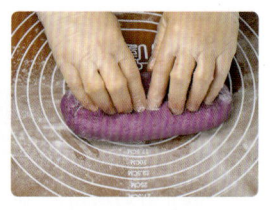

8. 从两边收面团口，将面团口收在一边。

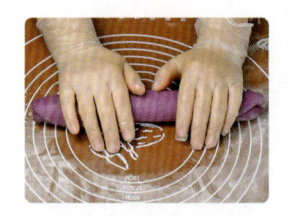

9. 将面团搓成长条状，粗细和擀面杖差不多大小，表面揉搓光滑。

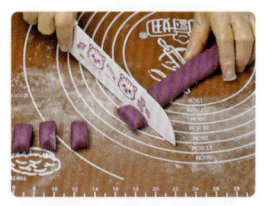

10. 用刀将面团条切成两指宽的面剂，类似馒头面胚。

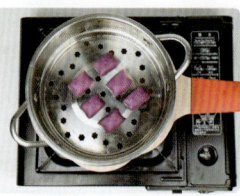

11. 起锅烧水，待水开后将切好的馒头放在蒸笼上，蒸制15分钟后出锅装盘。

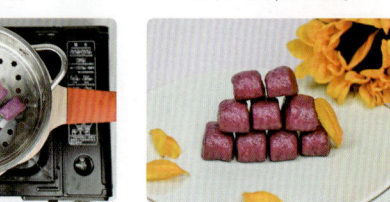

12. 紫薯馒头制作完成。

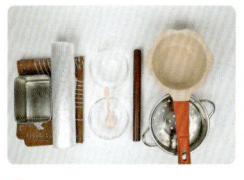

第六章　13至24月龄幼儿条块、球块状辅食制作

奶黄包

① 准备工具：奶锅1口、蒸笼1个、擀面杖1根、碗2个、勺子1把、保鲜膜1卷、耐高温蒸碗1个、和面垫1张。

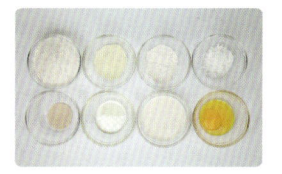

② 准备原材料：面粉150g、酵母1.5g、配方奶或牛奶80ml、鸡蛋配方奶或牛奶100ml、奶粉20g、低筋面粉20g、淀粉15g、花生油20g、玉米淀粉10g。

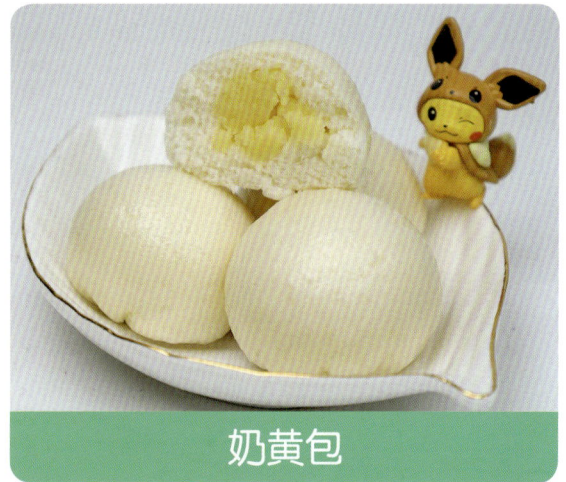

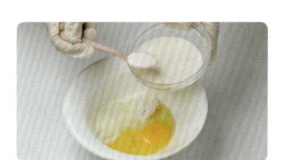

③ 奶黄馅制作：将鸡蛋、奶粉、玉米淀粉装入一个碗中待用。牛奶分多次调入碗中搅拌至无颗粒的糊状。

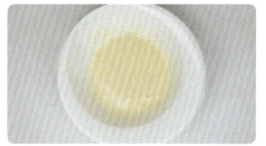

④ 调成糊状的面糊中没有细小颗粒。

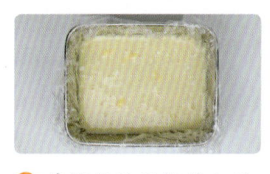

⑤ 将调好的面糊放入耐温蒸碗中，用保鲜膜密封，准备上锅蒸制。

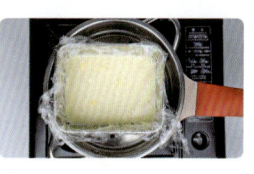

⑥ 起锅烧水，水开后将面糊放在蒸笼上蒸制。

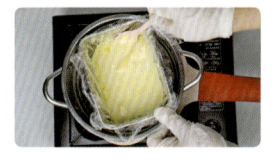

⑦ 蒸5分钟后取出，用勺子翻一下。

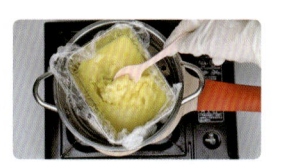

⑧ 蒸15分钟后取出，将花生油拌入面糊中，搅拌均匀。

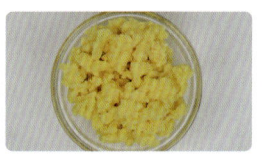

⑨ 搅拌均匀后放凉待用。

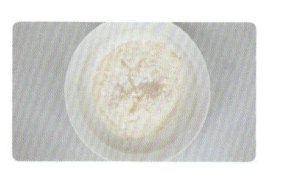

⑩ 在盆中加面粉、酵母、牛奶调成雪花状，再和成面团。

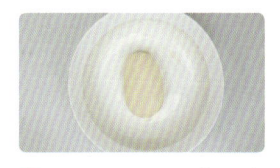

⑪ 和好的面团放在盆中醒发10分钟。

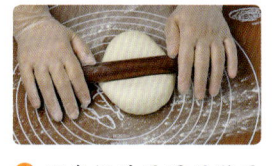

⑫ 醒发好的面团用擀面按压排气（一定要将空气按压干净）。

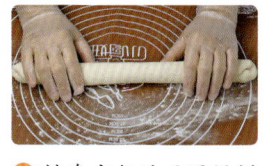

⑬ 排净空气的面团揉搓成长条待用。

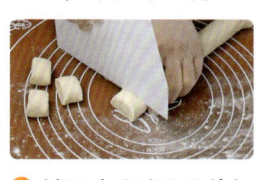

⑭ 搓好的面团用面挂切成30g左右的面剂。

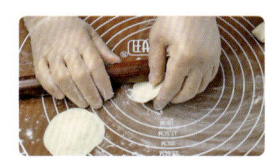

⑮ 将面剂用擀面杖擀成面皮待用。

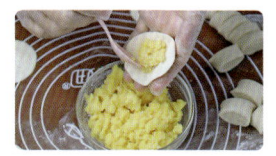

⑯ 蒸好的奶黄馅用面皮包上，包成圆形。

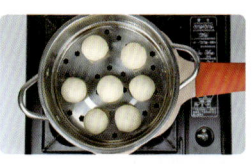

⑰ 起锅烧水，待水开后将包好的奶黄包放入蒸笼中蒸15分钟。

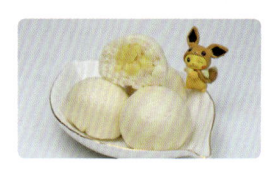

⑱ 蒸好的奶黄包起锅装盘。

银耳雪梨松饼

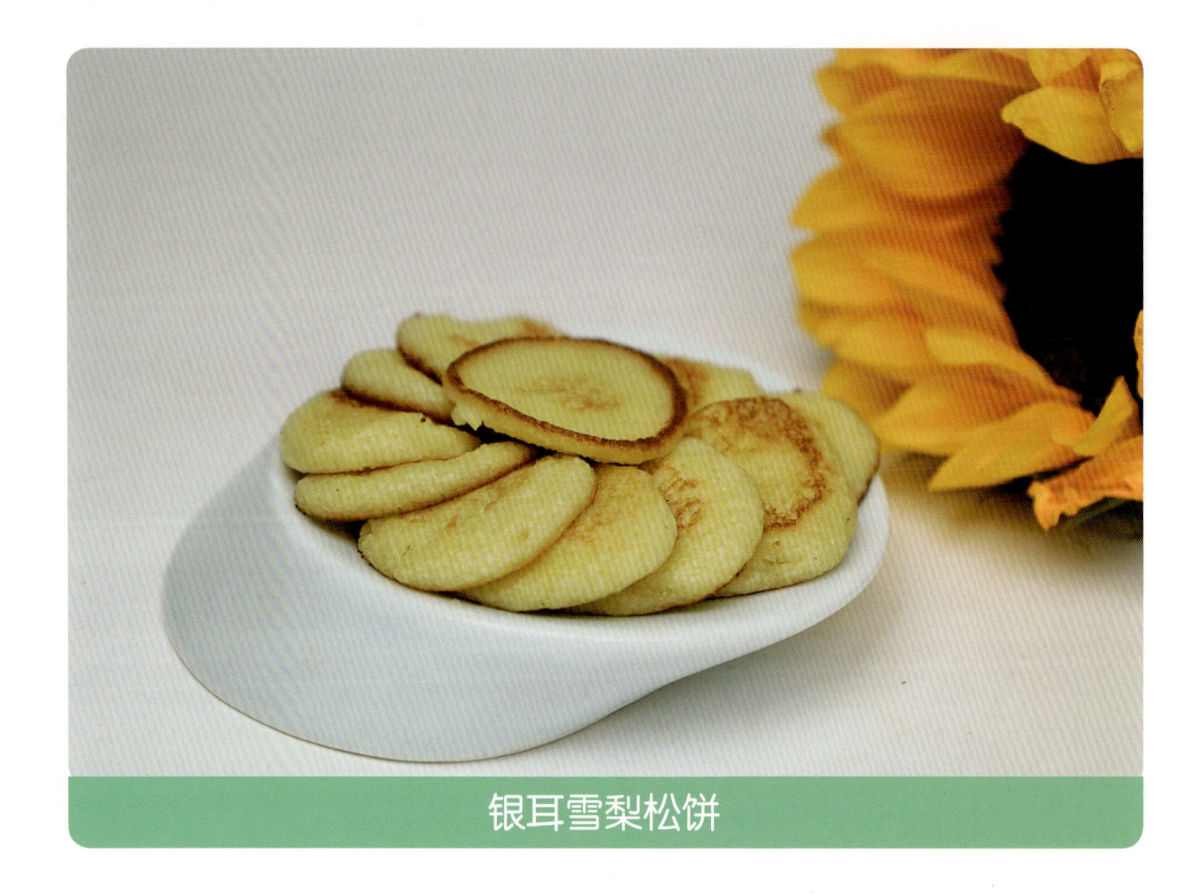

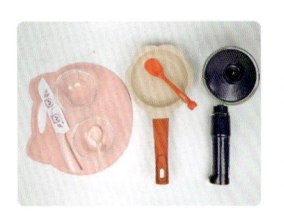

1. 准备工具：料理机1台、奶锅1口、炒勺1把、碗2个、菜刀1把、菜板1个。

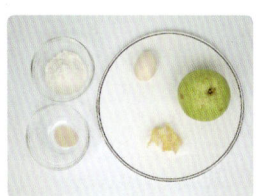

2. 准备原材料：银耳10g、面粉150g、雪梨100g、鸡蛋40g、面粉60g、酵母粉1g。

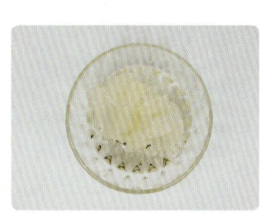

3. 银耳提前30分钟用冷水泡发，泡发后将泥沙杂质清理干净待用。

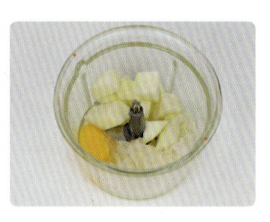

4. 将雪梨改刀切成小块待用。将银耳、雪梨、鸡蛋放入料理机中。

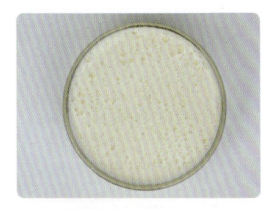

5. 用料理机将其全都打成糊状。

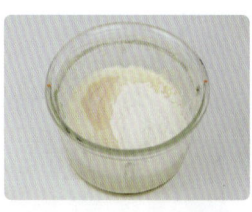

6. 在打好的面糊中加入面粉、酵母搅拌均匀（不要搅出面筋）。

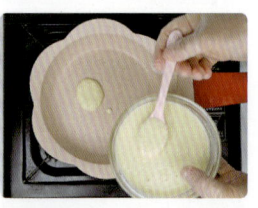

7. 起锅，将锅烧至温热，保持锅内温度，用勺子将调好的面糊舀在锅中，慢慢将面糊煎成饼状。

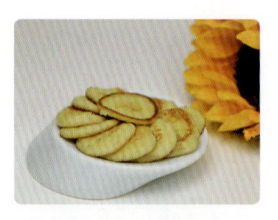

8. 银耳雪梨松饼制作完成。

第六章 13 至 24 月龄幼儿条块、球块状辅食制作

香甜玉米饼

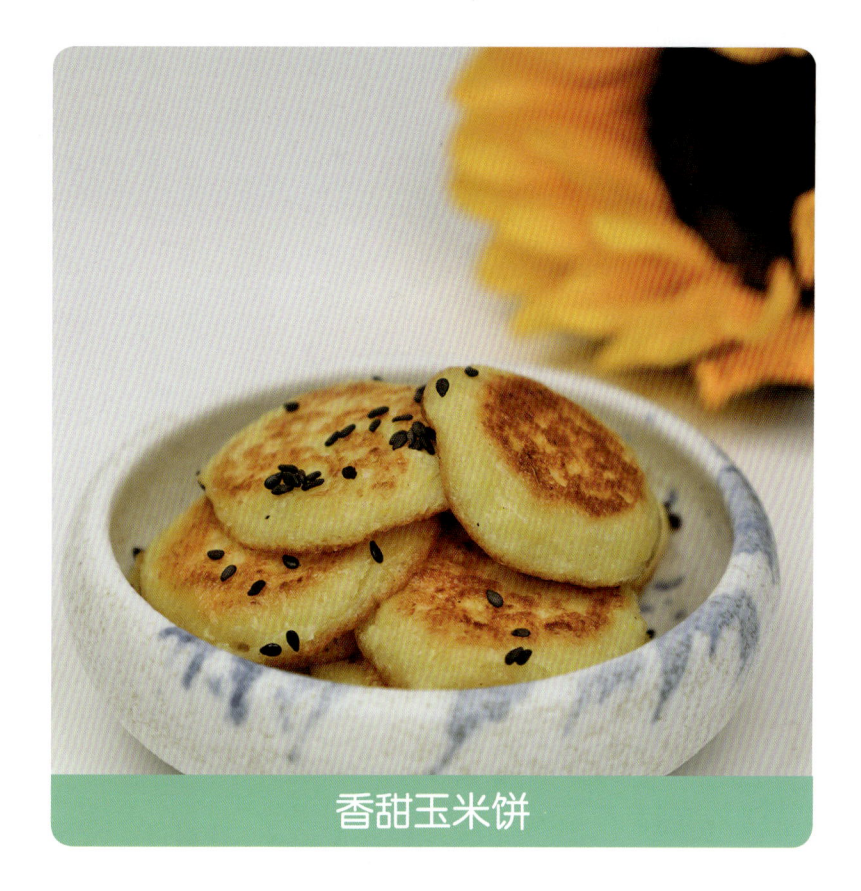

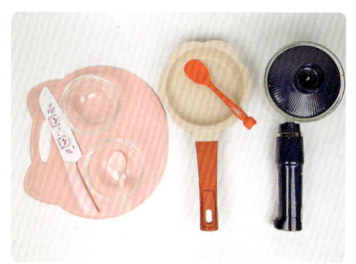

① 准备工具：菜板 1 个、菜刀 1 把、碗 2 个、奶锅 1 口、炒勺 1 把、料理机 1 台。

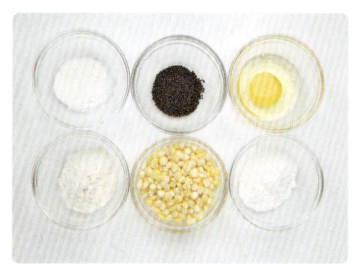

② 准备原材料：玉米 150g、糯米粉 25g、面粉 35g、鸡蛋 40g、白糖 10g、黑芝麻 1g。

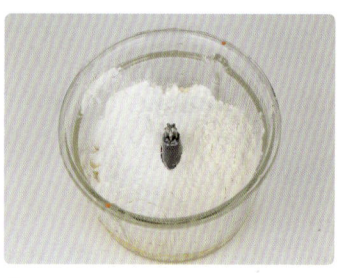

③ 将除黑芝麻外的所有原料全部加入料理机中。

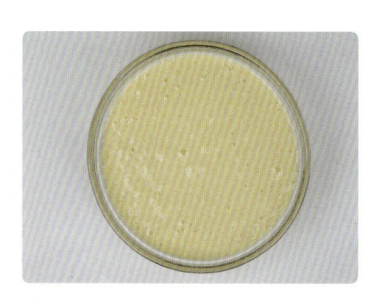

④ 制成玉米面糊。

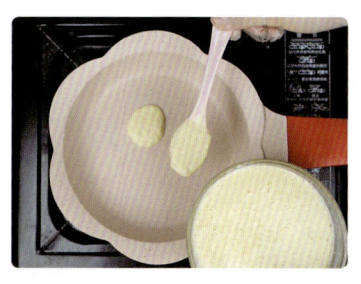

⑤ 在锅中预热后加入一汤匙制好的玉米面糊，用勺子尽量整成圆形，撒上黑芝麻，煎成饼。

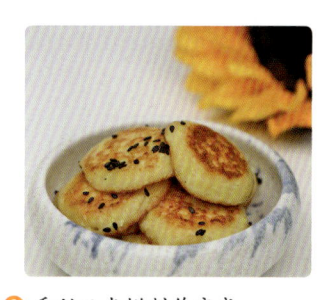

⑥ 香甜玉米饼制作完成。

香菇豆腐饼

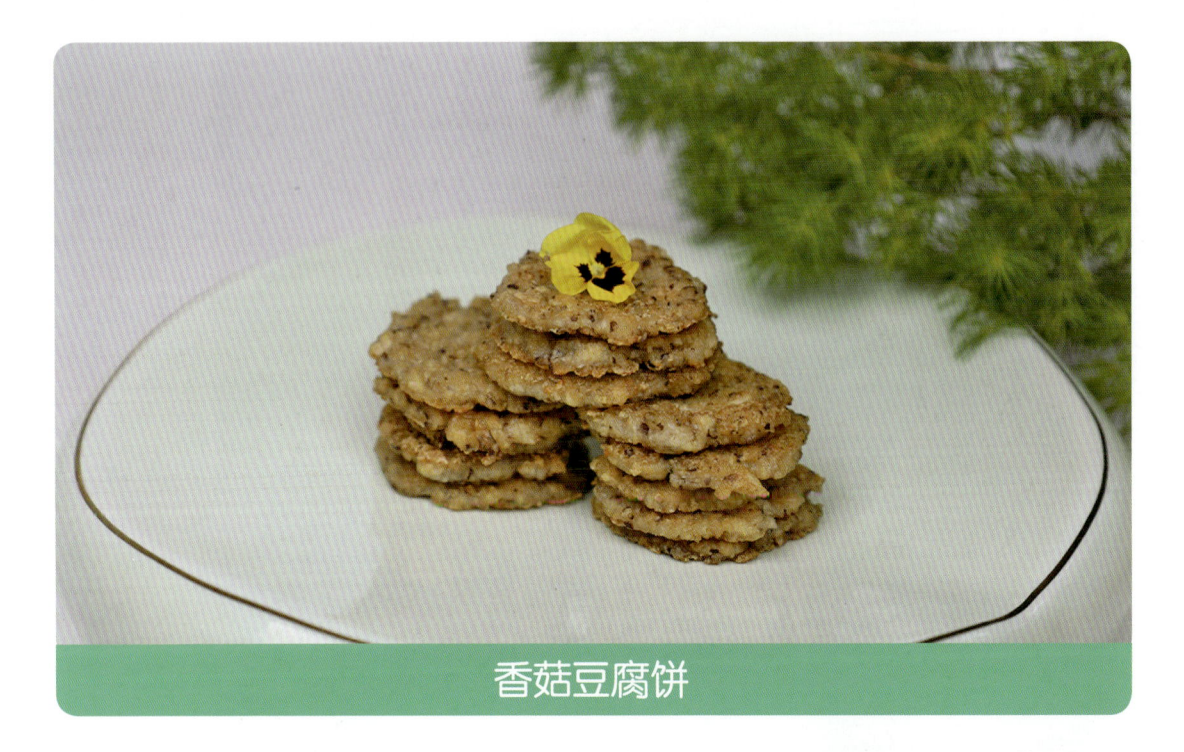

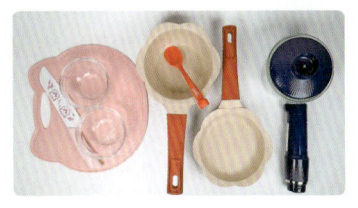

❶ 准备工具：菜板 1 个、菜刀 1 把、碗 2 个、奶锅 2 口、料理机 1 台、炒勺 1 把。

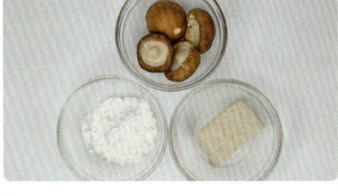

❷ 准备原材料：老豆腐 100g、鲜香菇 50g、淀粉 30g。

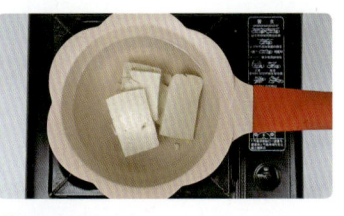

❸ 将豆腐洗净后切成片，加入沸水锅中焯水 1 分钟，捞出沥干水分。

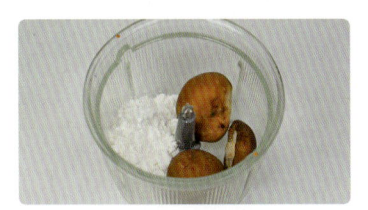

❹ 在料理机中加入香菇、淀粉搅打成碎。

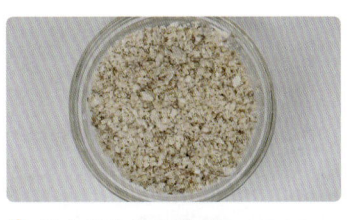

❺ 将香菇淀粉碎装碗。

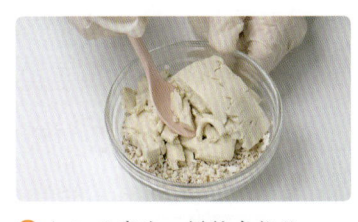

❻ 加入豆腐块，搅拌成糊状。

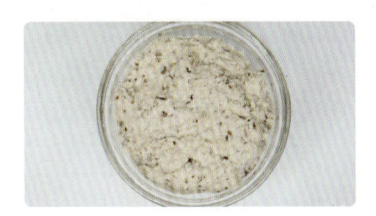

❼ 豆腐香菇糊装碗待用。

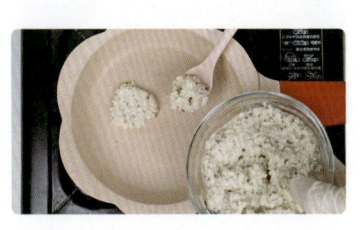

❽ 在锅中用勺子舀适量豆腐香菇糊，放入锅内整成饼状，煎 1 分钟后翻面至两面金黄。

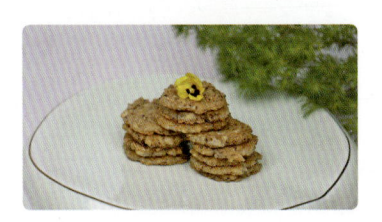

❾ 香菇豆腐饼制作完成。

第六章　13 至 24 月龄幼儿条块、球块状辅食制作

菌香牛肉饼

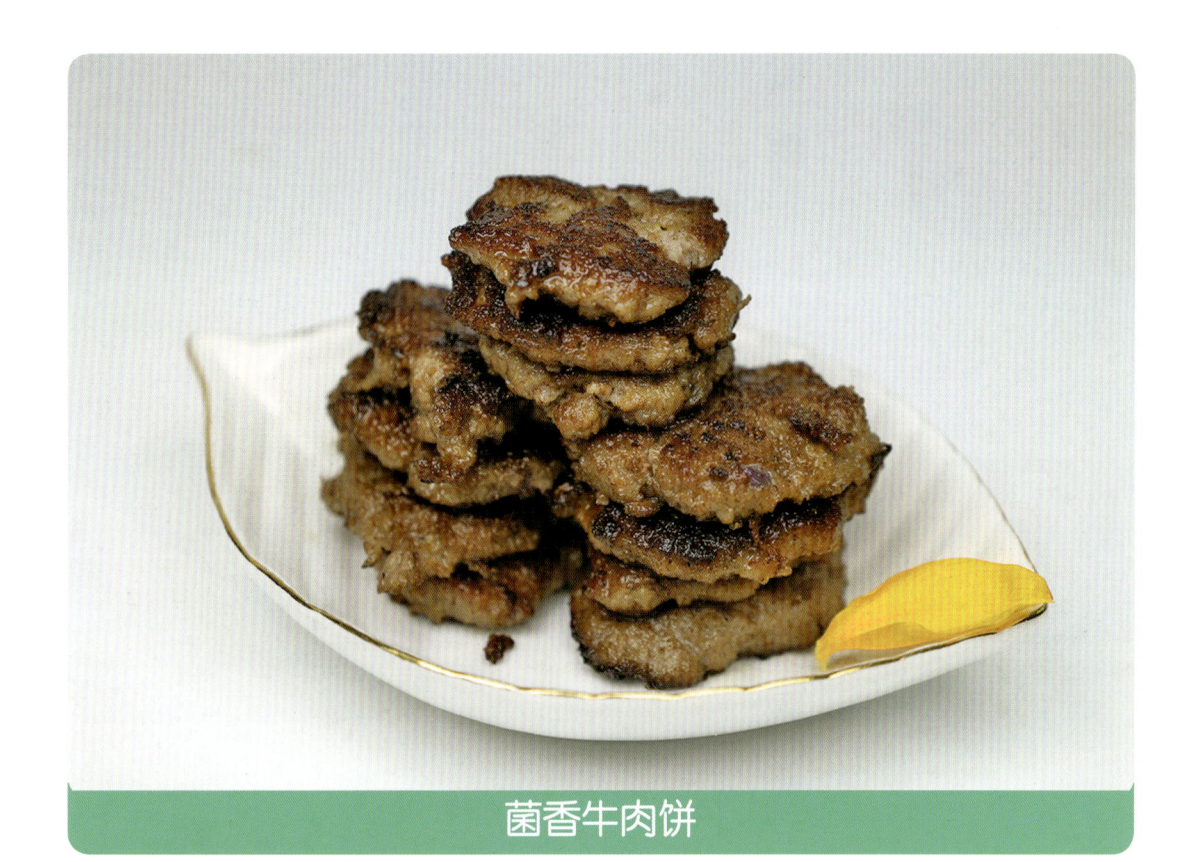

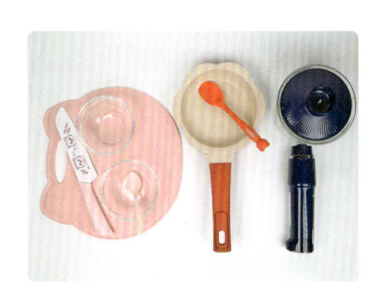

❶ 准备工具：菜板1个、菜刀1把、碗2个、奶锅1口、炒勺1把、料理机1台。

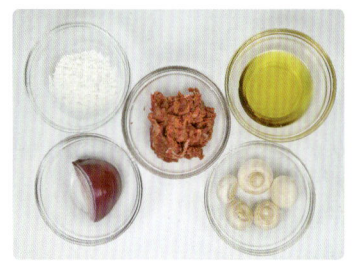

❷ 装备原材料：牛肉100g、口蘑50g、紫洋葱四分之一、油适量（约60g）、淀粉20g。

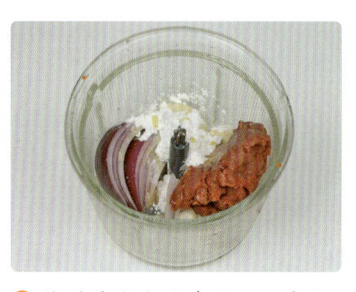

❸ 将洋葱去皮洗净改刀，牛肉、口蘑洗净改刀成小块。

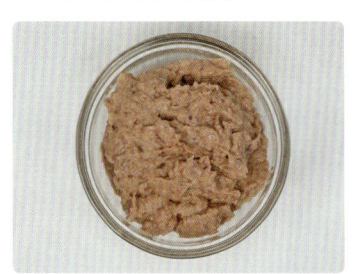

❹ 将牛肉、口蘑、洋葱一起放入料理机中，搅打成均匀的牛肉馅。

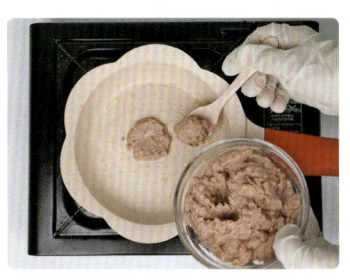

❺ 在锅底倒入少许油，加入适量肉馅，团成丸子，放入锅内，用勺子将肉丸压平成饼状，每面煎1分钟左右至两面金黄。

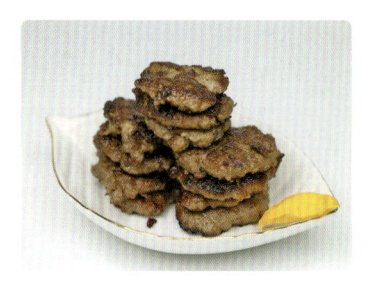

❻ 菌香牛肉饼制作完成。

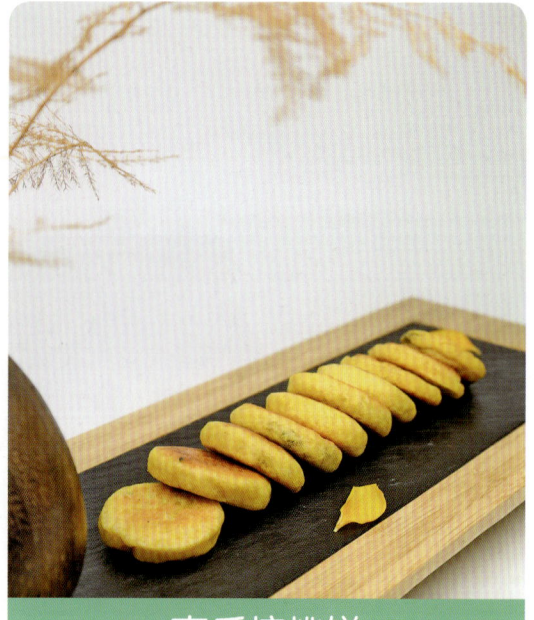

南瓜核桃饼

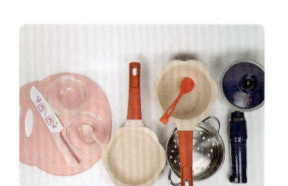

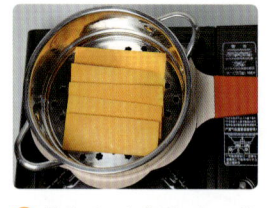

1. 准备工具：菜板1个、菜刀1把、碗2个、奶锅2口、蒸笼1个、炒勺1把、料理机1台。
2. 准备原材料：南瓜150g、面粉200g、油15g、酵母粉2g、核桃仁15g、黑芝麻15g、白糖10g。
3. 将切好的南瓜放入蒸笼中蒸制成熟。
4. 南瓜用料理机搅打成南瓜泥待用。
5. 在南瓜泥中加入面粉、油、酵母粉，揉成光滑的面团。
6. 将面团放入盆中，盖上盖子，放在室温中发酵30分钟。
7. 将核桃仁、白糖、黑芝麻放入料理机中搅打成末。
8. 芝麻核桃馅料制作完成，装碗待用。
9. 将发好的面团搓成条。
10. 用刀将面团条分成每个约3g的剂子。
11. 将剂子搓成圆球。
12. 将面团圆球压成饼状。
13. 在圆饼中心包入芝麻核桃馅料。
14. 用包包子的手法将口收紧，并压平成饼状。
15. 锅烧热，开小火，放入南瓜饼，每面烙约1分钟后翻面，至两面烙至金黄。
16. 南瓜核桃饼制作完成。

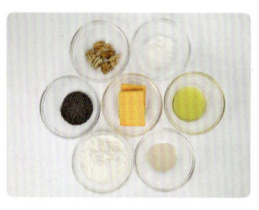

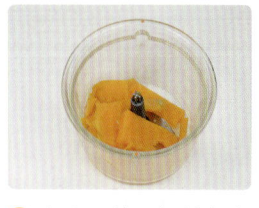

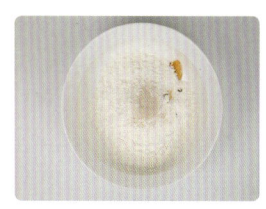

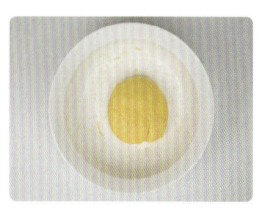

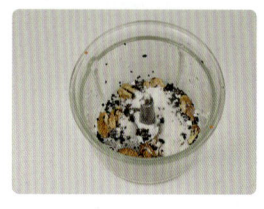

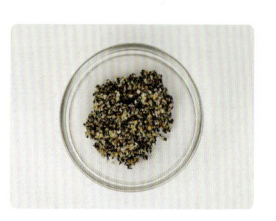

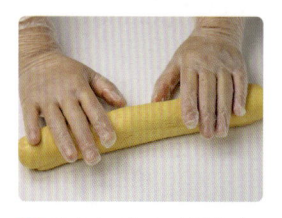

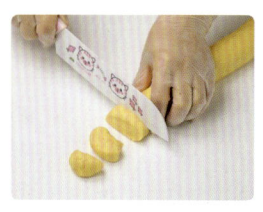

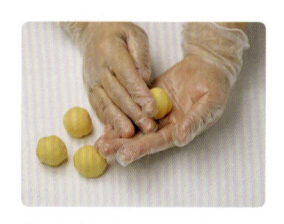

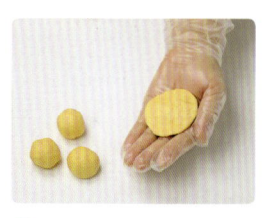

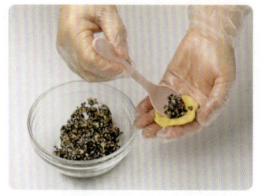

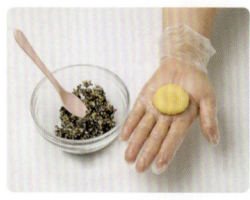

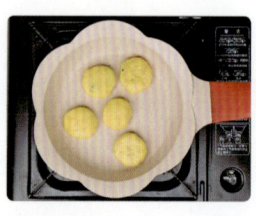

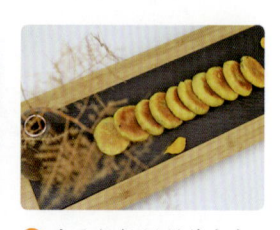

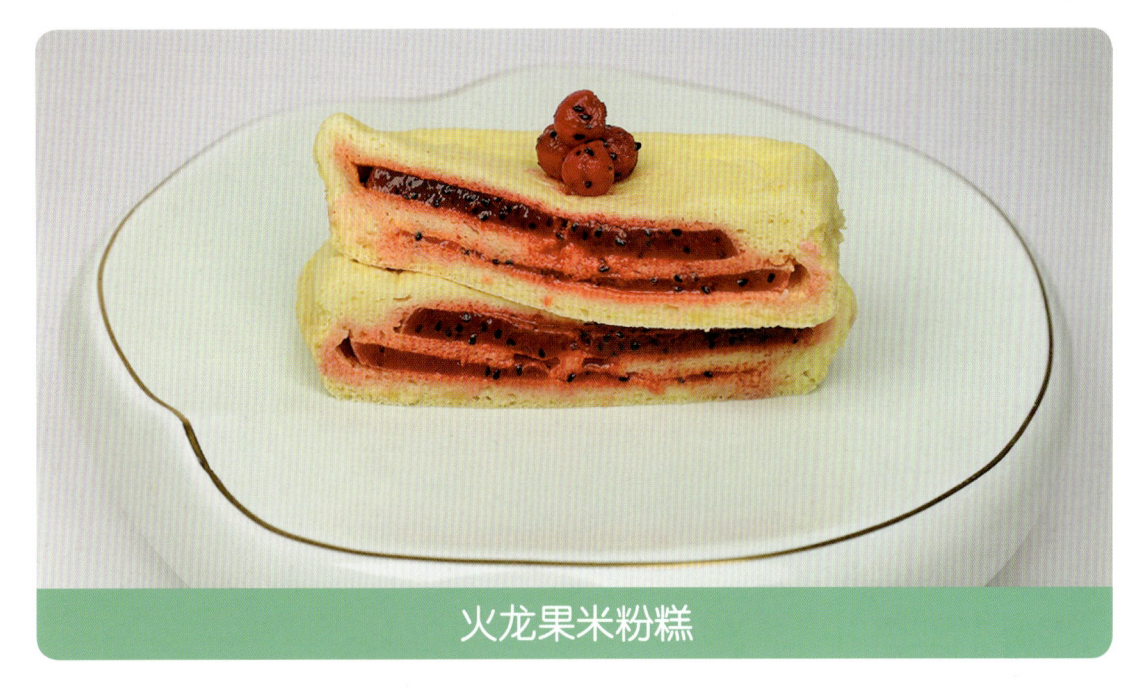

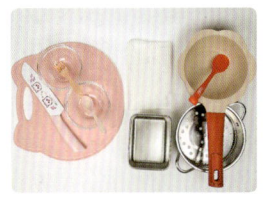

第六章　13至24月龄幼儿条块、球块状辅食制作

火龙果米粉糕

❶ 准备工具：奶锅1口、蒸笼1个、炒勺1把、吸油纸1张、碗2个、油刷1把、勺子1把、菜刀1把、菜板1个、耐高温蒸碗1个。

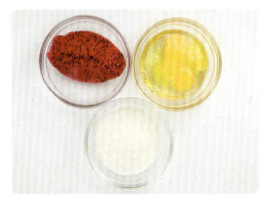

❷ 准备原材料：鸡蛋2个、米粉25g、火龙果100g。

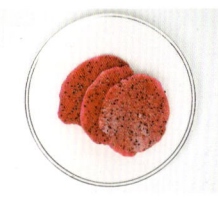

❸ 将火龙果洗净去皮改刀切成0.5cm厚的片状待用。

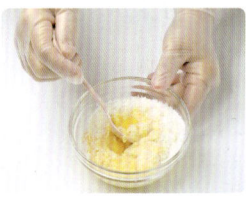

❹ 将米粉和鸡蛋混合搅拌均匀。

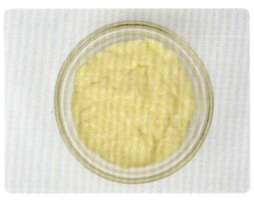

❺ 搅拌均匀至米粉无细腻颗粒。

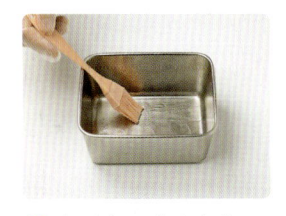

❻ 在耐高温蒸碗底部刷油。

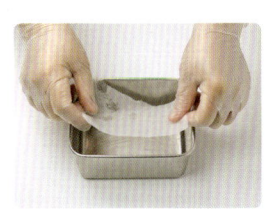

❼ 在碗底垫上吸油纸。

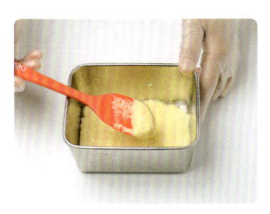

❽ 在底部均匀铺上一层米粉糊（一定要铺均匀）。

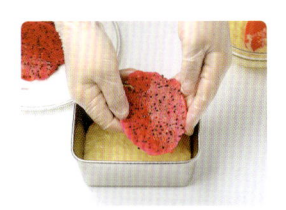

❾ 在铺好的米粉糊上均匀放上一层火龙果片。

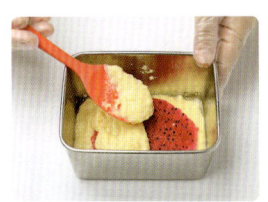

❿ 在火龙果片上均匀铺上一层米粉糊。

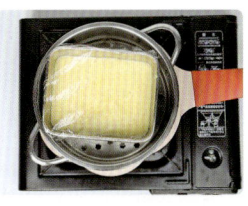

⓫ 用保鲜膜将米粉糊密封，起锅烧水，待水开后上锅蒸制30分钟，关火再闷5分钟。

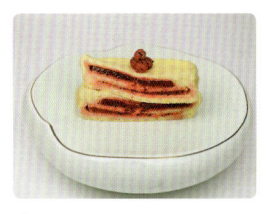

⓬ 将蒸制好的米粉糕起锅，切成需要的大小。

玉米发糕

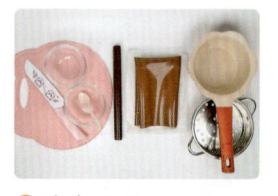

❶ 准备工具：奶锅1口、蒸笼1个、和面垫1张、擀面杖1根、碗2个、菜刀1把、菜板1个、吸油纸、勺子1把。

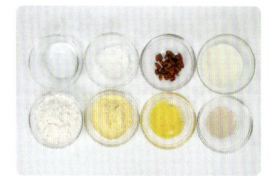

❷ 准备原材料：玉米粉80g、开水80g、面粉160g、白糖10g、酵母2.5g、鸡蛋1个、牛奶30g、蔓越莓干20g。

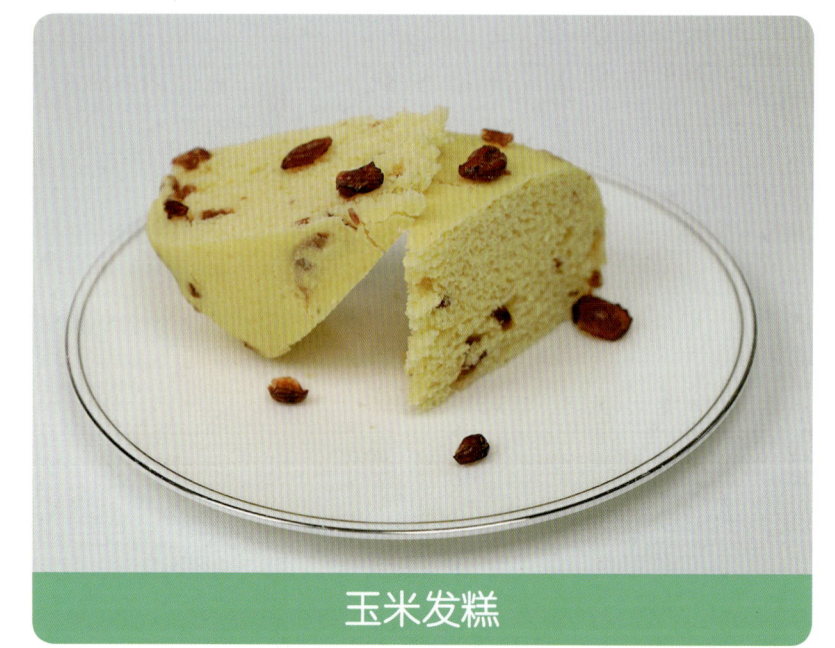

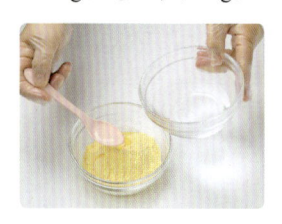

❸ 用开水将玉米粉烫熟待用（一边加开水一边搅拌，避免玉米粉成熟不均匀）。

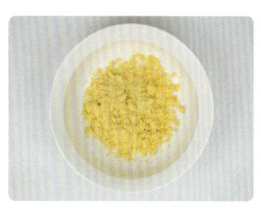

❹ 将烫好的玉米粉晾凉。

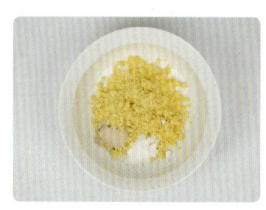

❺ 在晾凉的玉米粉中加入酵母、白糖混合。

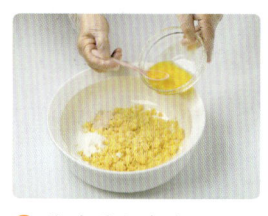

❻ 将鸡蛋分多次调入玉米粉中搅拌均匀。

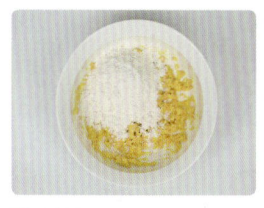

❼ 搅拌均匀后加入面粉。

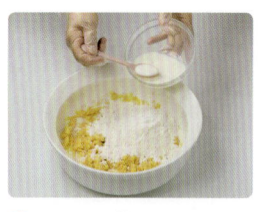

❽ 再加入牛奶和匀，先和成雪花状，再和成面团。

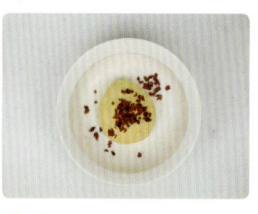

❾ 在和好的面团中加入蔓越莓干再和匀，放一边醒发10分钟。

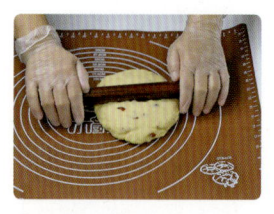

❿ 醒发好的面团用擀面杖擀压排气。

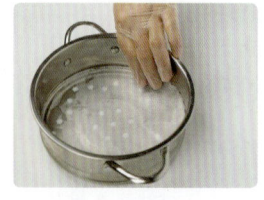

⓫ 在蒸笼底部刷油铺上油纸。

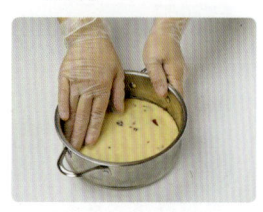

⓬ 将擀压排气的面团放入蒸笼按压至厚薄均匀。

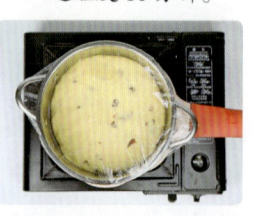

⓭ 起锅烧水，待水开后将发糕上笼蒸制20分钟，关火焖5分钟。

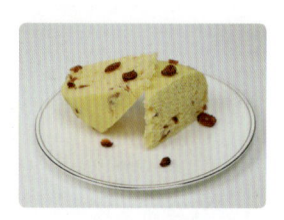

⓮ 将蒸好的发糕取出切成所需要的大小。

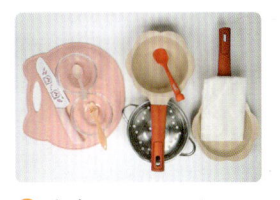

第六章 13 至 24 月龄幼儿条块、球块状辅食制作 125

蔬菜小蒸包

❶ 准备工具：奶锅 2 口、吸油纸 1 张、炒勺 1 把、蒸笼 1 个、碗 2 个、勺子 1 把、油刷 1 把、菜刀 1 把、菜板 1 个。

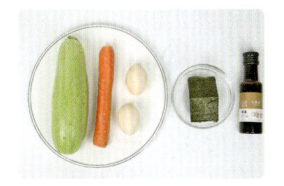

❷ 准备原材料：胡萝卜 50g、西葫芦 50g、海苔 15g、鸡蛋 2 个、馄饨皮 80g、辅食油适量（约 10g）。

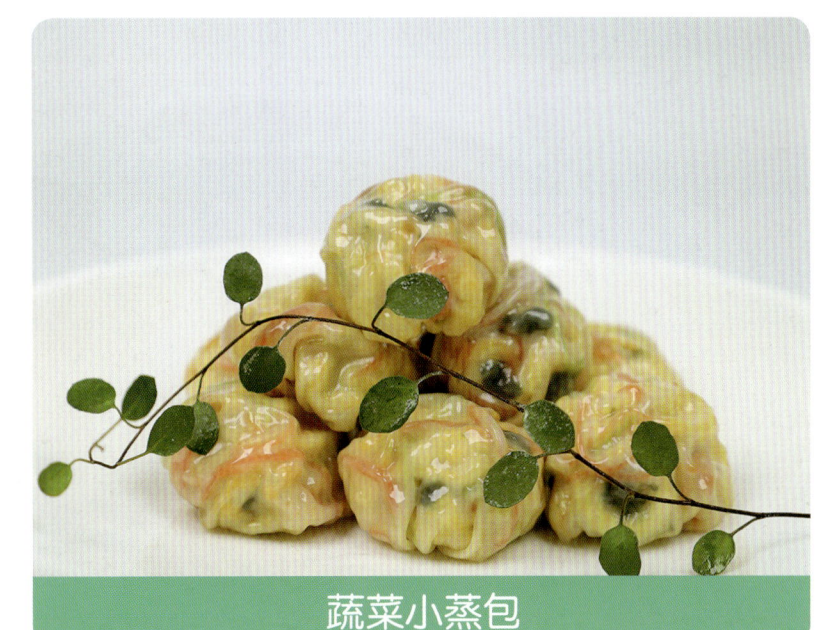

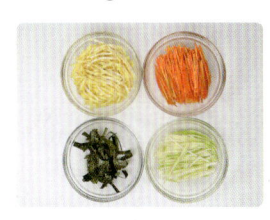

❸ 馅心制作：将鸡蛋先摊成蛋皮切成丝，再将胡萝卜切成细丝，西葫芦切成细丝，海苔切成细丝。

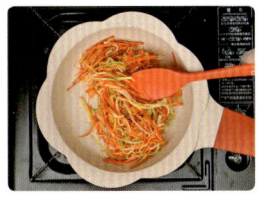

❹ 起锅放入少量油，将胡萝卜、西葫芦先放入锅中炒至断生。

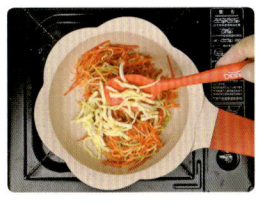

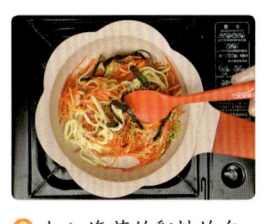

❺ 加入鸡蛋丝。

❻ 加入海苔丝翻炒均匀。

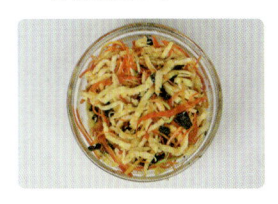

❼ 将炒好后的馅心起锅放入碗中晾凉。

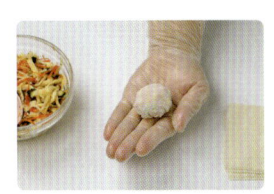

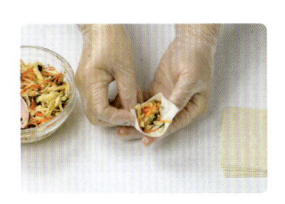

❽ 将其包成圆形。

❾ 右手拿皮，左手从一头向另一头捏紧。

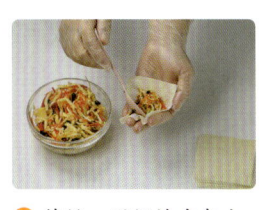

❿ 将馅心用馄饨皮包上。

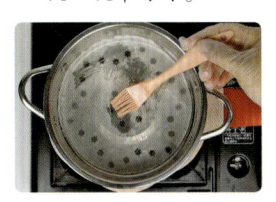

⓫ 在蒸笼垫上吸油纸刷油。

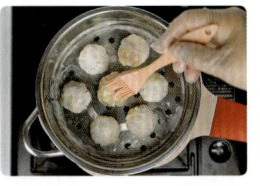

⓬ 将包好的包子放在蒸笼中，在每个蒸包表面刷油。

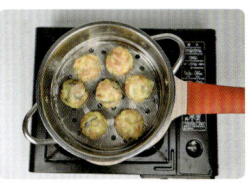

⓭ 起锅烧水，待水开后将包好的蒸包上笼蒸制 15 分钟。

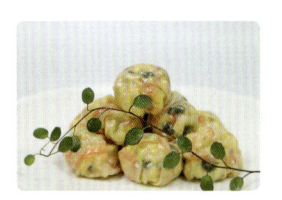

⓮ 将蒸好的蒸包起锅装盘。

迷你小汤圆

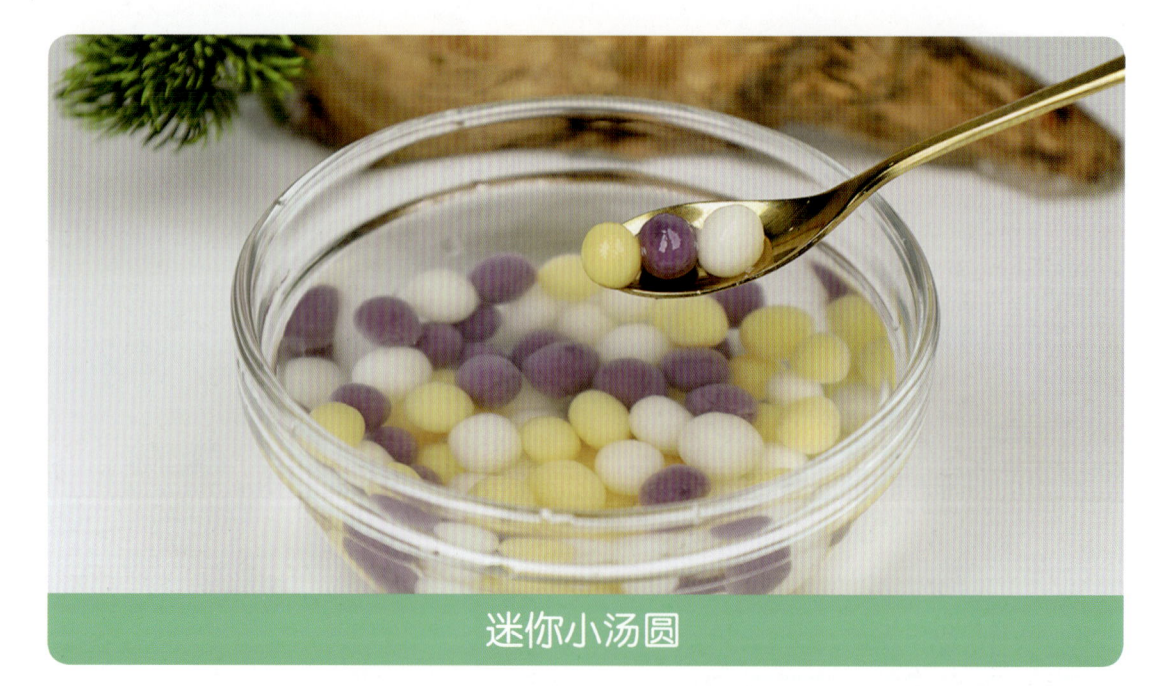

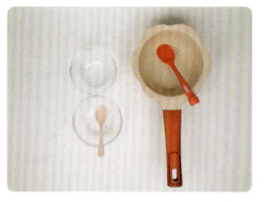

① 准备工具：奶锅 1 口、碗 2 个、汤勺 1 把、炒勺 1 把。

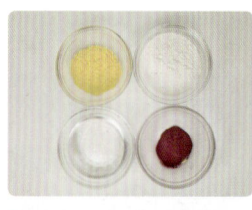

② 准备原材料：紫薯粉 10g、玉米粉 20g、糯米粉 100g、清水 105g。

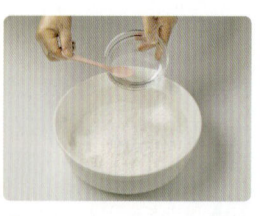

③ 将糯米粉装入干净的碗中，加入 80g 清水，揉成表面光滑的糯米团。

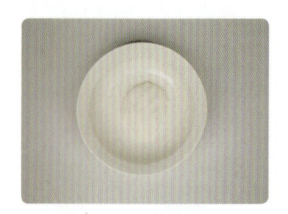

④ 和好的面团放一边。

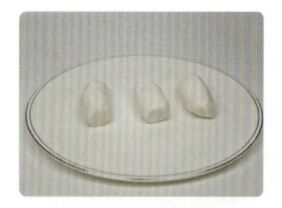

⑤ 将糯米团平均分成 3 等份（每份约 60g）。

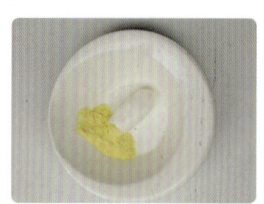

⑥ 取 60g 的糯米团装入干净碗中。

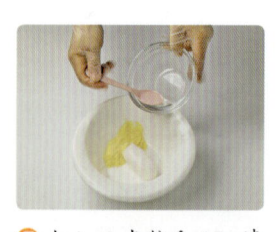

⑦ 加入玉米粉和 15g 清水，揉成表面光滑的黄色玉米团。

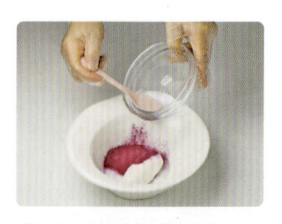

⑧ 取 60g 的糯米团装入干净碗中，加入紫薯粉和 10g 清水，揉成表面光滑的紫色团。

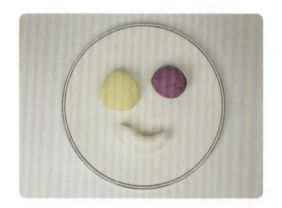

⑨ 将三种面团装盘。

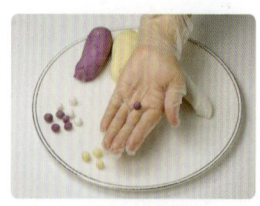

⑩ 将三种面团分别搓成约 1g 大的小圆球。

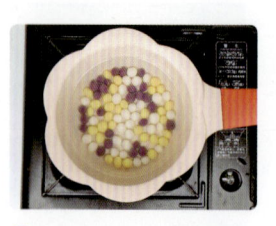

⑪ 起锅，加入水烧沸。加入三色小圆球煮熟。

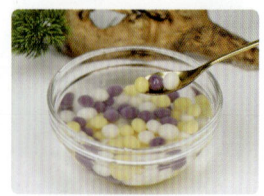

⑫ 迷你小汤圆制作完成。

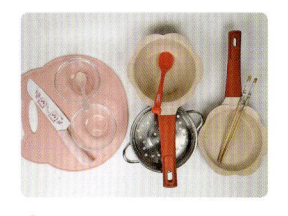

第六章 13至24月龄幼儿条块、球块状辅食制作

香菇猪肉蒸蛋饺

❶ 准备工具：奶锅2口、筷子1双、炒勺1把、蒸笼1个、碗2个、勺子1把、菜刀1把、菜板1个。

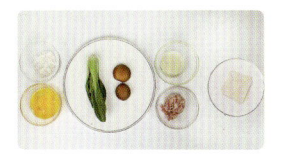

❷ 准备原材料：猪肉馅70g、上海青10g、香菇2朵、蛋清20g、鸡蛋1.5个、低筋面粉12g。

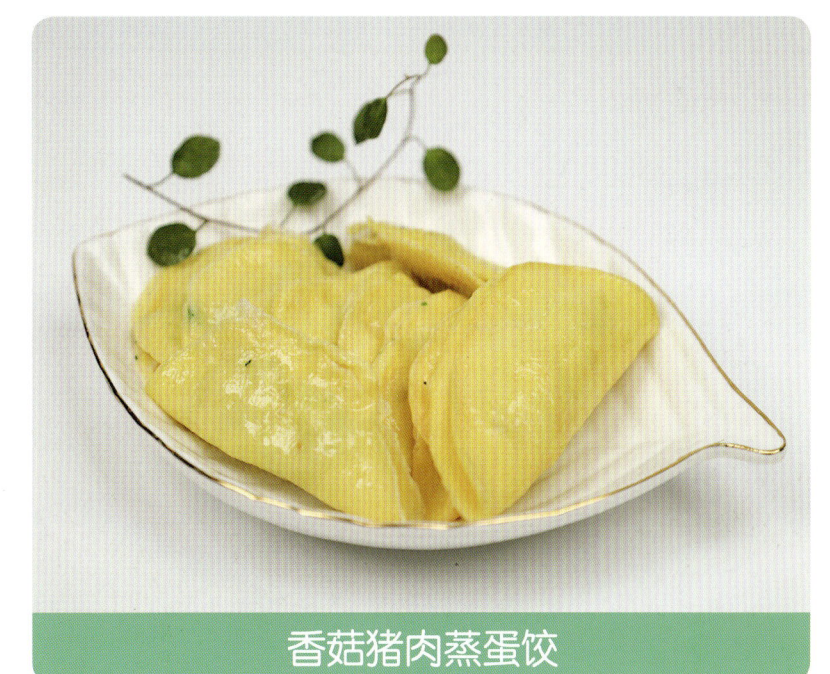

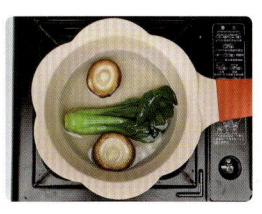

❸ 起锅烧水，水开后将香菇和上海青放入锅中汆水至成熟。

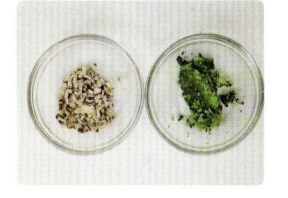

❹ 汆熟后将香菇、上海青切成小丁。

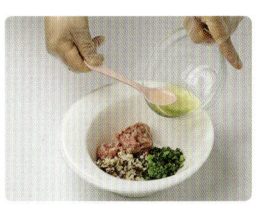

❺ 在碗中放入猪肉末，加入香菇丁、上海青末，加入鸡蛋清混合搅拌均匀。

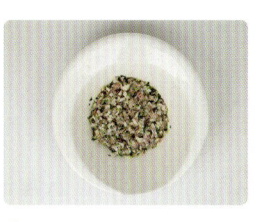

❻ 将搅拌均匀后的馅心放在一边待用。

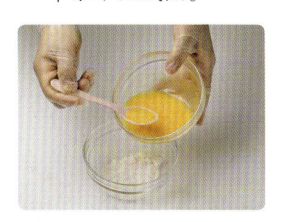

❼ 在面粉中加入鸡蛋。

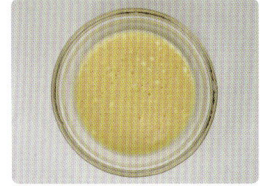

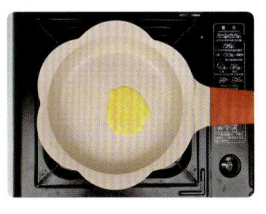

❽ 将其搅打均匀。

❾ 起锅保持锅内温热，将调好的鸡蛋液舀在锅中摊制成蛋皮。

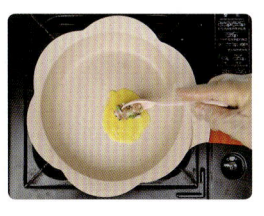

❿ 待蛋皮成型后舀上一勺馅心在蛋皮上。

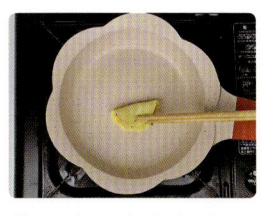

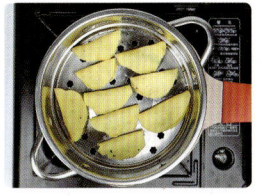

⓫ 用筷子将蛋皮对折，将馅心包在其中。

⓬ 起锅烧水，待水开后将蛋饺上笼蒸制8分钟。

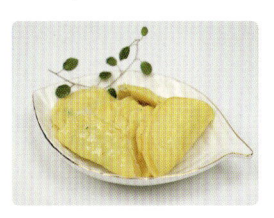

⓭ 将蒸好的蛋饺起锅装盘。

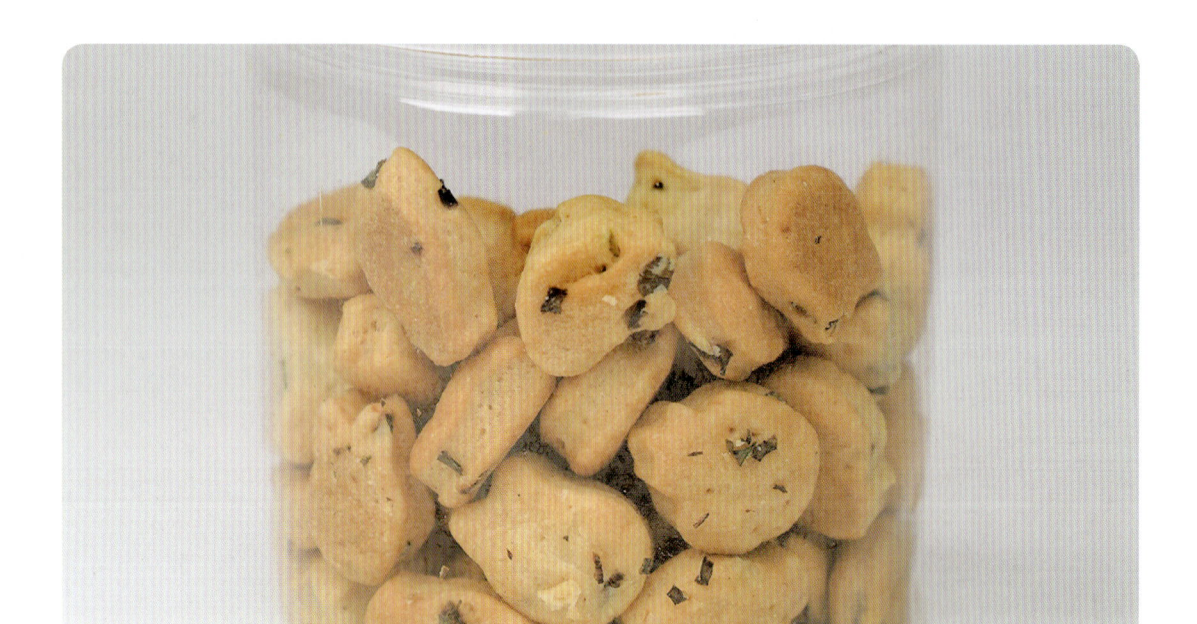

葱香小饼干

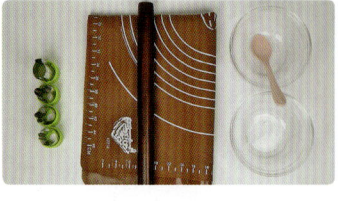

① 准备工具：碗 2 个、勺子 1 把、擀面杖 1 根、和面垫 1 张、模具、牙签若干。

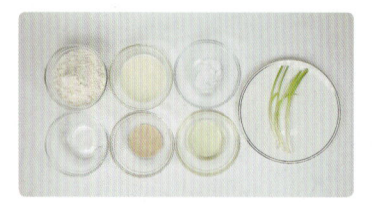

② 准备原材料：低筋面粉 135g、牛奶 75g、苏打粉 0.9g、盐 1g、酵母 3.6g、小葱 15g、玉米油 24g。

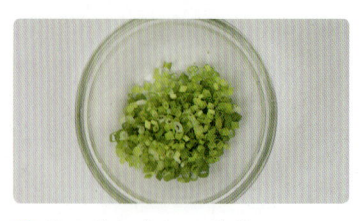

③ 将小葱切成细小葱花。

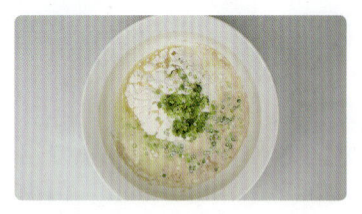

④ 将所有原料一起加入碗中，揉成面团。

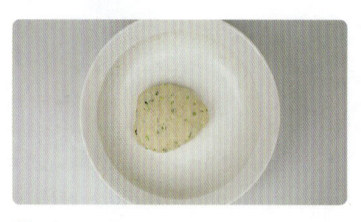

⑤ 盖上保鲜膜，静置醒发 20 分钟。

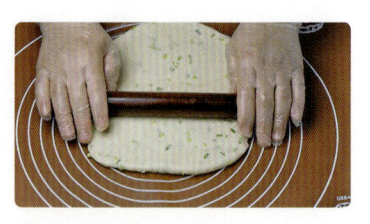

⑥ 把醒发好的面团擀成约 0.5cm 厚的饼状。

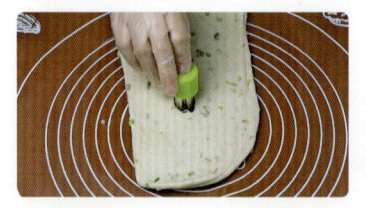

⑦ 用模具在面饼上压出造型，用牙签在压好的造型上扎孔。

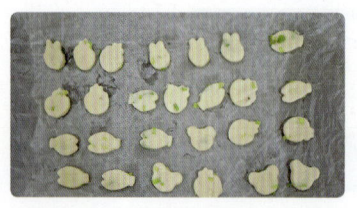

⑧ 放在铺上油纸的烤盘上，烤箱 175 度预热后烤 15 分钟，至微黄即可。

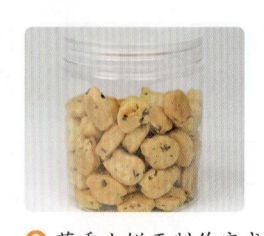

⑨ 葱香小饼干制作完成。

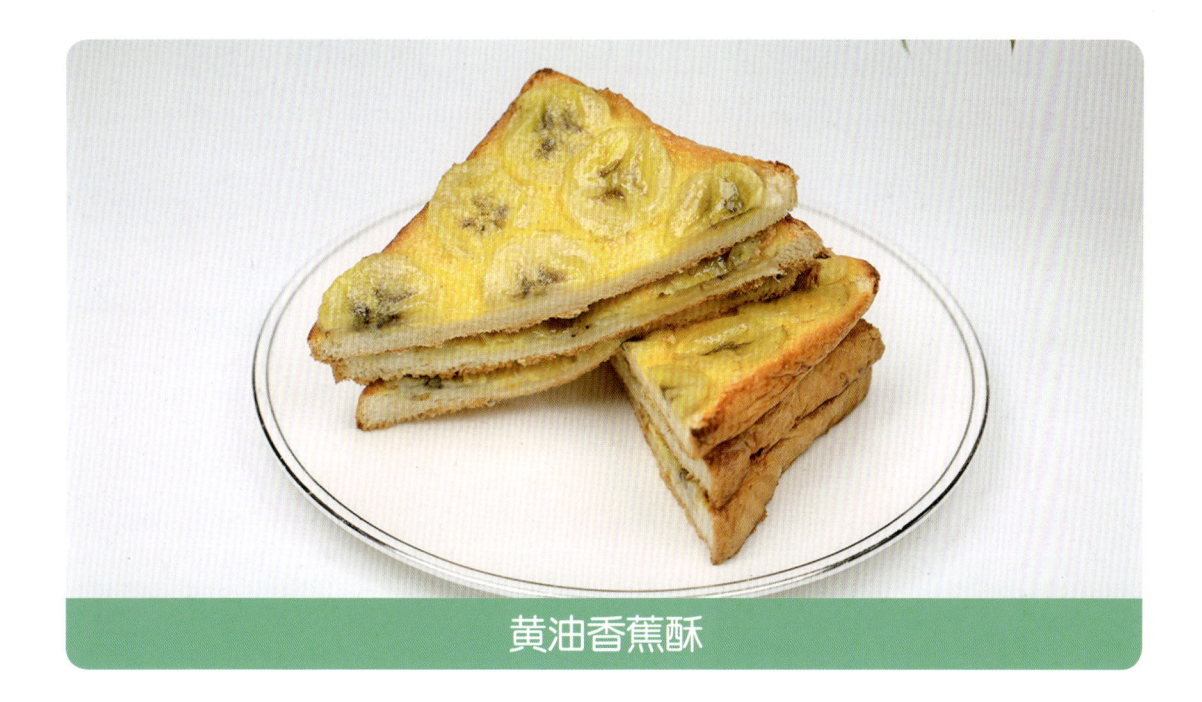

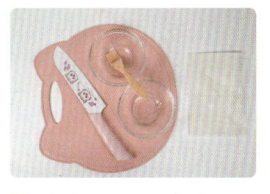

第六章　13 至 24 月龄幼儿条块、球块状辅食制作

黄油香蕉酥

❶ 准备工具：吸油纸 1 张、碗 2 个、油刷 1 把、菜刀 1 把、菜板 1 个。

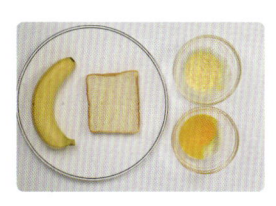

❷ 准备原材料：吐司 1 片、香蕉 1 根、鸡蛋 1 个、黄油 12 克。

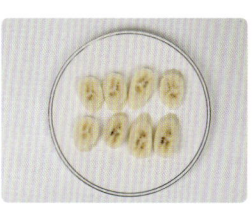

❸ 香蕉去皮切成 0.5cm 厚的片待用。

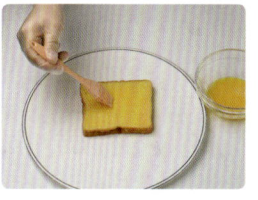

❹ 吐司片上均匀涂抹黄油。

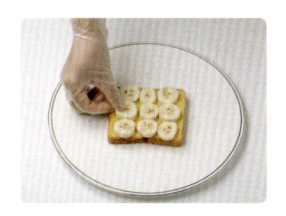

❺ 将切好的香蕉片均匀铺在吐司片上。

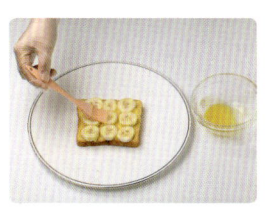

❻ 铺上香蕉的吐司再次刷上一层黄油。

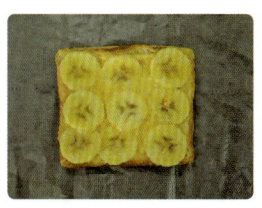

❼ 烤箱提前预热，上火 190 度，底火 120 度，将半成品放入烤箱烤制 10 分钟即可。

燕麦菠菜鱼丸

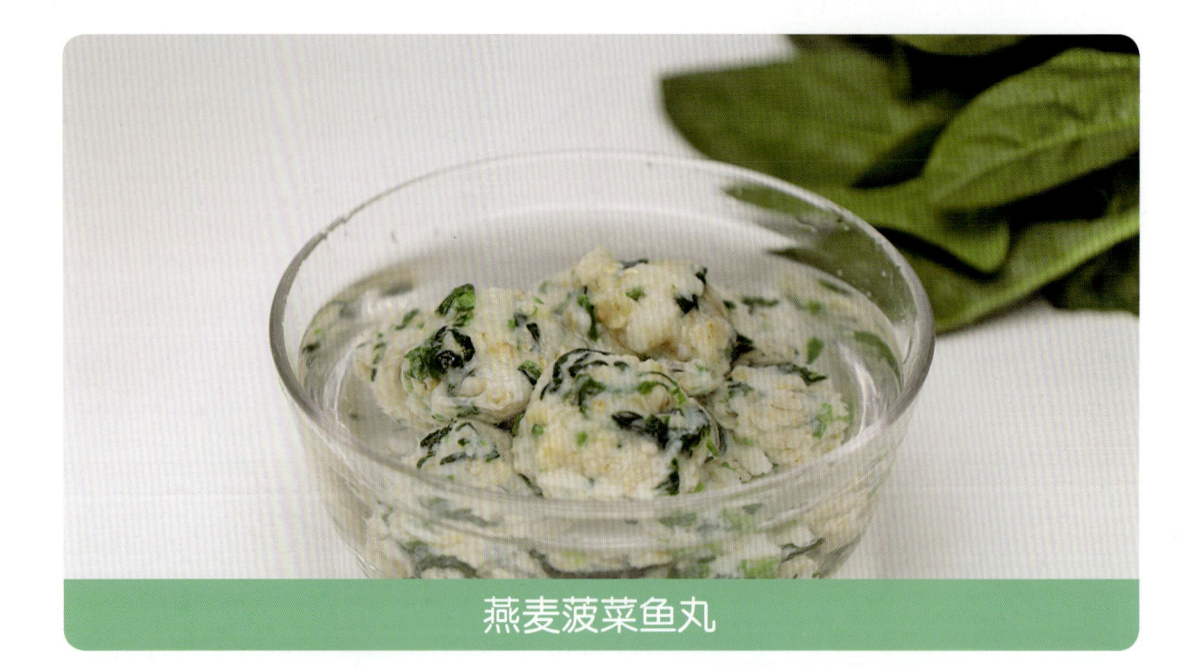

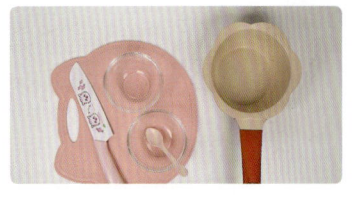

① 准备工具：菜板1个、菜刀1把、碗2个、汤勺1把、奶锅1口。

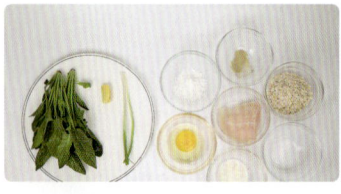

② 准备原材料：巴沙鱼肉150g、速食燕麦片50g、菠菜50g、鸡蛋1个、淀粉20g、盐1g、白胡椒1g、料酒5g、小葱5g、生姜5g。

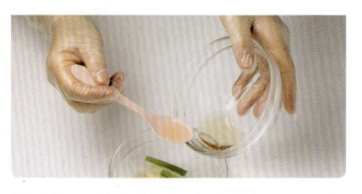

③ 将巴沙鱼解冻后洗净，沥干水分，装入碗中加小葱、生姜、料酒码味腌制15分钟。

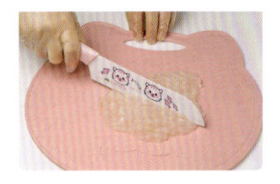

④ 用菜刀将鱼肉剁成细泥状。

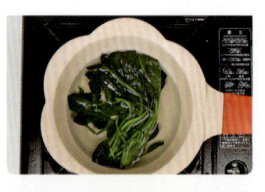

⑤ 将洗净的菠菜加入沸水中焯水30秒，菠菜变软后捞出，控水。

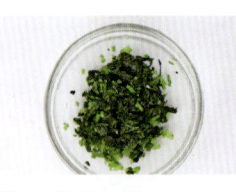

⑥ 将菠菜切碎。

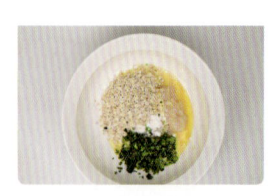

⑦ 将菠菜、燕麦片加入鱼肉中，加入鸡蛋、淀粉、白胡椒。

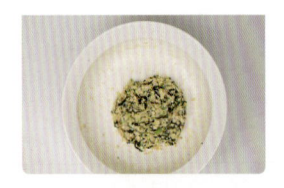

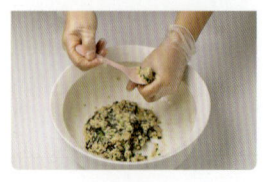

⑧ 沿顺时针方向混合搅拌均匀，至肉泥上劲。

⑨ 在手掌里放适量肉泥，用虎口挤出大小合适的肉丸。

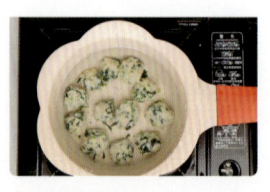

⑩ 在锅中加入水，大火烧开转小火后，加入肉丸，再次开大火煮至肉丸全部浮起，捞出，撒上葱花。

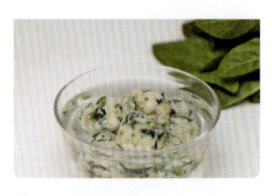

⑪ 燕麦菠菜鱼丸制作完成。

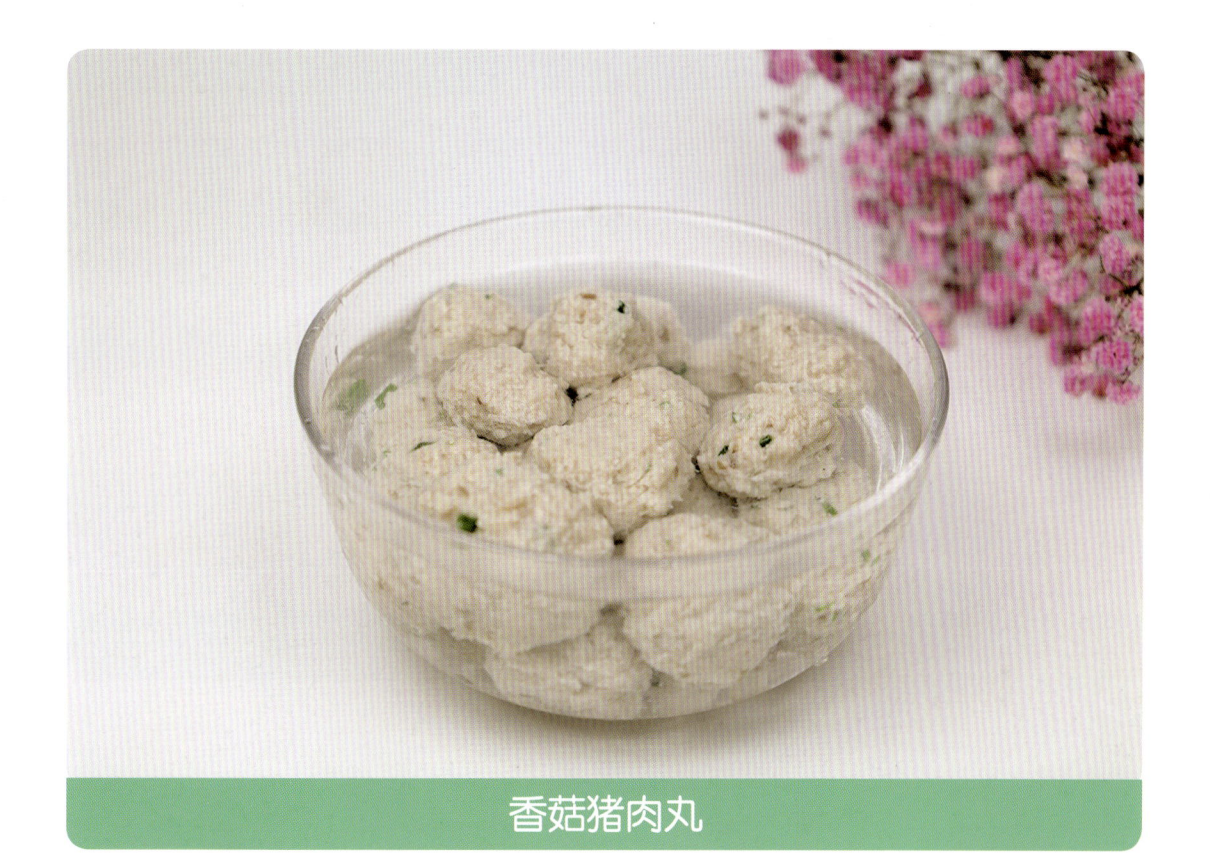

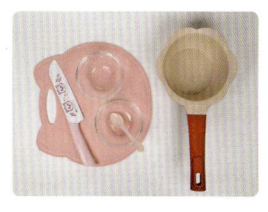

第六章　13 至 24 月龄幼儿条块、球块状辅食制作

香菇猪肉丸

① 准备工具：奶锅 1 口、碗 2 个、勺子 1 把、菜刀 1 把、菜板 1 个。

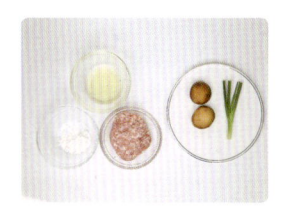

② 准备原材料：香菇 20g、猪肉 100g、淀粉 10g、小葱 5g、鸡蛋清 20g。

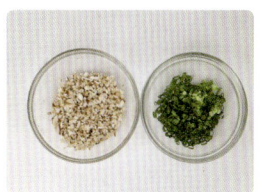

③ 将小葱切成葱花，香菇切成碎末。

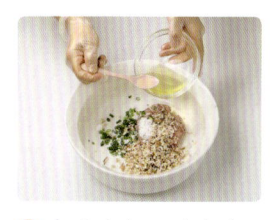

④ 在碗中加入猪肉末、香菇碎、葱花、淀粉、鸡蛋清，将其搅拌均匀。

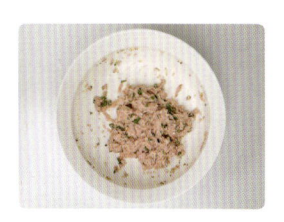

⑤ 将肉末顺时针搅打上劲。

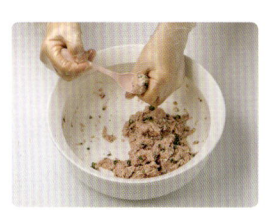

⑥ 将搅打上劲的猪肉末揉成圆子。

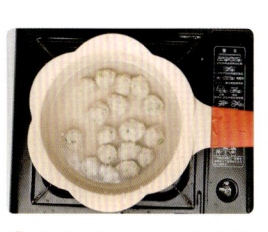

⑦ 起锅烧水，水开后将肉圆放入锅中煮熟。

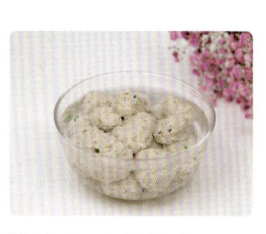

⑧ 煮熟后将其盛入碗中。

番茄牛肉丸

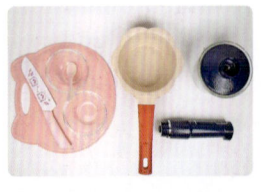

1. 准备工具：破壁机1台、奶锅1口、碗2个、勺子1把、菜刀1把、菜板1个。

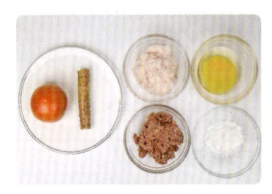

2. 准备原材料：猪肥膘50g、牛里脊肉50g、山药30g、鸡蛋20g、淀粉20g、西红柿1个。

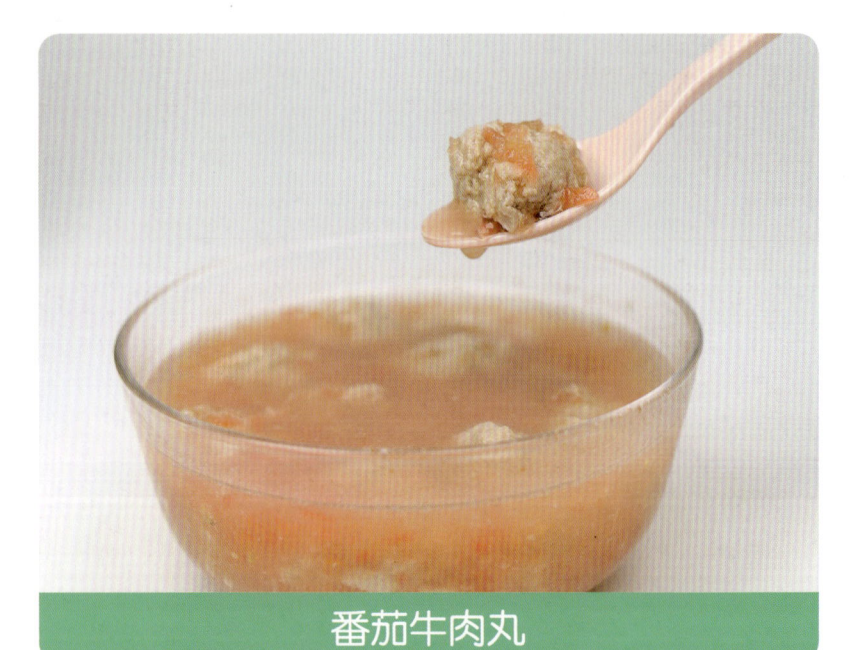

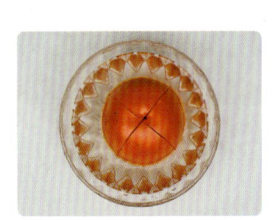

3. 在西红柿顶部打十字花刀，用开水烫至方便去皮。

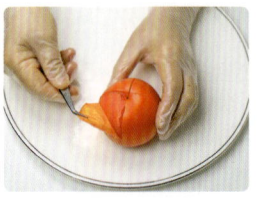

4. 用镊子撕去西红柿外皮。

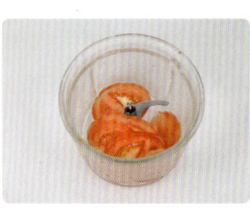

5. 将去皮后的西红柿放入破壁机中搅打成泥状。

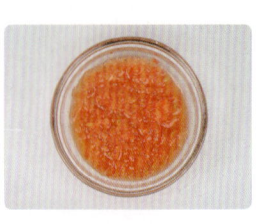

6. 搅打好的西红柿泥放置一旁待用。

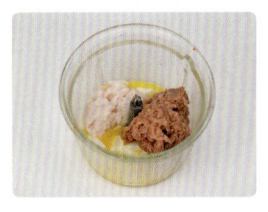

7. 将牛里脊、猪肥膘、山药、鸡蛋放入破壁机中搅打。

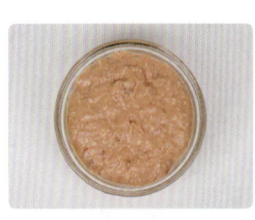

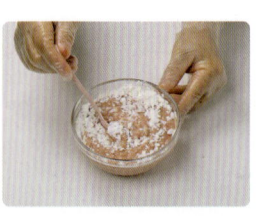

8. 将其搅打成泥。

9. 在搅打好的肉泥中加入淀粉搅匀。

10. 搅匀后捏成肉丸。

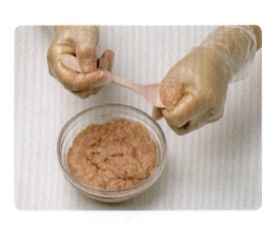

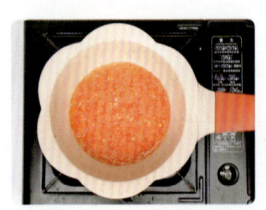

11. 起锅烧油，将西红柿放入锅中炒香出色。

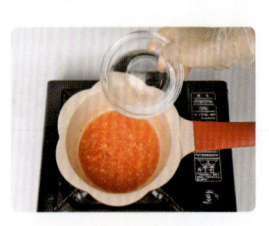

12. 加入清水烧开。

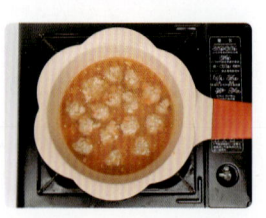

13. 水开后，将牛肉丸放入锅中煮熟。

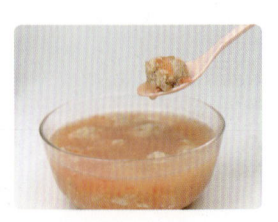

14. 番茄牛肉丸制作完成。

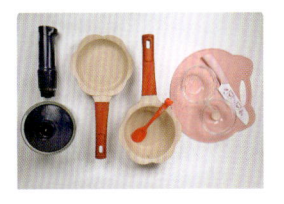

第六章　13至24月龄幼儿条块、球块状辅食制作

鲜虾丸

❶ 准备工具：破壁机1台、奶锅2口、炒勺1把、碗2个、菜刀1把、菜板1个、勺子1把。

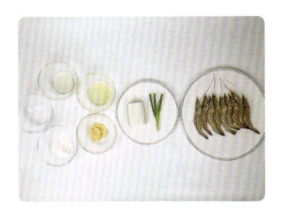

❷ 准备原材料：基围虾150g、冬瓜50g、柠檬15g、玉米淀粉15g、蛋清10g、小葱4g。

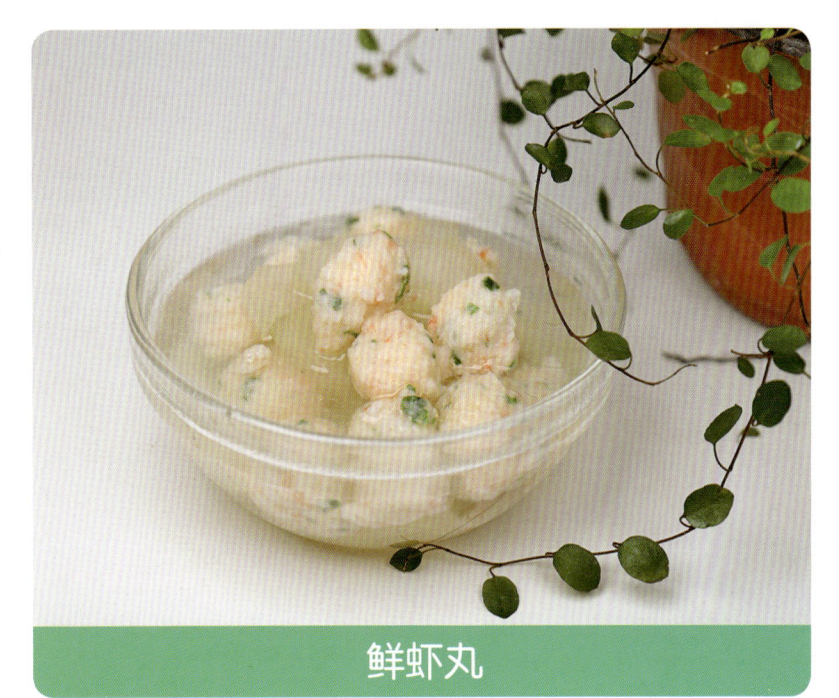

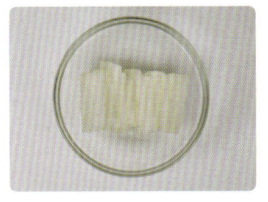

❸ 将冬瓜洗净去皮改刀切成0.5cm的厚片。

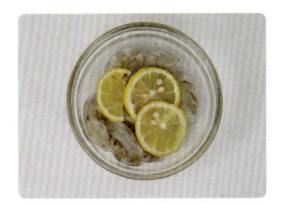

❹ 虾仁去壳、去虾线，用柠檬腌制去腥。

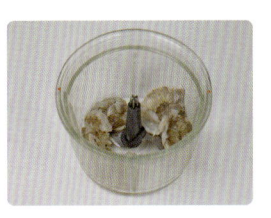

❺ 将腌制好的虾肉放入破壁机中。

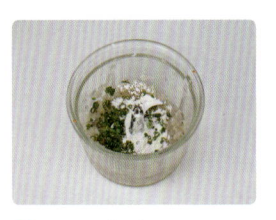

❻ 加入葱花、玉米淀粉、蛋清。

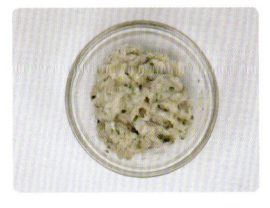

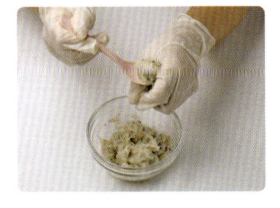

❼ 搅打成蓉泥。

❽ 将虾肉挤成丸子。

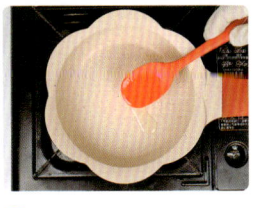

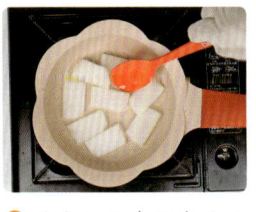

❾ 起锅烧油。

❿ 将冬瓜放在锅中煸炒一下。

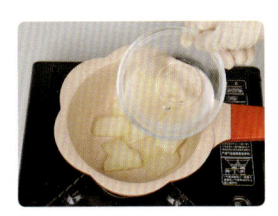

⓫ 冬瓜煎一下后加入清水烧开。

⓬ 将挤好的虾丸放入锅中，小火慢慢煮熟。

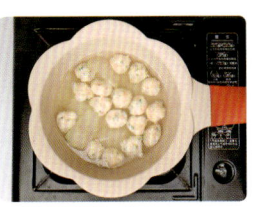

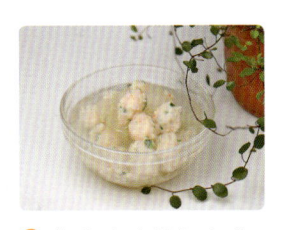

⓭ 煮熟后的鲜虾丸盛入碗中至温热即可食用。

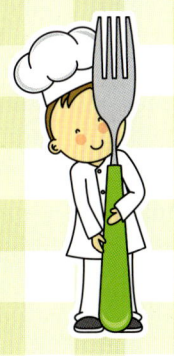

第七章
25至36月龄幼儿条块、球块状、营养餐食搭配制作

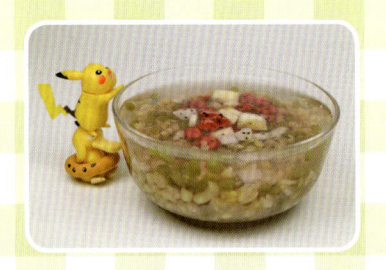

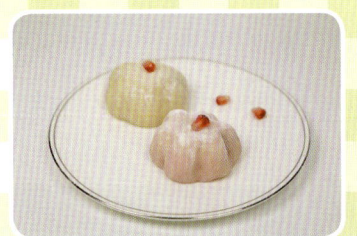

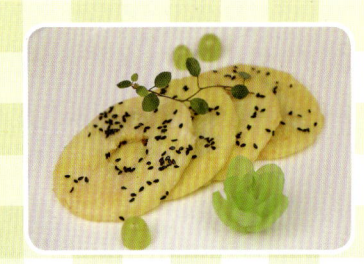

辅食添加第五阶段（25～36月龄）			
每日餐次			3次
食物用量			每次1碗
食物质地			条块、球块状、营养餐食搭配
建议用餐时间			上午7:00～8:00　中午12:00～13:00　下午18:00～19:00
食物种类及用量（每日）		奶类	每天2次，上午7:00～8:00，下午15:30～16:30 共计400～600mL
^		谷薯类	各种家常谷类食物3/4～1碗多
^		水果类	各种水果1/2～2/3碗
^		蔬菜类	各种蔬菜1/2～2/3碗
^		豆制品类	豆制品，6～8勺
^		动物肉类	鸡蛋、肉、禽、鱼等，6～8勺
^		盐和油	植物油：5～15g 盐：<1.5g

注：1勺=10mL；1碗=250mL（小饭碗：口径10cm，高5cm）

幼儿通过前两年的成长，已能适应多数常见食物，最初的一般辅食也变成了主食，乳制品已经无法为宝宝提供全部营养所需，为使宝宝健康成长，所以每餐应营养均衡搭配。

该阶段幼儿一般已长出20颗牙齿，能处理较多食物。也由碎块状、指状食物跨越到条块、球块状及营养餐食搭配食物，此时的食物需营养搭配均衡且内容丰富。继续每天保持400～600ml的奶量，餐次食量应与常人一样，一日三餐，合理搭配。

让幼儿与家人同桌吃饭，自主用勺进食，用杯子喝水，可制作富有造型感的水果摆件，让进餐过程变得有趣，以增强儿童进食的积极性和主动性。需要注意的是，进餐时间一般控制在20分钟内，最长不超过30分钟。避免吃饭时玩游戏、看电视等干扰活动。

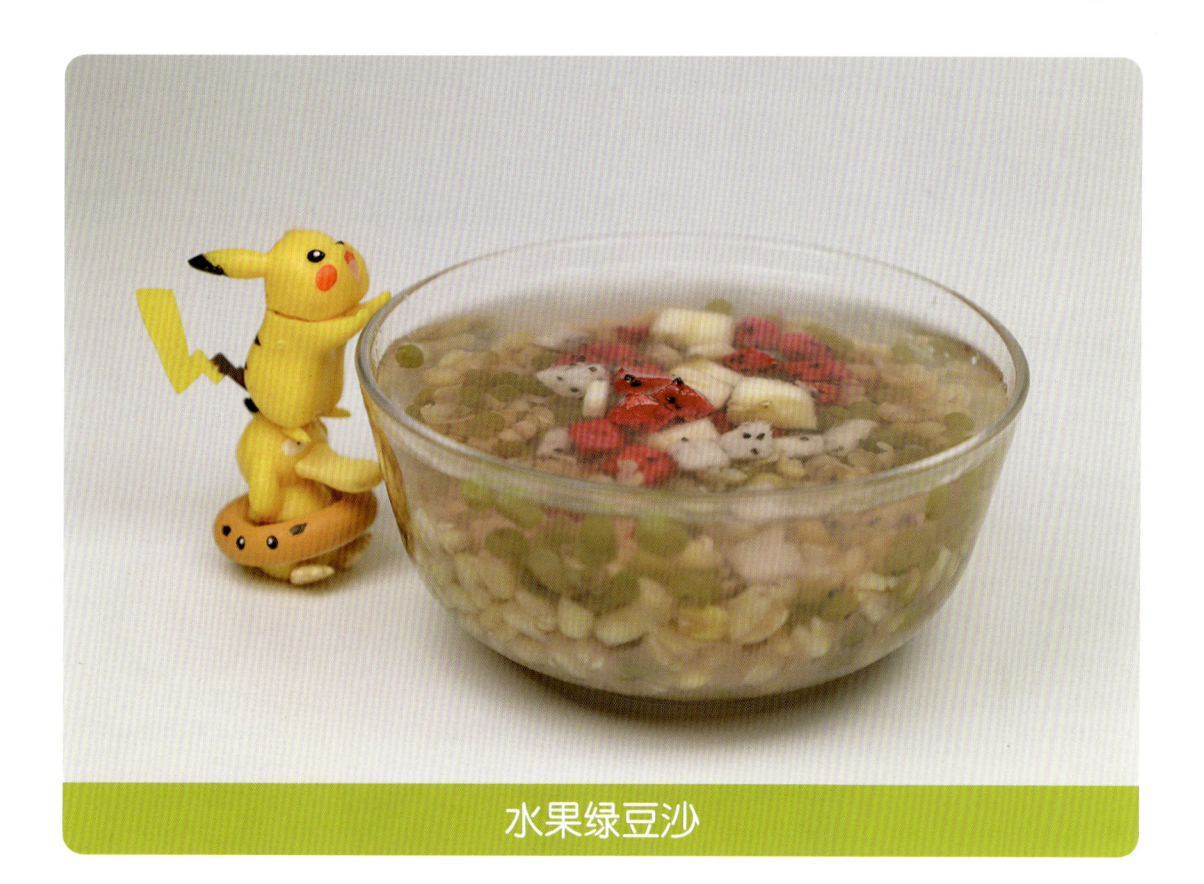

第七章 25至36月龄幼儿条块、球块状、营养餐食搭配制作 137

水果绿豆沙

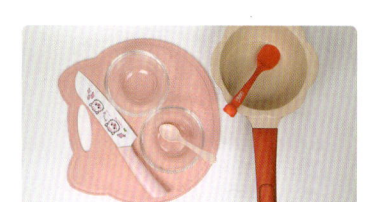

① 准备工具：菜刀1把、菜板1个、碗2个、勺子1把、奶锅1口、炒勺1把。

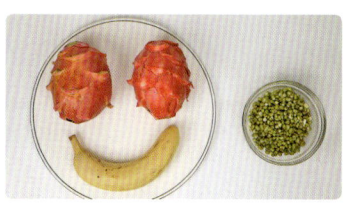

② 准备原材料：红心火龙果10g、白心火龙果10g、香蕉10g、绿豆50g。

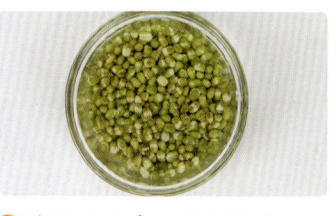

③ 将绿豆洗净，用水浸泡12小时。

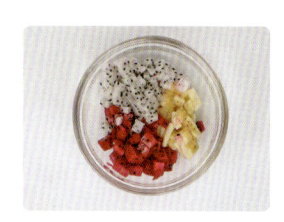

④ 将两种火龙果和香蕉分别切成0.7cm见方的丁。

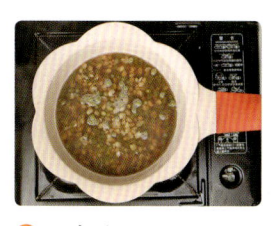

⑤ 锅中放入绿豆，加入10倍于绿豆的水，大火煮开后，继续小火煮40分钟。

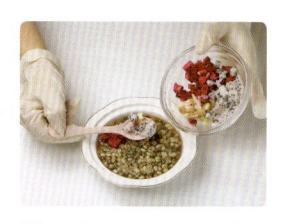

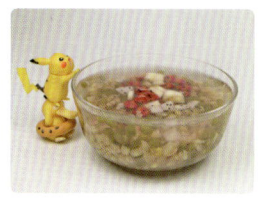

⑥ 将煮好的绿豆汤装入碗中，加入水果丁。

⑦ 水果绿豆沙制作完成。

火龙雪媚娘

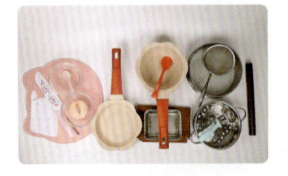

① 准备工具：菜板 1 个、碗 2 个、菜刀 1 把、刮板 1 个、汤勺 1 把、蒸糕模具 1 个、炒勺 1 把、奶锅 2 口、硅胶垫 1 张、矩形模具 1 个、蒸笼 1 个、压泥器 1 个、密漏 2 个、擀面杖 1 根。

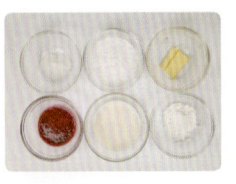

② 制皮原料：糯米粉 65g、玉米淀粉 15g、黄油 10g、纯牛奶 85g、白砂糖 8g、火龙果汁 2g。

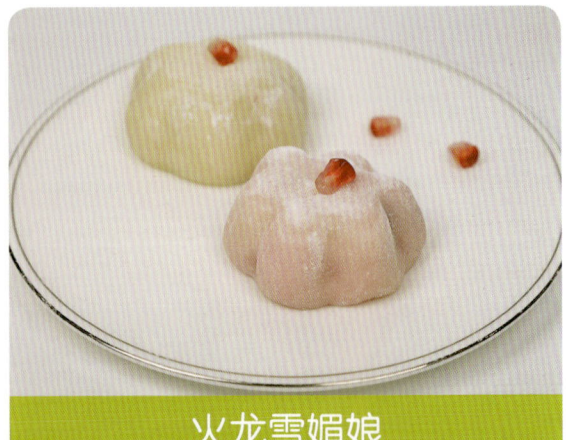

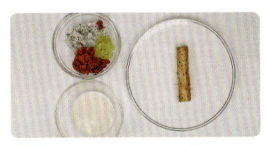

③ 制馅原料：山药 10g、水果丁适量、纯牛奶 35g。

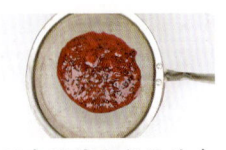

④ 用密漏将火龙果汁中的渣去掉。

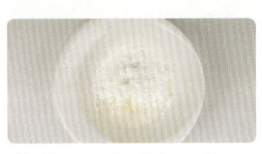

⑤ 将 50g 糯米粉、淀粉、白砂糖、牛奶 85g 混合搅拌均匀。

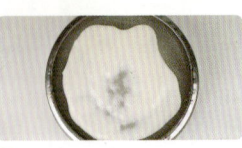

⑥ 用密漏将混合后的糯糊过筛两次后倒入碗中。

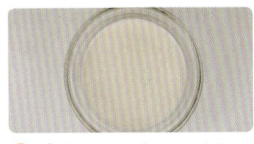

⑦ 在糯糊上盖上保鲜膜，扎小孔。

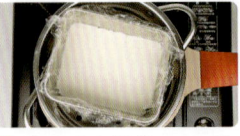

⑧ 水开后上笼蒸 20 分钟。

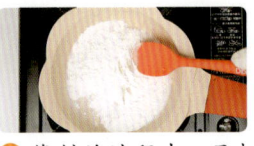

⑨ 蒸制的过程中，另起锅，加入 15g 糯米粉放入锅中炒熟后当扑粉备用。

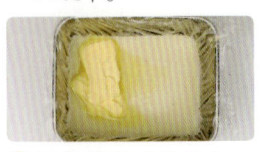

⑩ 糯糊蒸好后趁热加入黄油 10g。

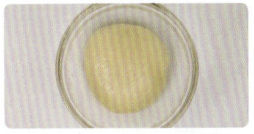

⑪ 揉成均匀的糯米团。

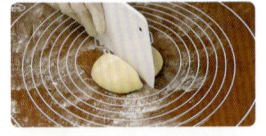

⑫ 将糯米团均分两份。

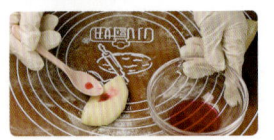

⑬ 取其中一份加入 1g 火龙果汁，继续揉均匀。

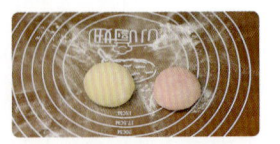

⑭ 揉好的两个糯米团放入冰箱冷藏 15 分钟，雪媚娘皮就制好了。

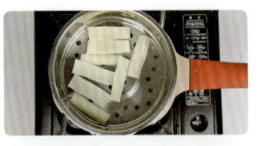

⑮ 山药上笼蒸制 20 分钟，至软后取出，并用压泥器压制成泥状装入碗中。

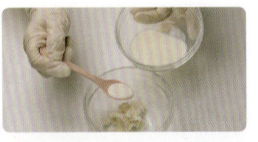

⑯ 山药泥中加入 35g 牛奶，顺时针搅打成糊。

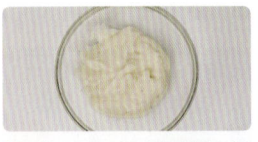

⑰ 像奶油的雪媚娘馅制作完成。

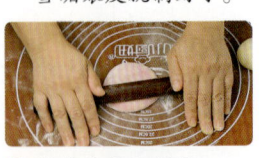

⑱ 将皮擀成大饼状。

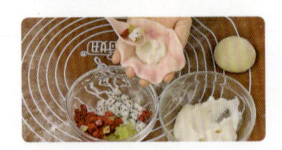

⑲ 包入山药糊和水果。

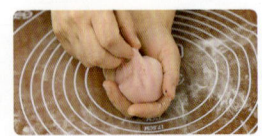

⑳ 用捏包子的手法将皮包紧。

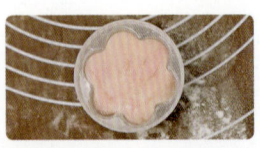

㉑ 装入磨具中，轻压成型。

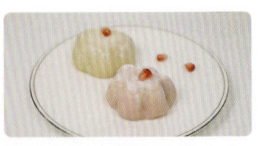

㉒ 火龙雪媚娘制作完成。

第七章 25至36月龄幼儿条块、球块状、营养餐食搭配制作

苹果甜甜圈

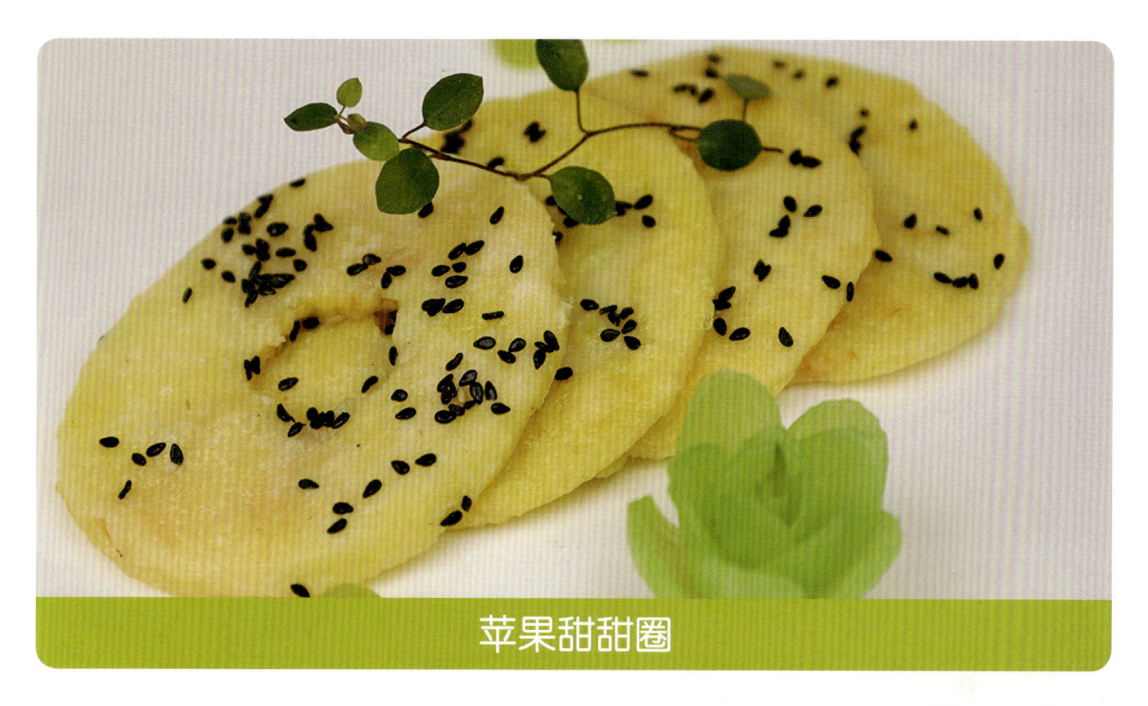

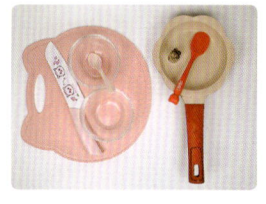

❶ 准备工具：菜板1个、菜刀1把、碗2个、汤勺1把、奶锅1口、炒勺1把、模具1个。

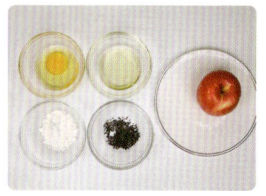

❷ 准备原材料：苹果1个（约200g）、鸡蛋1个、面粉8g、黑芝麻2g、辅食油适量（约15g）。

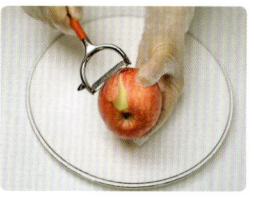

❸ 将苹果洗净去皮。

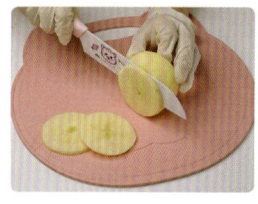

❹ 将苹果沿果核的横切面切成约0.5cm厚的片状。

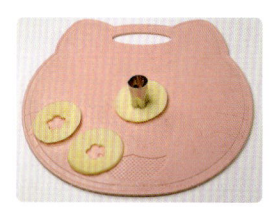

❺ 用模具扣除苹果芯。

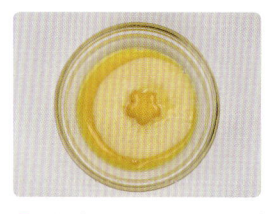

❻ 将鸡蛋打散，放入苹果片，让其裹满蛋液。

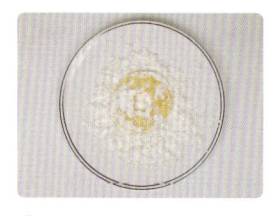

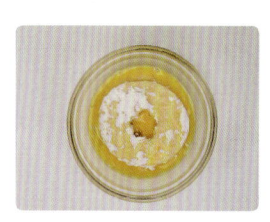

❼ 裹上一层面粉。

❽ 继续裹上一层蛋液。

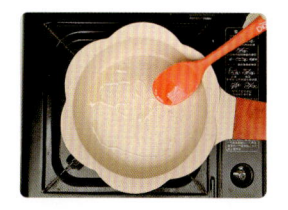

❾ 锅中刷油小火，放入苹果片。

❿ 煎至两面微黄。

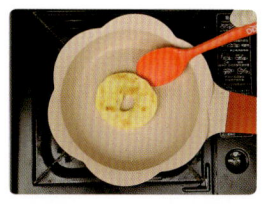

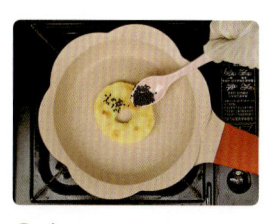

⓫ 表面撒上一些黑芝麻。

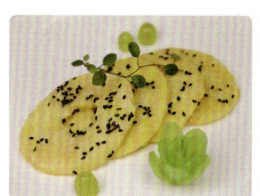

⓬ 苹果甜甜圈制作完成。

青提造型三件

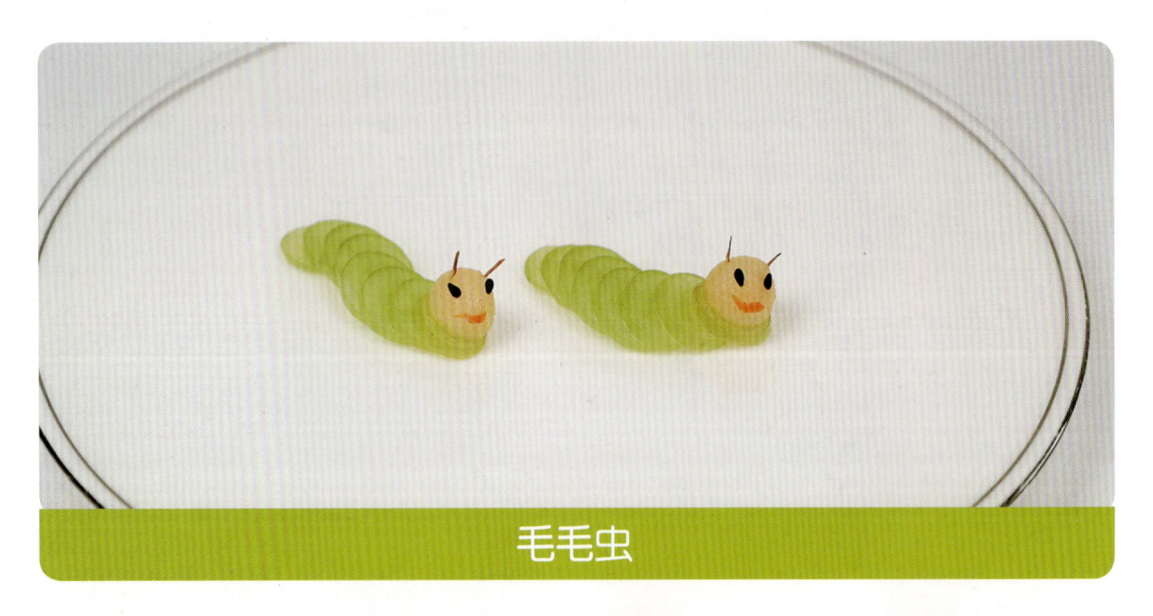

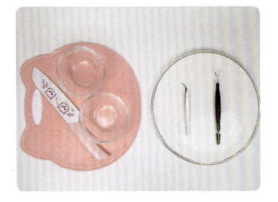

毛毛虫

1. 准备工具：菜板1个、菜刀1把、碗2个、9寸平盘1个、镊子1把、挖球刀1把。
2. 准备原材料：青提4~6颗、哈密瓜30g、番茄1个、红枣1颗、芝麻1g。
3. 用番茄的皮做成嘴巴的样子。
4. 用红枣的皮做成触须的样子。
5. 用挖球刀掏出圆球待用。
6. 将青提切成薄圆片。
7. 用镊子将小圆片如图摆出毛毛虫的身体。
8. 在毛毛虫身体上用镊子摆上圆球。
9. 在圆球上用镊子安上番茄皮嘴巴。
10. 摆上黑芝麻眼睛。
11. 用镊子安上红枣触须。
12. 毛毛虫制作完成。

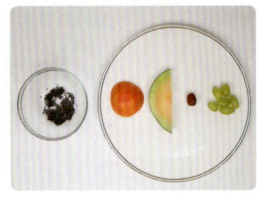

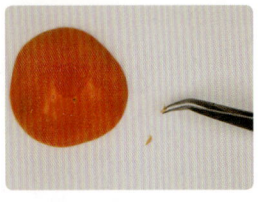

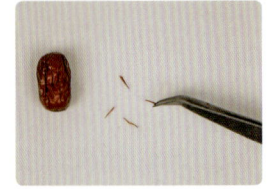

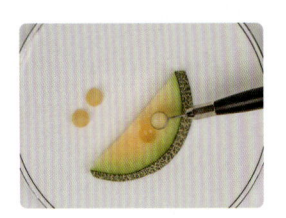

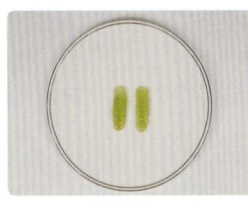

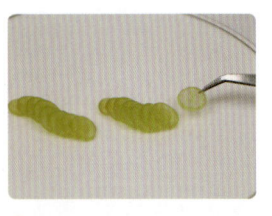

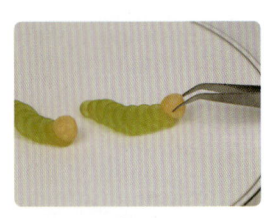

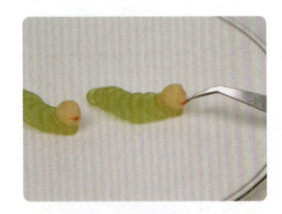

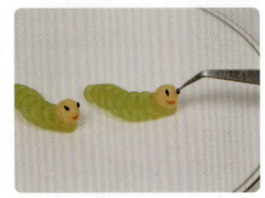

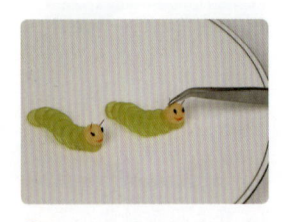

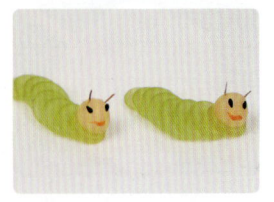

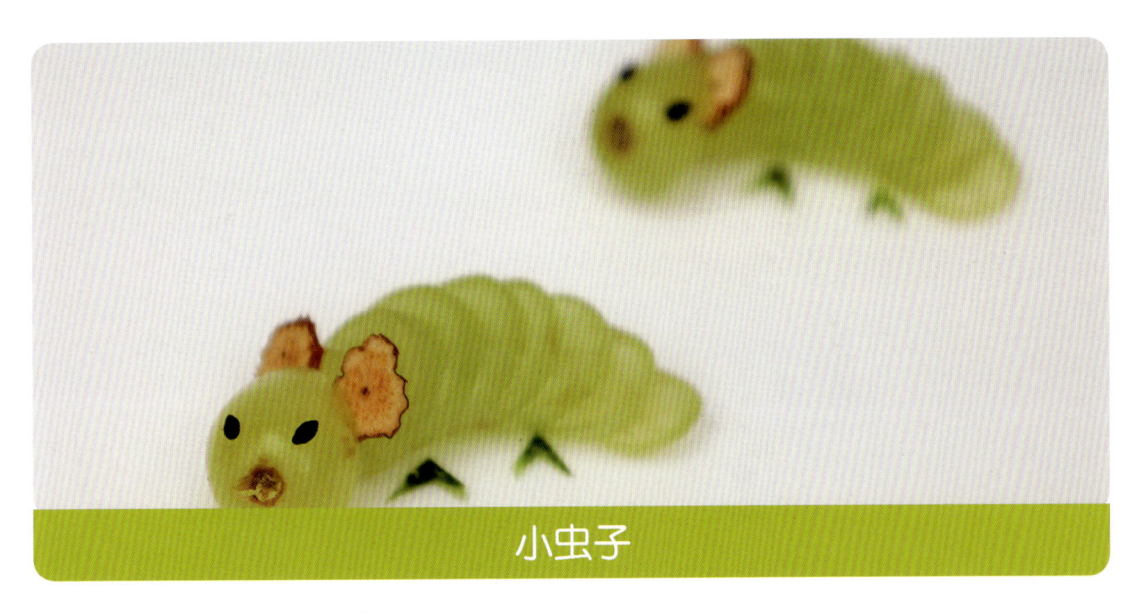

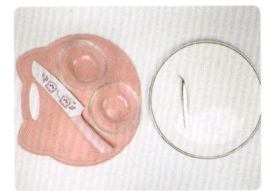

第七章 25至36月龄幼儿条块、球块状、营养餐食搭配制作 141

小虫子

❶ 准备工具：菜板1个、菜刀1把、碗2个、9寸平盘1个、镊子1把。

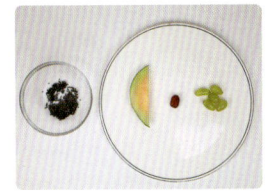

❷ 准备原材料：青提3～5颗、红枣1颗、哈密瓜30g、黑芝麻1g。

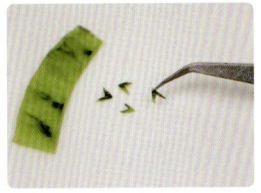

❸ 用哈密瓜皮做出虫脚。

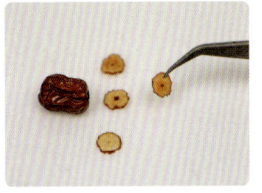

❹ 将红枣切成0.1cm厚的薄片。

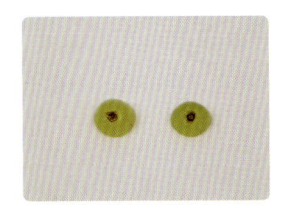

❺ 取一颗青提对切成两半。

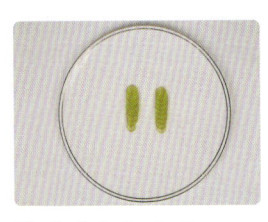

❻ 将青提切成约0.1cm厚的片状。

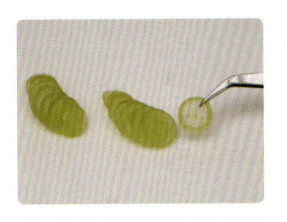

❼ 用镊子将青提片摆成虫身体状。

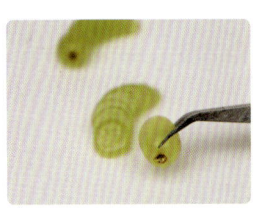

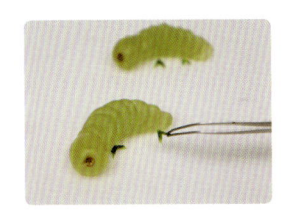

❽ 用镊子安装青提头。

❾ 用镊子安装哈密瓜皮做的脚。

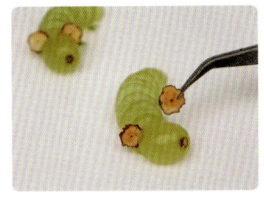

❿ 用镊子将红枣片安装在虫头，形式耳朵。

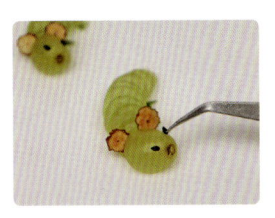

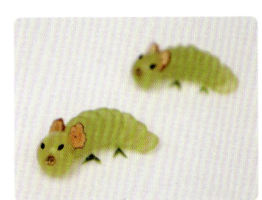

⓫ 用镊子把芝麻眼睛安装上。

⓬ 小虫子造型制作完成。

小兔子

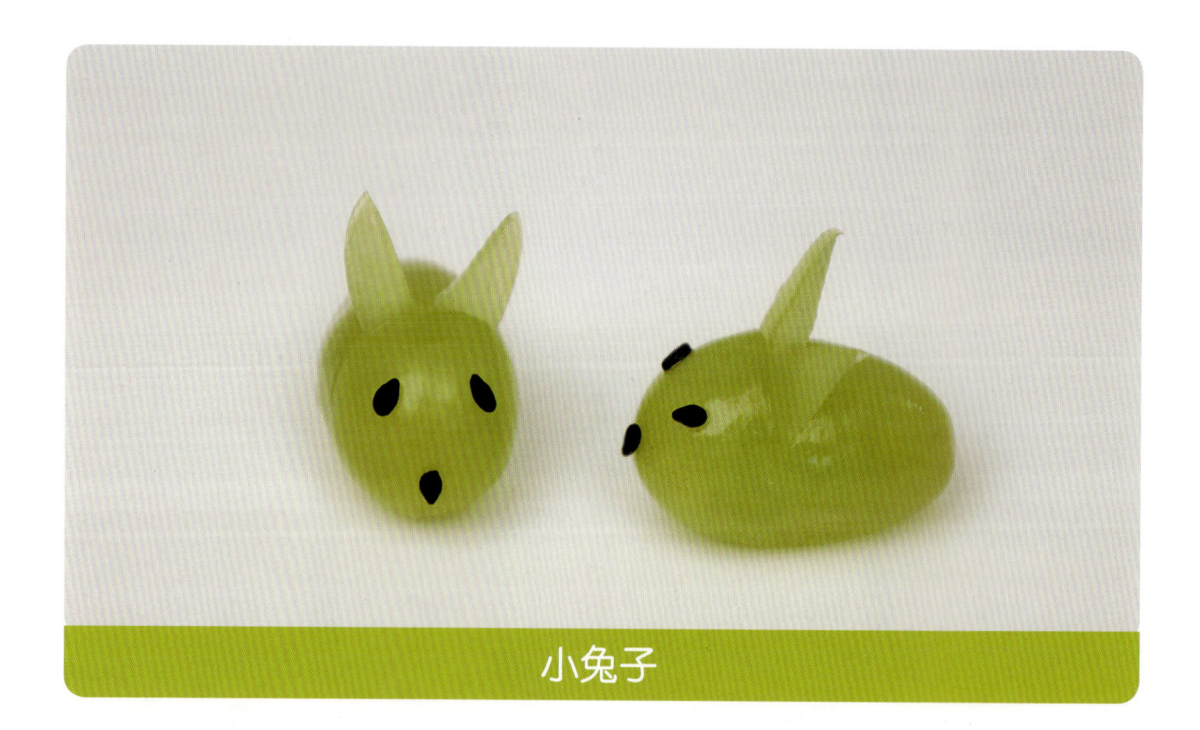

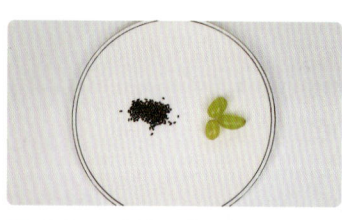

① 准备工具：菜板1个，菜刀1把、3寸平盘1个、镊子1把。

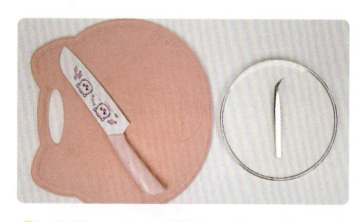

② 准备原材料：青提3颗，芝麻1g。

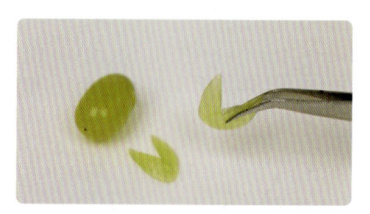

③ 将一颗青提的三分之一切片，用刀切一个三角形口，如兔子耳朵状。

④ 用菜刀在青提的二分之一划一刀，刀深三分之一。

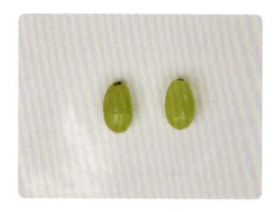

⑤ 用镊子安装上黑芝麻眼睛。

⑥ 用镊子将兔子耳朵安装在二分之一划痕处。

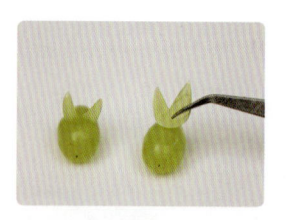

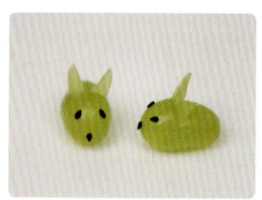

⑦ 小兔子造型制作完成。

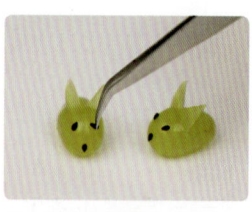

第七章　25至36月龄幼儿条块、球块状、营养餐食搭配制作　143

猕猴桃造型三件

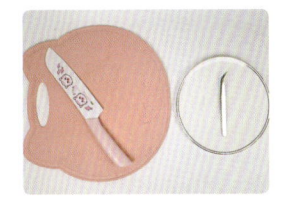

❶ 准备工具：菜板1个、菜刀1把、9寸平盘1个、镊子1把。

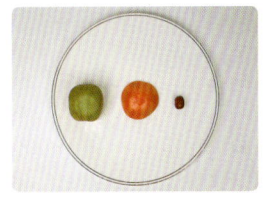

❷ 准备原材料：猕猴桃1个、番茄1个、红枣1个。

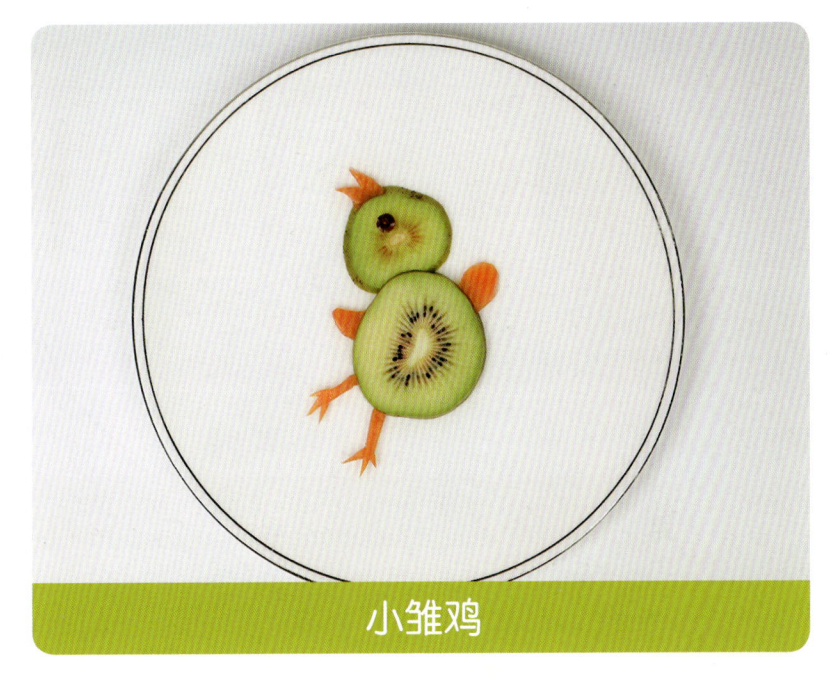

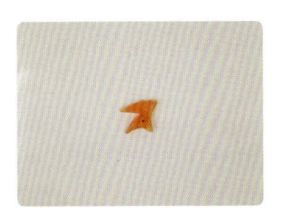

小雏鸡

❸ 用番茄的皮做成嘴巴的样子。

❹ 用番茄的皮做成手的样子。

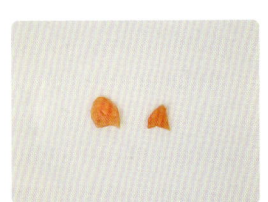

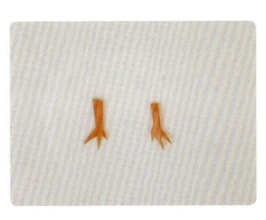

❺ 用番茄的皮做成爪子的样子。

❻ 将红枣切成小圆。

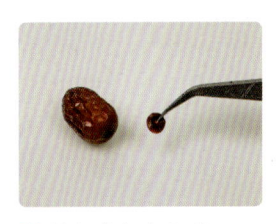

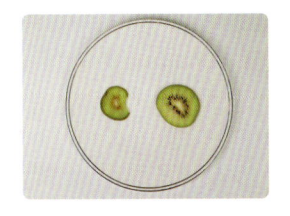

❼ 将猕猴桃切成圆片。

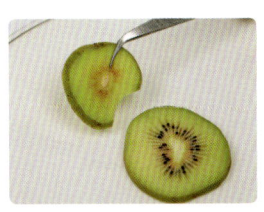

❽ 将小鸡的头与身体拼接。

❾ 装上小鸡的嘴巴。

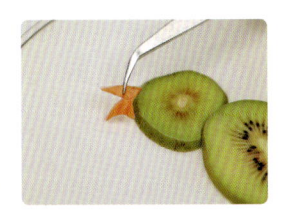

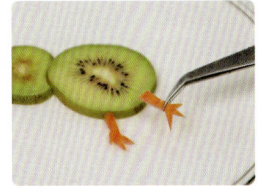

❿ 装上小鸡的爪子。

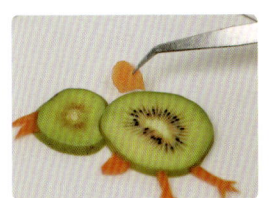

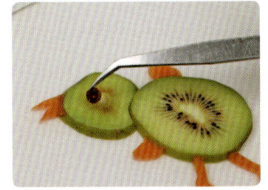

⓫ 装上小鸡的手。

⓬ 装上小鸡的眼睛。

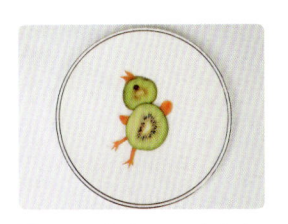

⓭ 小雏鸡造型制作完成。

小乌龟

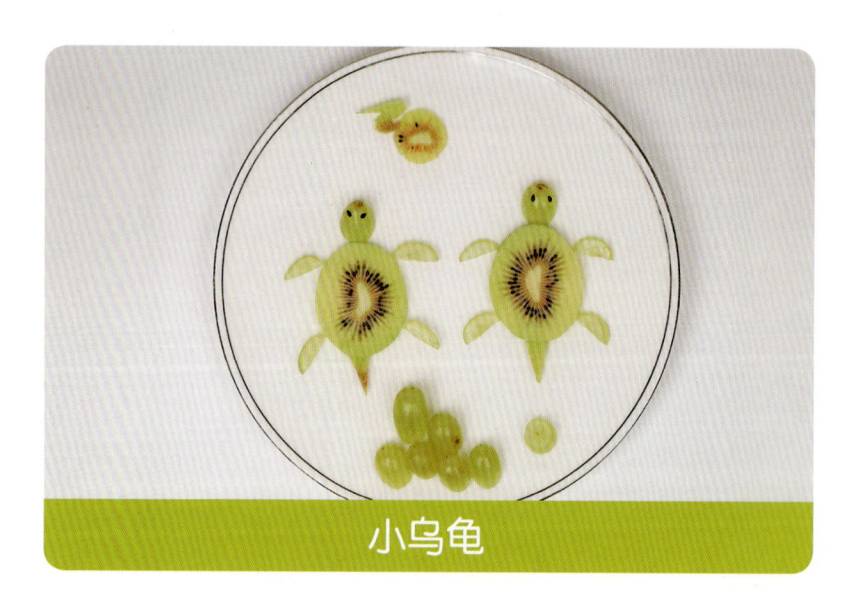

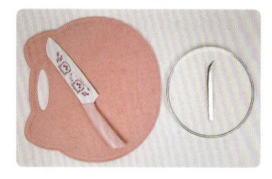

1. 准备工具：菜板1个、菜刀1把、9寸平盘1个、镊子1把。
2. 准备原材料：猕猴桃1个、青提10颗、芝麻1g。
3. 用猕猴桃切出云和太阳。
4. 用猕猴桃切出尾巴。
5. 用青提切出四肢。
6. 用青提切出头部。
7. 用猕猴桃切成圆片。
8. 用青提切出底部装饰。
9. 摆上装饰。
10. 摆上云和太阳。
11. 摆上乌龟身体。
12. 安上尾巴。
13. 安上四肢。
14. 安上头部。
15. 安上乌龟眼睛。
16. 小乌龟造型制作完成。

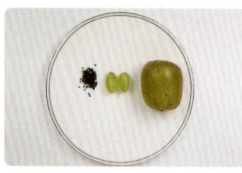

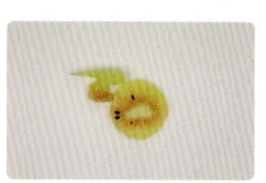

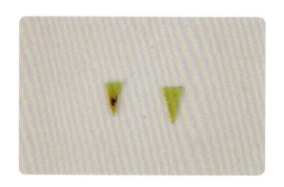

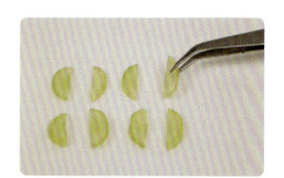

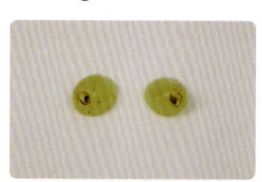

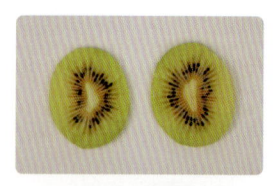

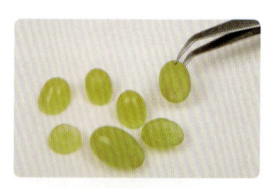

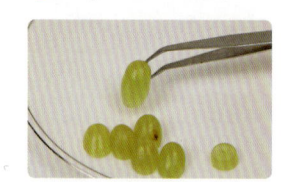

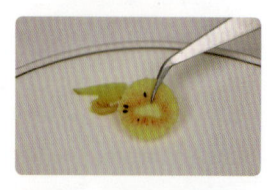

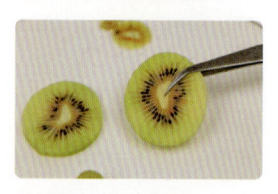

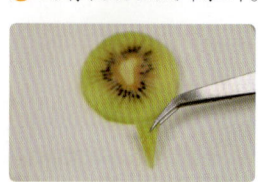

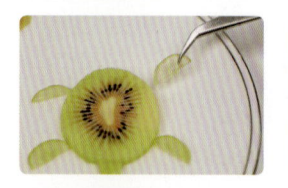

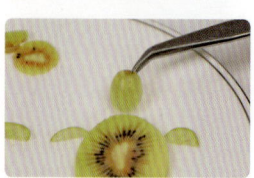

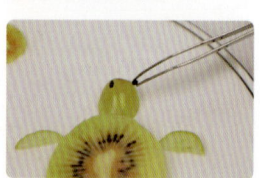

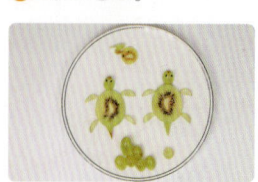

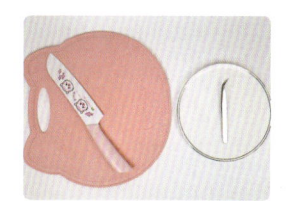

第七章　25至36月龄幼儿条块、球块状、营养餐食搭配制作　145

❶ 准备工具：菜板1个、菜刀1把、9寸平盘1个、镊子1把。

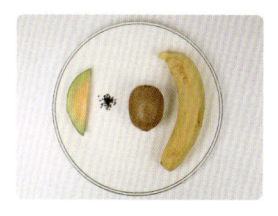

❷ 准备原材料：哈密瓜30g、香蕉1根、猕猴桃1个、芝麻1g。

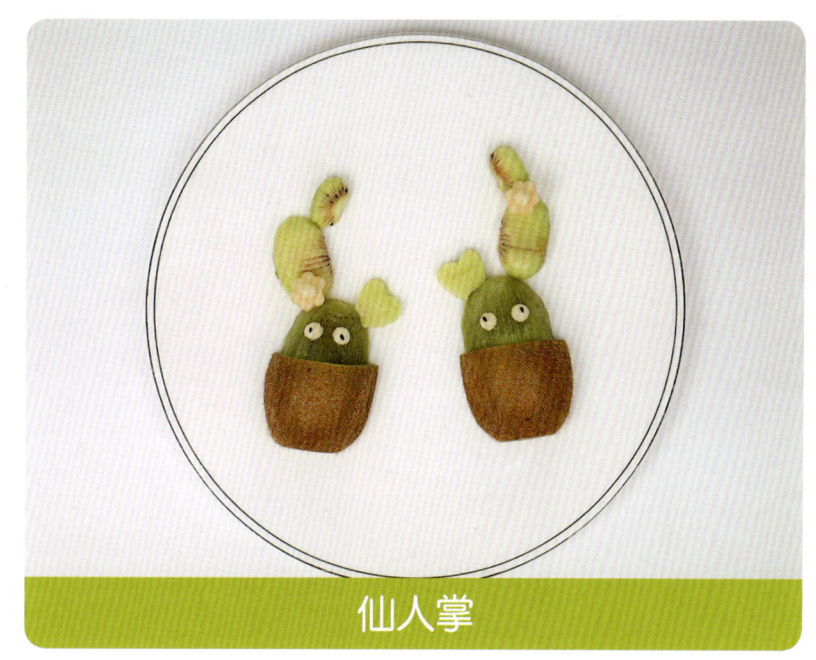

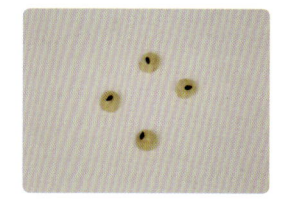

仙人掌

❸ 用香蕉切出小圆，再安上芝麻做出眼睛。

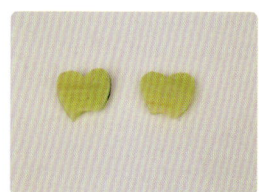

❹ 用猕猴桃切出爱心形。

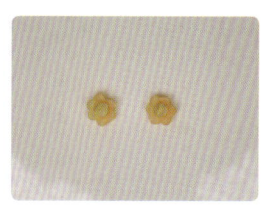

❺ 用哈密瓜切出小花，再安上香蕉小圆。

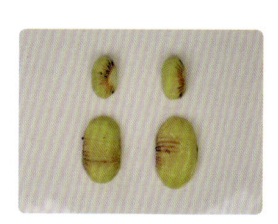

❻ 用猕猴桃切出主干。

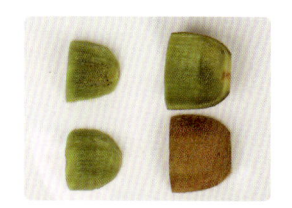

❼ 取猕猴桃一半，用刀将果肉和皮分离，做仙人掌主体和花盆。

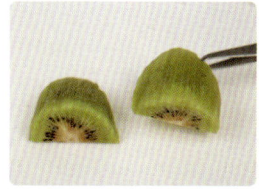

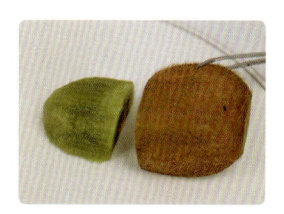

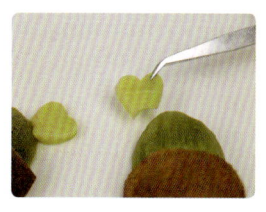

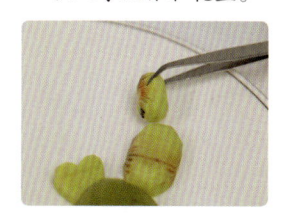

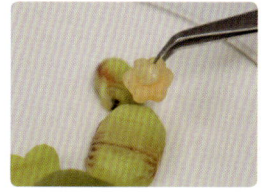

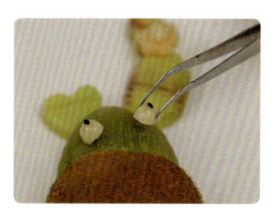

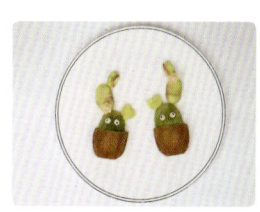

❽ 安上主体。

❾ 安上花盆。

❿ 安上爱心。

⓫ 安上主干。

⓬ 安上小花。

⓭ 安上眼睛。

⓮ 仙人掌造型制作完成。

西瓜造型三件

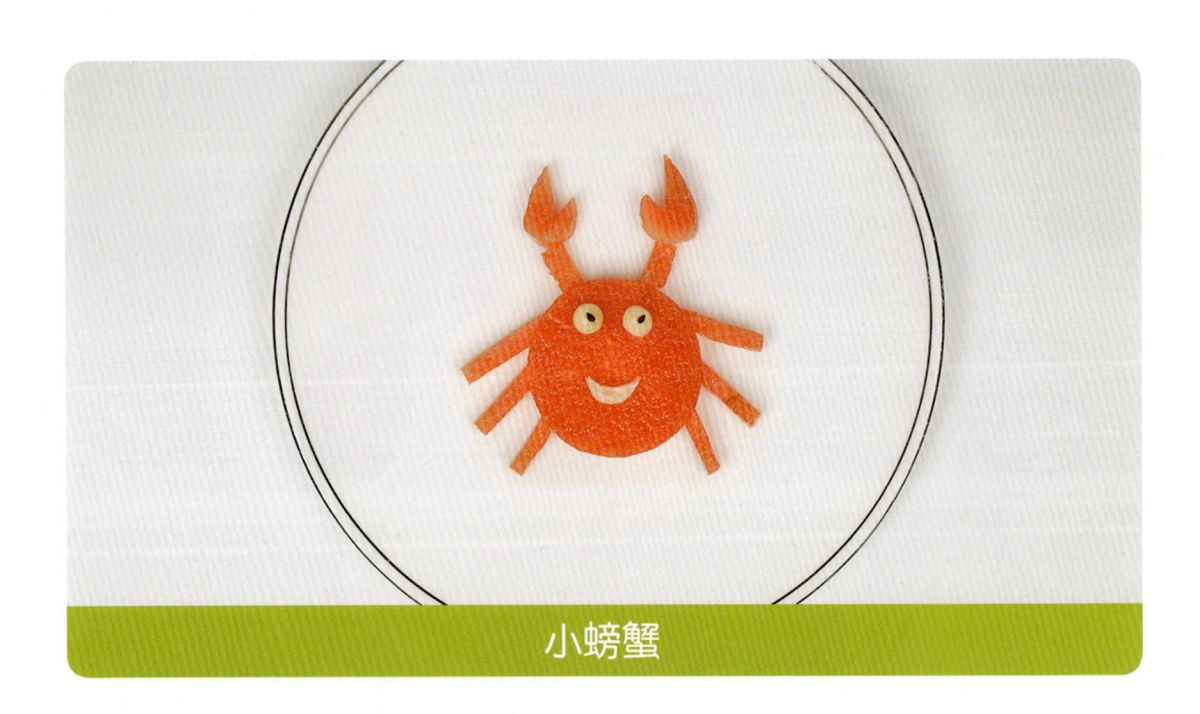

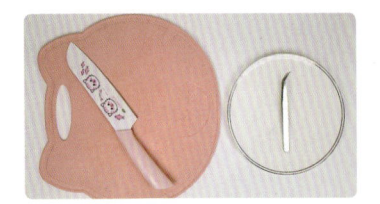

小螃蟹

1. 准备工具：菜板1个、菜刀1把、9寸平盘1个、镊子1把。
2. 准备原材料：香蕉1根、西瓜100g、芝麻1g。
3. 用西瓜切出螃蟹脚。
4. 用香蕉切出眼睛和嘴巴。
5. 用西瓜切出螃蟹钳。
6. 用西瓜切出圆片。
7. 安上眼睛。
8. 安上嘴巴。
9. 安上蟹钳。
10. 安上蟹腿。
11. 小螃蟹造型制作完成。

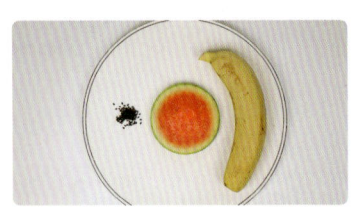

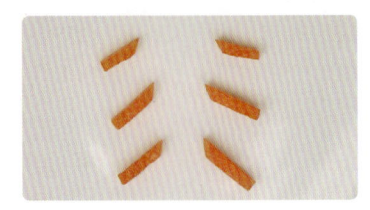

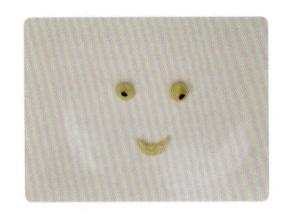

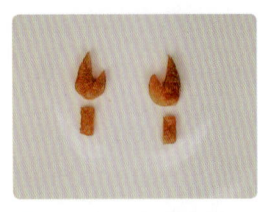

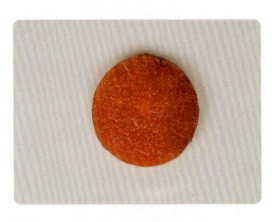

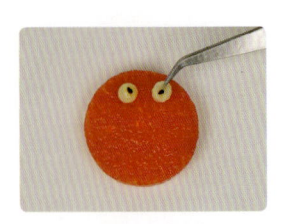

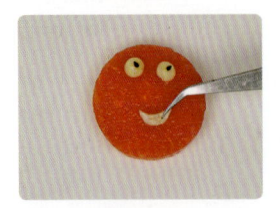

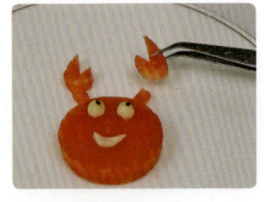

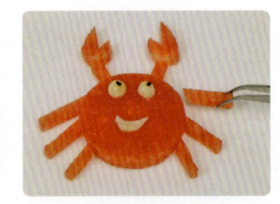

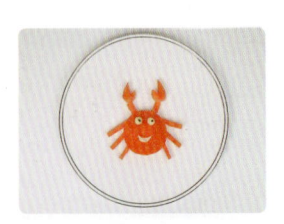

第七章 25至36月龄幼儿条块、球块状、营养餐食搭配制作 147

小恐龙

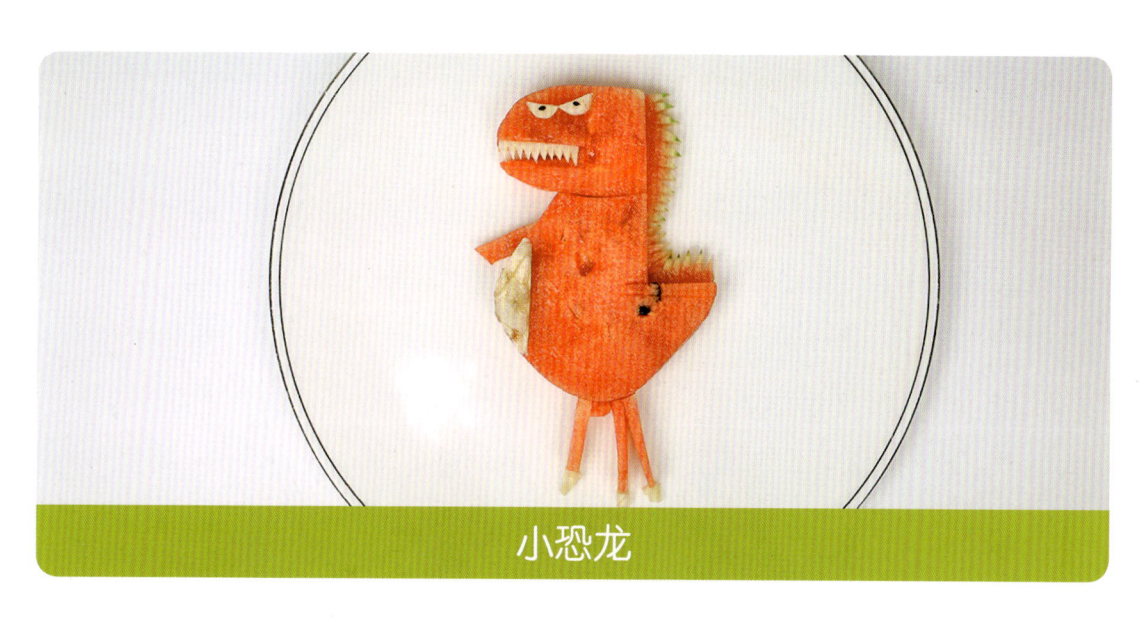

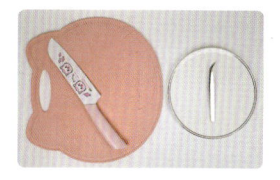

❶ 准备工具：菜板1个、菜刀1把、9寸平盘1个、镊子1把。

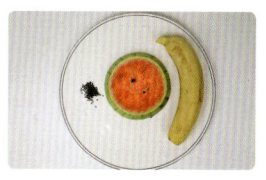

❷ 准备原材料：香蕉1根、西瓜100g、芝麻1g。

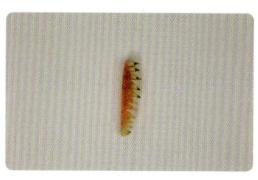

❸ 用西瓜切出恐龙背鳍。

❹ 用香蕉切出恐龙腹部。

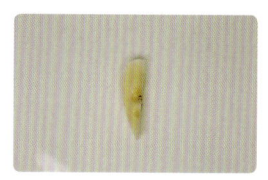

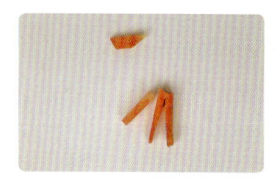

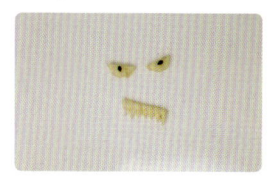

❺ 用西瓜切出恐龙脚。

❻ 用香蕉切出恐龙眼睛和牙齿。

❼ 用西瓜切出恐龙头部。

❽ 用西瓜切出恐龙身体。

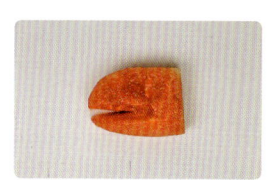

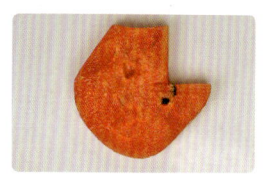

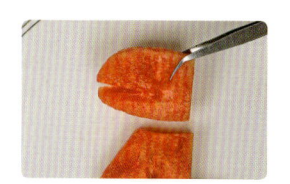

❾ 将恐龙头和身体拼接。

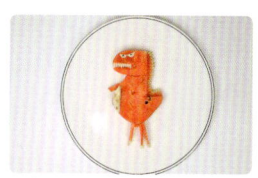

❿ 安上眼睛。

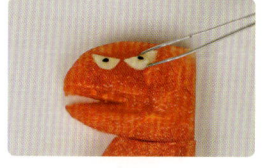

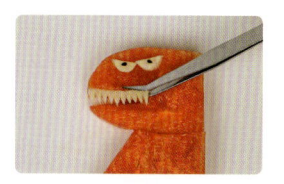

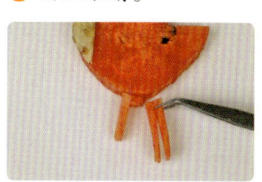

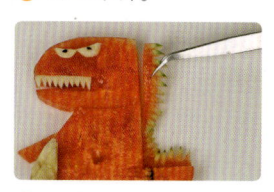

⓫ 安上牙齿。

⓬ 摆上手臂。

⓭ 安上肚子。

⓮ 安上腿部。

⓯ 安上背鳍。

⓰ 小恐龙造型制作完成。

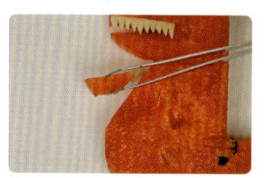

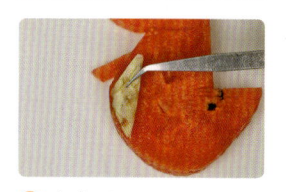

圣诞树

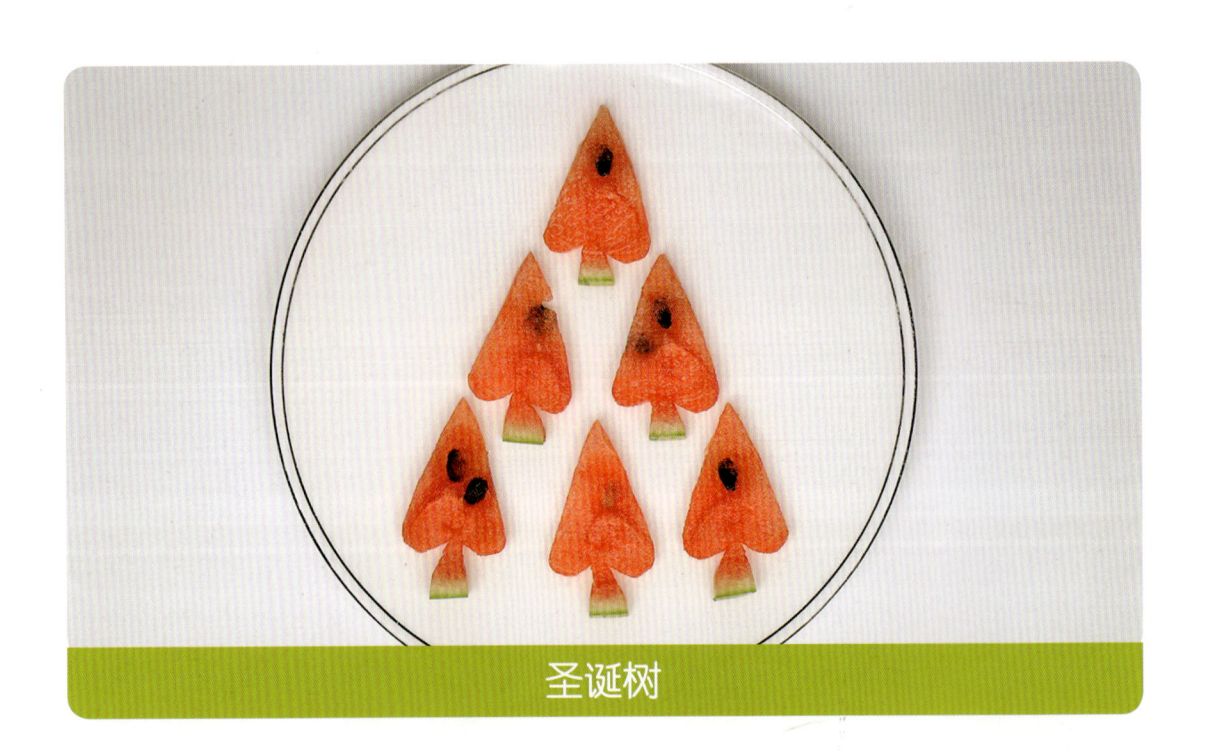

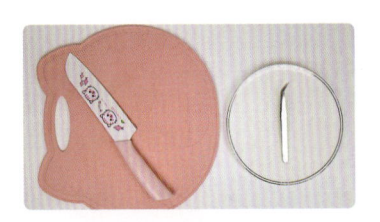

① 准备工具：菜板1个、菜刀1把、9寸平盘1个、镊子1把。

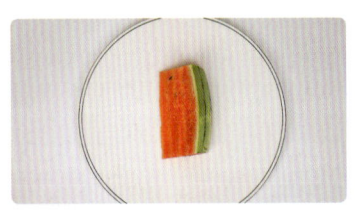

② 准备原材料：西瓜200g。

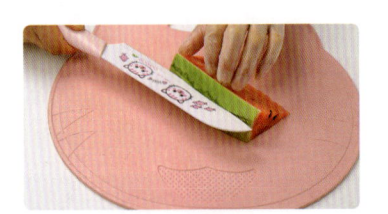

③ 用刀切进瓜皮两边。

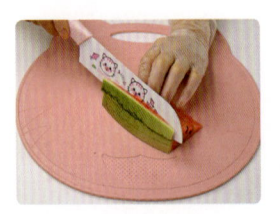

④ 去除两边的瓜皮。

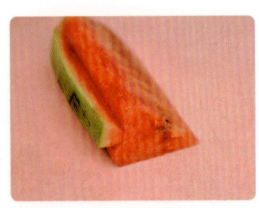

⑤ 将瓜瓤修成心形。

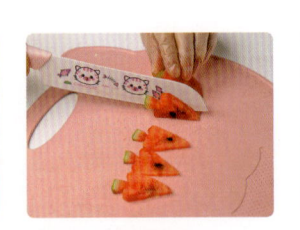

⑥ 用刀切成小段。

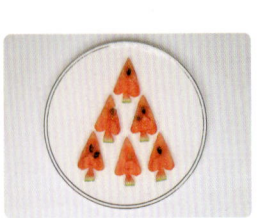

⑦ 将其摆成圣诞树造型。

第七章 25至36月龄幼儿条块、球块状、营养餐食搭配制作

哈密瓜造型三件

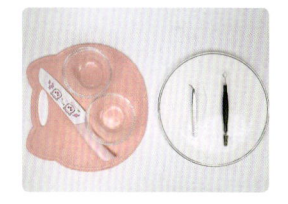

❶ 准备工具：菜板1个、菜刀1把、碗2个、9寸平盘1个、镊子1把、挖球刀1把。

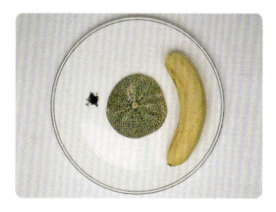

❷ 准备原材料：香蕉1根、哈密瓜200g、芝麻1g。

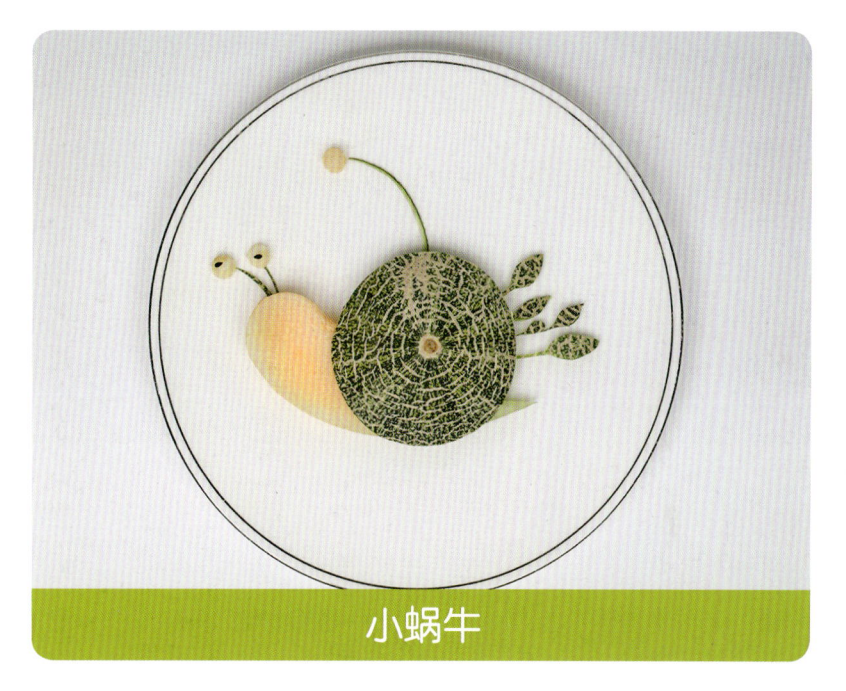

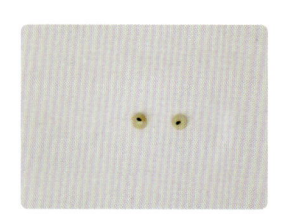

小蜗牛

❸ 用挖球刀将香蕉挖出圆形眼睛，再安上芝麻。

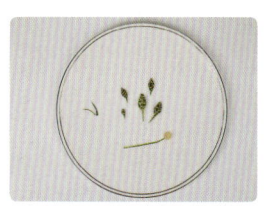

❹ 用哈密瓜皮切出蜗牛触角和装饰。

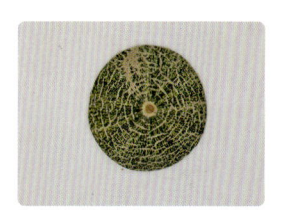

❺ 用哈密瓜皮切出蜗牛壳。

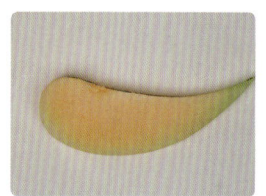

❻ 用哈密瓜肉切出蜗牛身体。

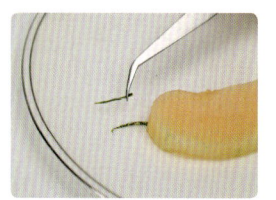

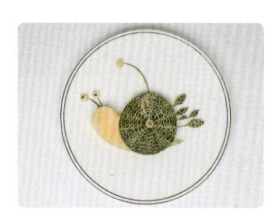

❼ 安上蜗牛的触角。

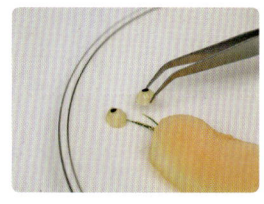

❽ 安上蜗牛的眼睛。

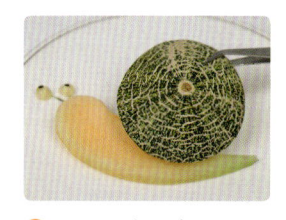

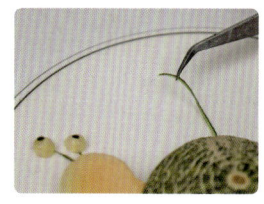

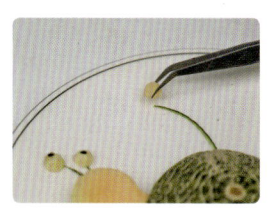

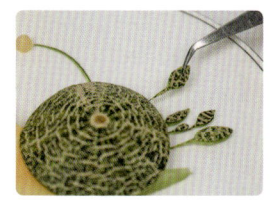

❾ 安上蜗牛的壳。

❿ 安上装饰触须。

⓫ 安上装饰小球

⓬ 安上装饰叶片。

⓭ 小蜗牛造型制作完成。

小蜻蜓

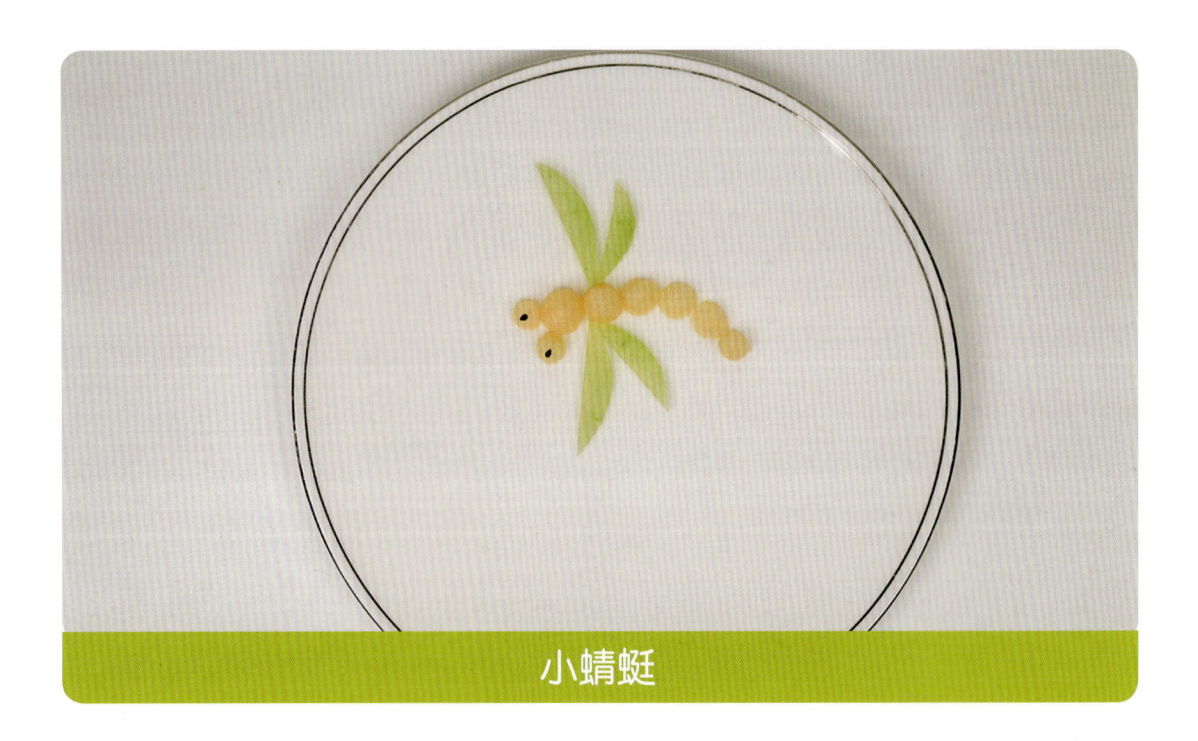

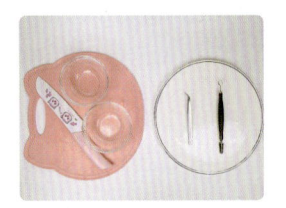

① 准备工具：菜板1个、菜刀1把、碗2个、9寸平盘1个、镊子1把、挖球刀1把。

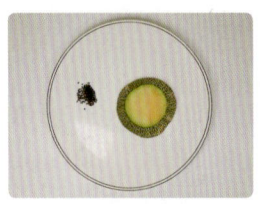

② 准备原材料：哈密瓜200g、芝麻1g。

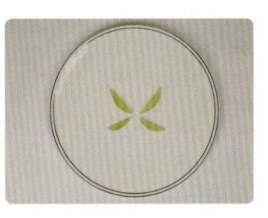

③ 用哈密瓜切出蜻蜓的翅膀。

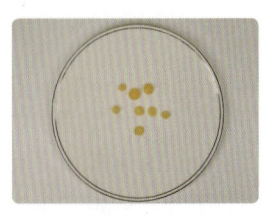

④ 用挖球刀将哈密瓜挖出圆球。

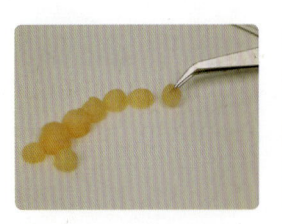

⑤ 用哈密瓜圆球摆出身体。

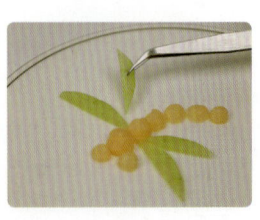

⑥ 安上翅膀。

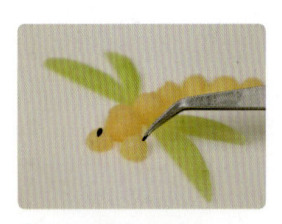

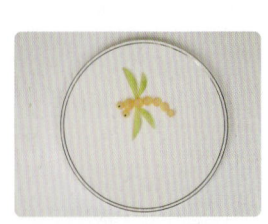

⑦ 安上芝麻眼睛。

⑧ 小蜻蜓造型制作完成。

第七章　25至36月龄幼儿条块、球块状、营养餐食搭配制作　151

小爱心

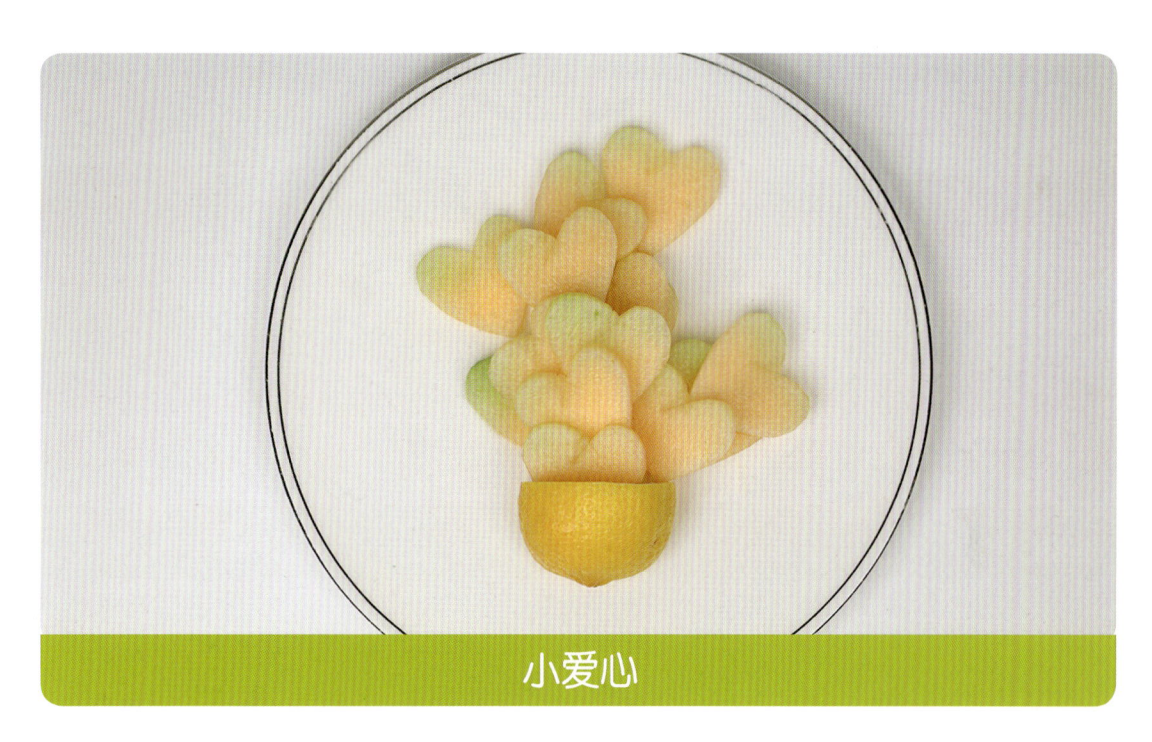

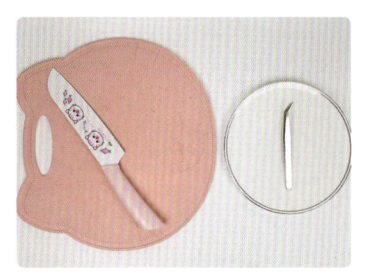

❶ 准备工具：菜板1个、菜刀1把、9寸平盘1个、镊子1把。

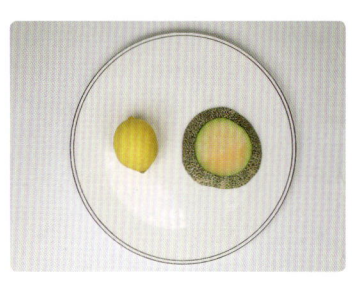

❷ 准备原材料：柠檬1个、哈密瓜200g。

❸ 用哈密瓜切出爱心形。

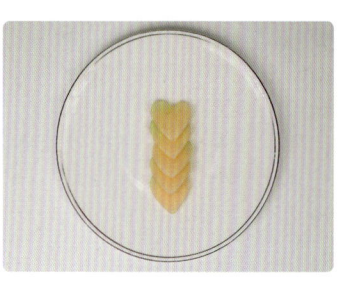

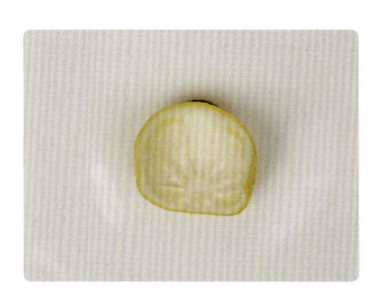

❹ 将柠檬皮肉分离，取四分之一的柠檬皮做底部。

❺ 将爱心与柠檬皮拼接在一起。

❻ 小爱心造型制作完成。

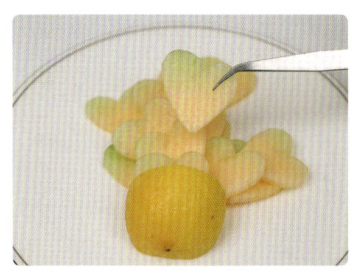

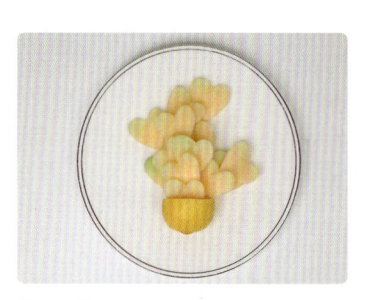

香蕉造型三件

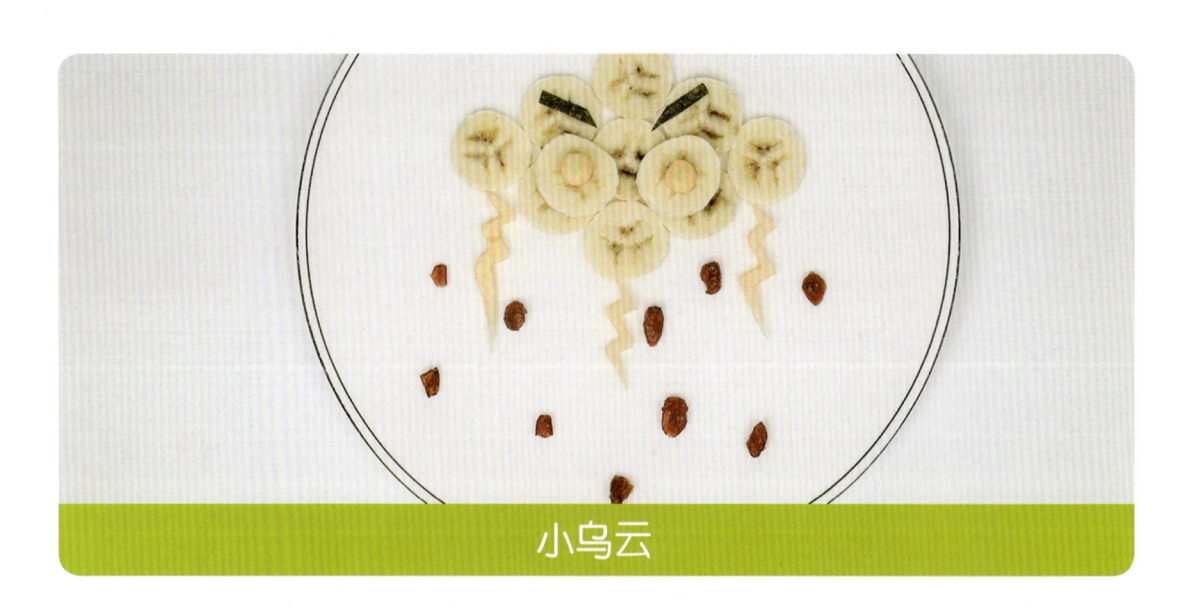

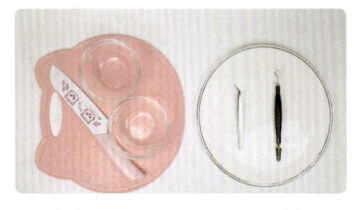

小乌云

❶ 准备工具：菜板1个、菜刀1把、碗2个、9寸平盘1个、镊子1把、挖球刀1把。

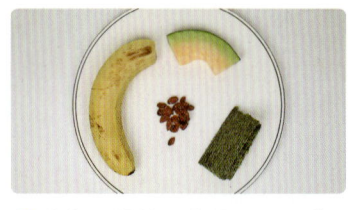

❷ 准备原材料：海苔3g、哈密瓜100g、香蕉1根、蔓越莓干10g。

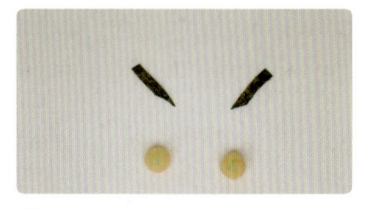

❸ 用挖球刀挖出哈密瓜小球，用海苔切出眉毛。

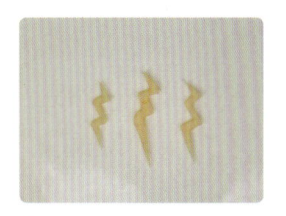

❹ 用哈密瓜切出闪电。

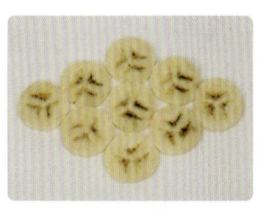

❺ 用香蕉切出小圆片。

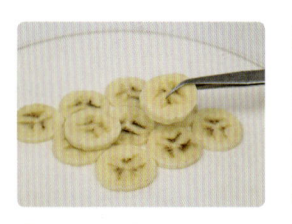

❻ 用香蕉圆片摆出乌云的身体。

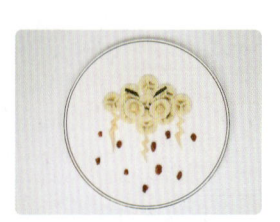

❼ 摆上眉毛。

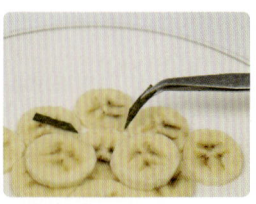

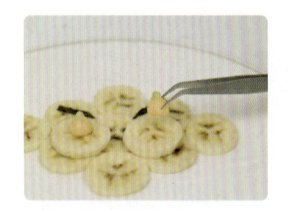

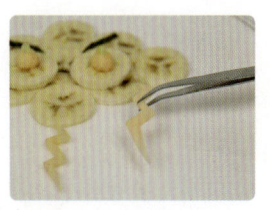

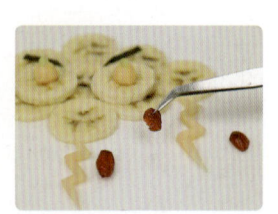

❽ 安上眼睛。

❾ 摆上闪电。

❿ 安上雨滴。

⓫ 小乌云造型制作完成。

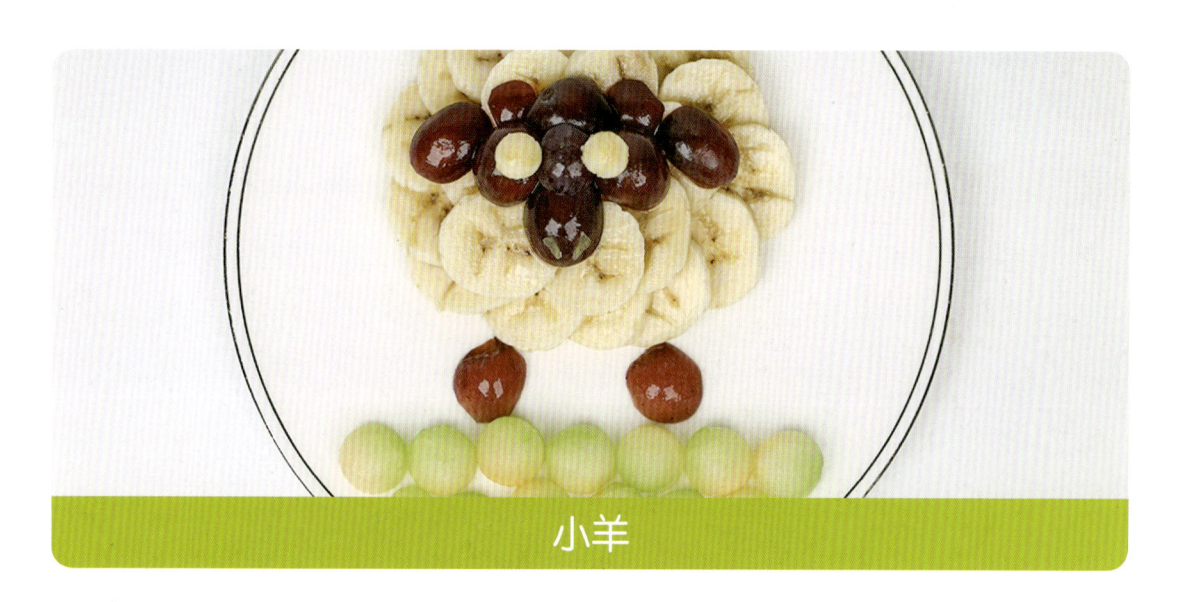

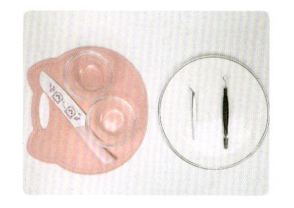

第七章 25至36月龄幼儿条块、球块状、营养餐食搭配制作

小羊

❶ 准备工具：菜板1个、菜刀1把、碗2个、9寸平盘1个、镊子1把、挖球刀1把。

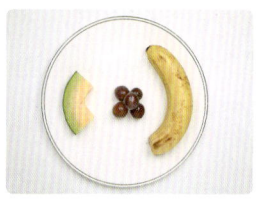

❷ 准备原材料：香蕉1根、黑提5颗、哈密瓜100g。

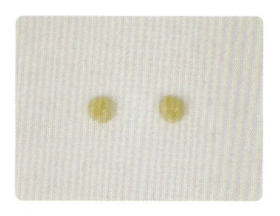

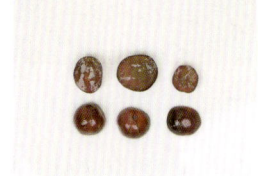

❸ 用挖球刀将香蕉挖出圆球眼睛。

❹ 用刀将黑提一分为二。

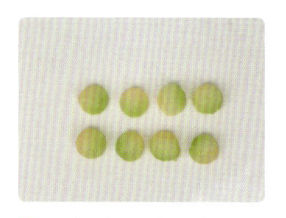

❺ 用挖球刀将哈密瓜挖出圆球。

❻ 将香蕉切成圆片。

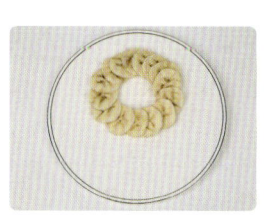

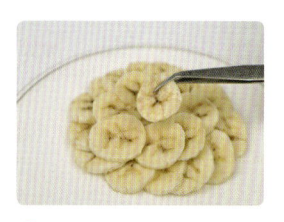

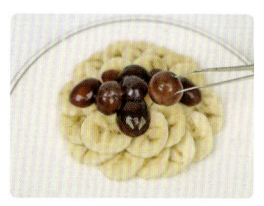

❼ 用香蕉圆片摆出小羊身体。

❽ 用黑提摆出小羊脸部。

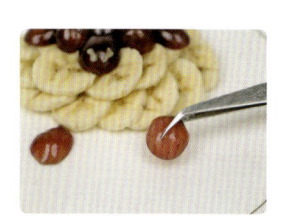

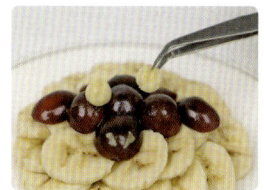

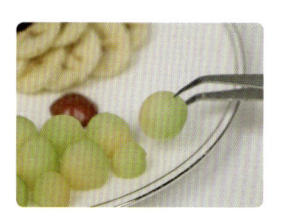

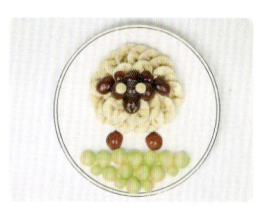

❾ 摆出小羊的脚。

❿ 安上眼睛。

⓫ 摆上底部装饰。

⓬ 小羊造型制作完成。

椰子树

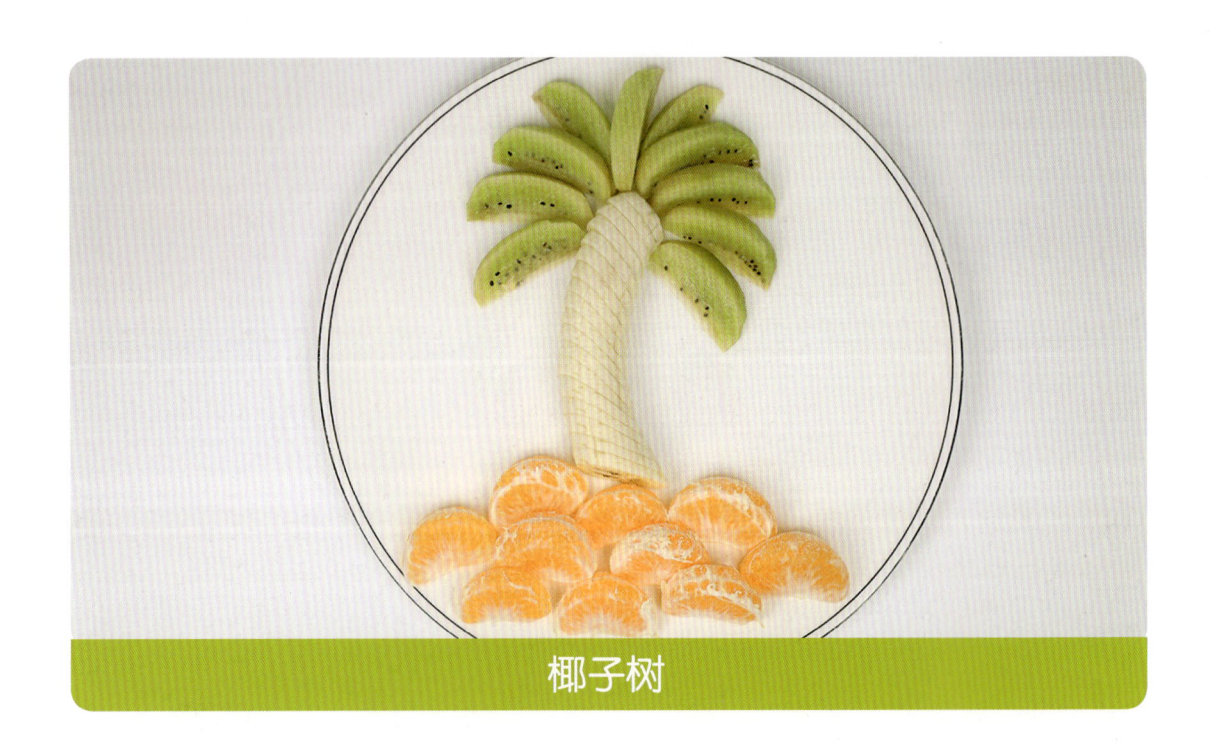

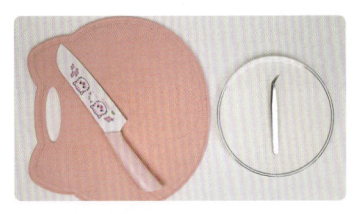

① 准备工具：菜板1个、菜刀1把、9寸平盘1个、镊子1把。

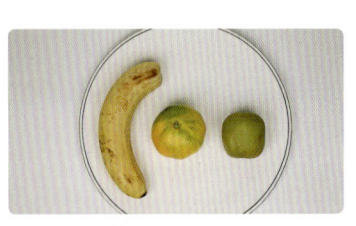

② 准备原材料：香蕉1根、橘子1个、猕猴桃1个。

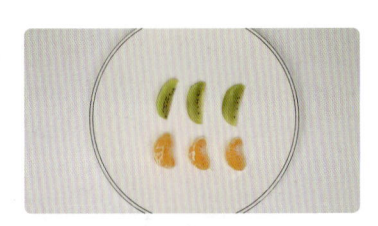

③ 将橘子剥开成瓣，将猕猴桃去皮切成橘子瓣形状。

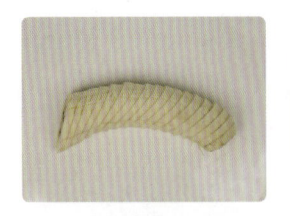

④ 将香蕉切成小圆片。

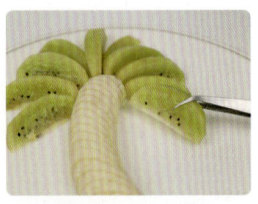

⑤ 将猕猴桃树叶与香蕉树干拼接好。

⑥ 摆上底部装饰。

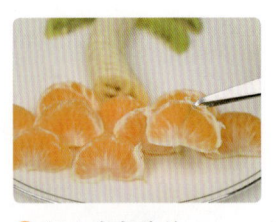

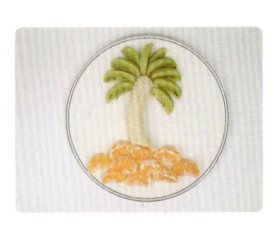

⑦ 椰子树造型制作完成。

第七章 25至36月龄幼儿条块、球块状、营养餐食搭配制作

柑橘造型三件

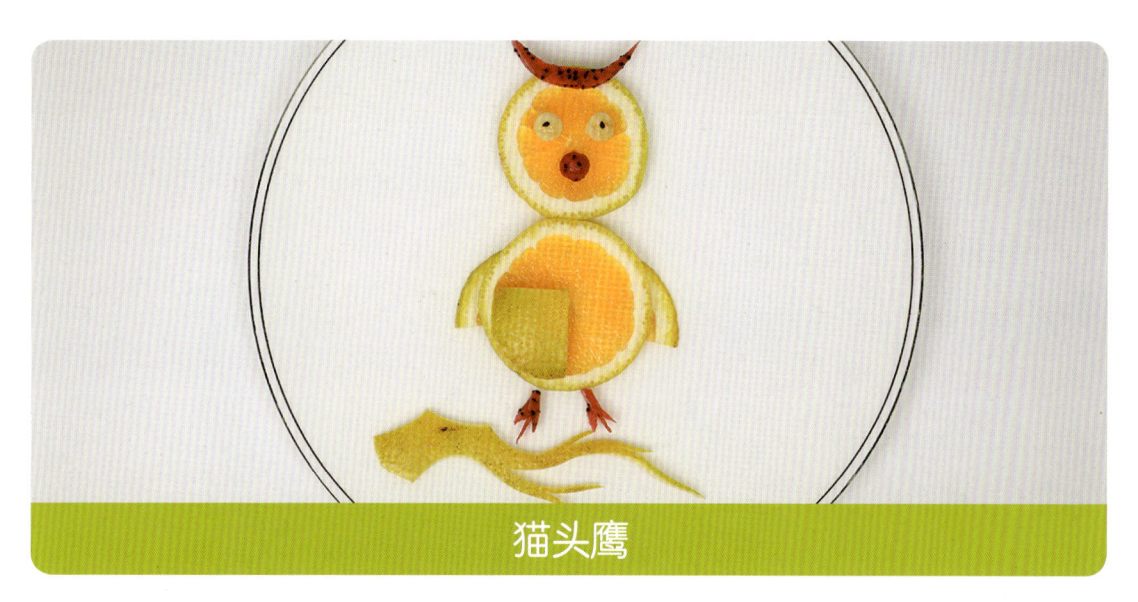

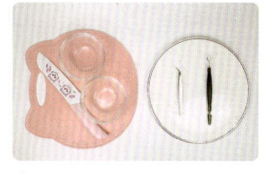

猫头鹰

① 准备工具：菜板1个、菜刀1把、碗2个、9寸平盘1个、镊子1把、挖球刀1把。

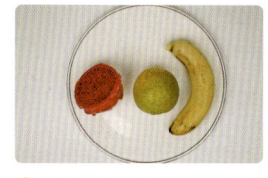

② 准备原材料：火龙果半个、橙子1个、香蕉1根。

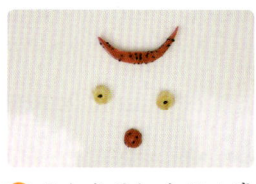

③ 用火龙果切出猫头鹰的眉毛和嘴巴，用香蕉挖出圆球眼睛。

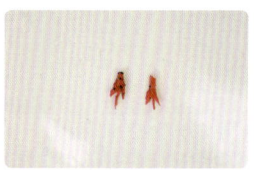

④ 用火龙果切出爪子。

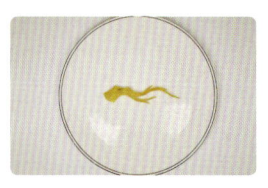

⑤ 用橙子皮切出树枝。

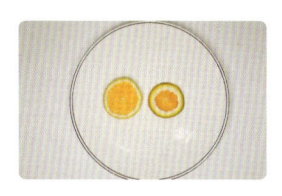

⑥ 切两个圆形橙子片作为猫头鹰的身体和脑袋。

⑦ 将眉毛和脑袋拼接好。

⑧ 安上眼睛。

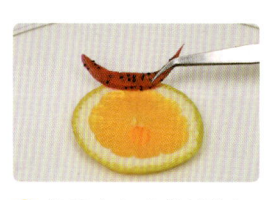

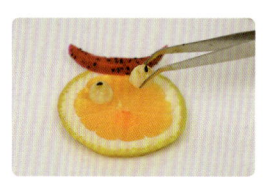

⑨ 安上嘴巴。

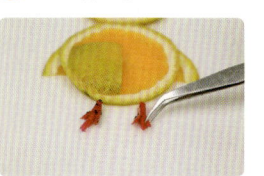

⑩ 摆上手臂。

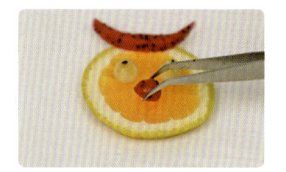

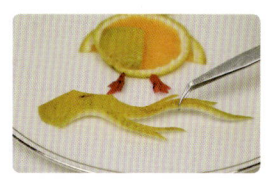

⑪ 安上身体。

⑫ 安上胸前的装饰。

⑬ 安上爪子。

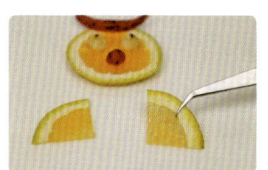

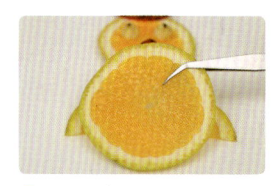

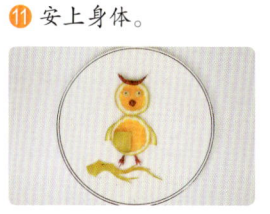

⑭ 摆上树枝。

⑮ 猫头鹰造型制作完成。

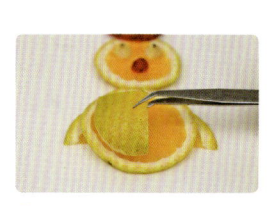

幼崽象

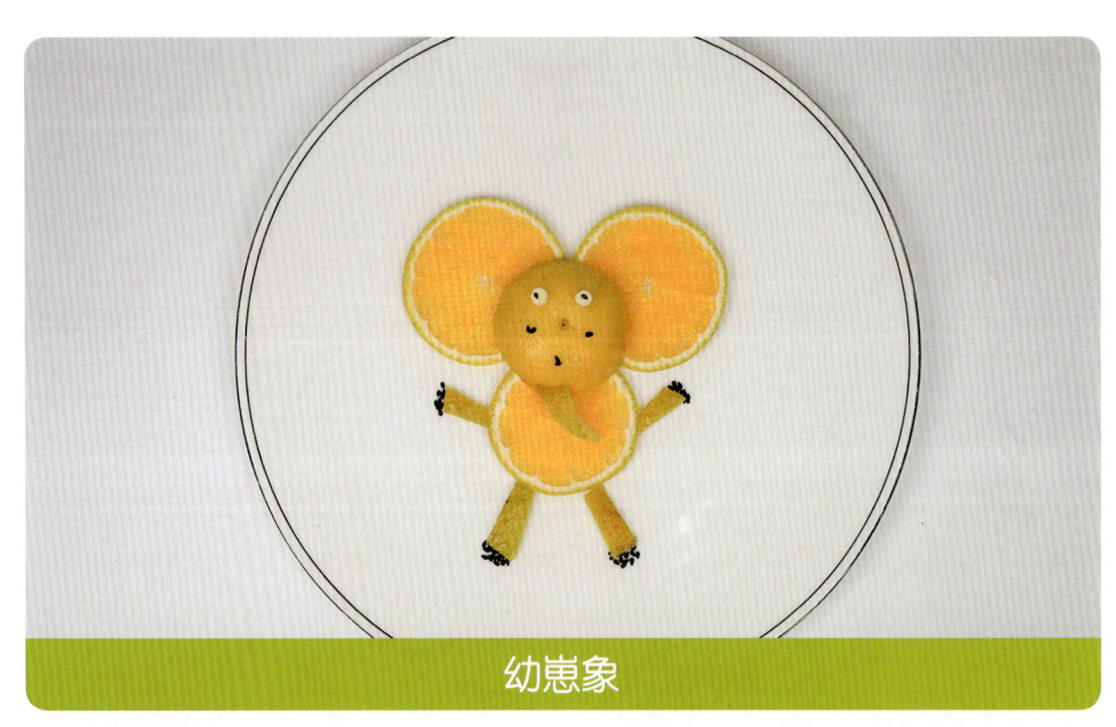

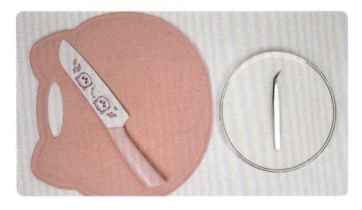

① 准备工具：菜板1个、菜刀1把、9寸平盘1个、镊子1把。

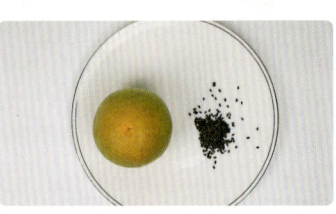

② 准备原材料：橙子1个、芝麻1g。

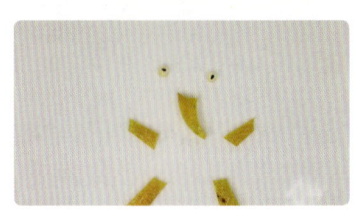

③ 用橙子皮切出象鼻和四肢，用橙子的白膜切出眼睛。

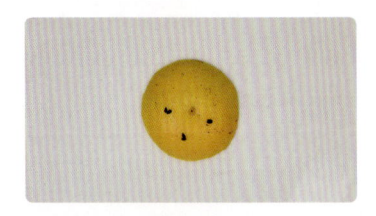

④ 用橘子切出带蒂的圆片做大象的头。

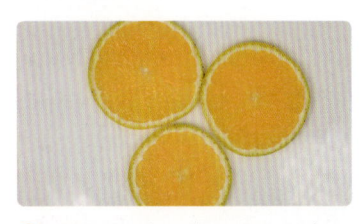

⑤ 用橘子切出大象的耳朵和身体。

⑥ 将头部、身体和耳朵拼接。

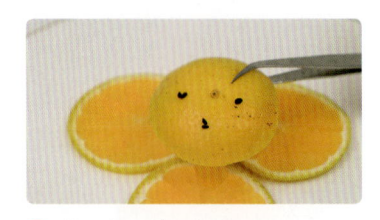

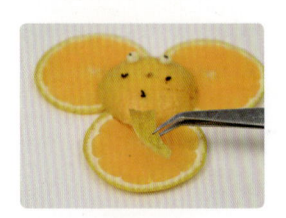

⑦ 安上鼻子。

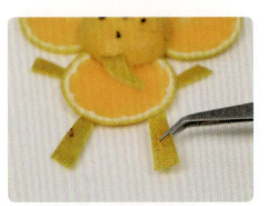

⑧ 安上四肢。

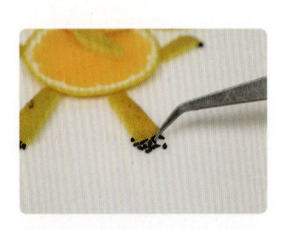

⑨ 用黑芝麻做出象蹄。

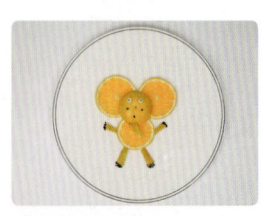

⑩ 幼崽象造型制作完成。

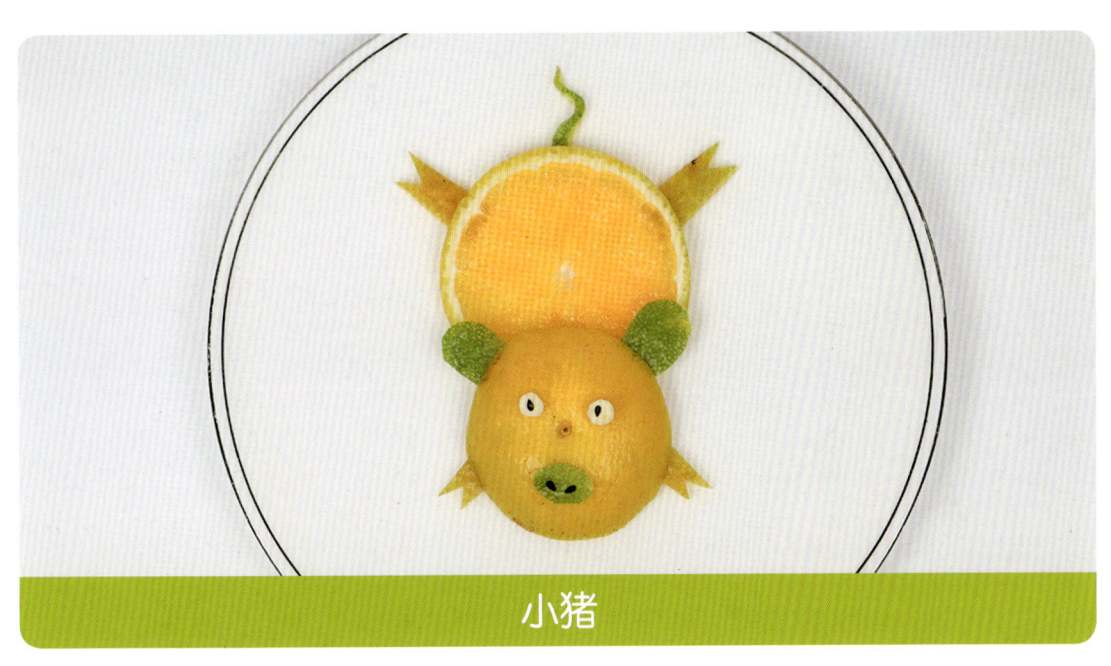

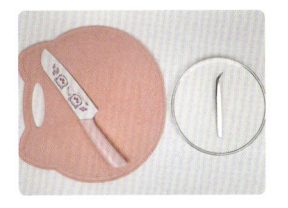

第七章 25至36月龄幼儿条块、球块状、营养餐食搭配制作　157

小猪

① 准备工具：菜板1个、菜刀1把、9寸平盘1个、镊子1把。

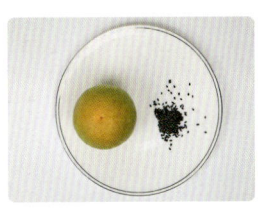

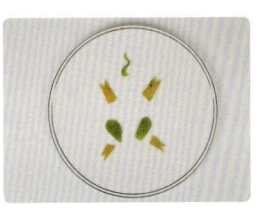

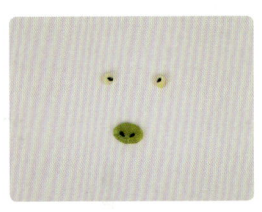

② 准备原材料：橙子1个、芝麻1g。

③ 用橙子皮切出小猪的四肢、耳朵和尾巴。

④ 分别用橙子皮和橙子膜切出圆形，安上芝麻做眼睛和嘴巴。

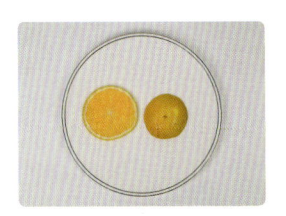

⑤ 用橙子切片，做小猪的头和身体。

⑥ 将头和身体拼接好。

⑦ 安上眼睛。

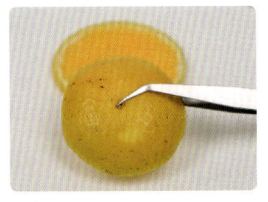

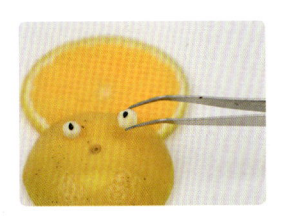

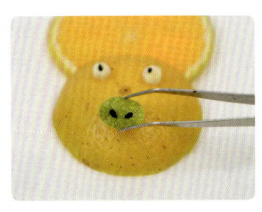

⑧ 安上鼻子。

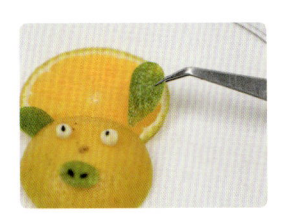

⑨ 安上耳朵。

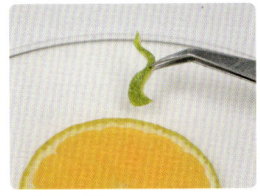

⑩ 安上尾巴。

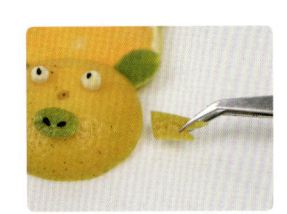

⑪ 安上四肢。

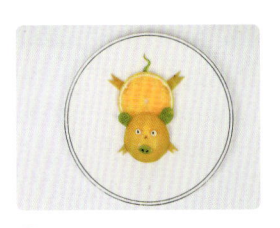

⑫ 小猪造型制作完成。

蛋皮菊花（便当附件造型）

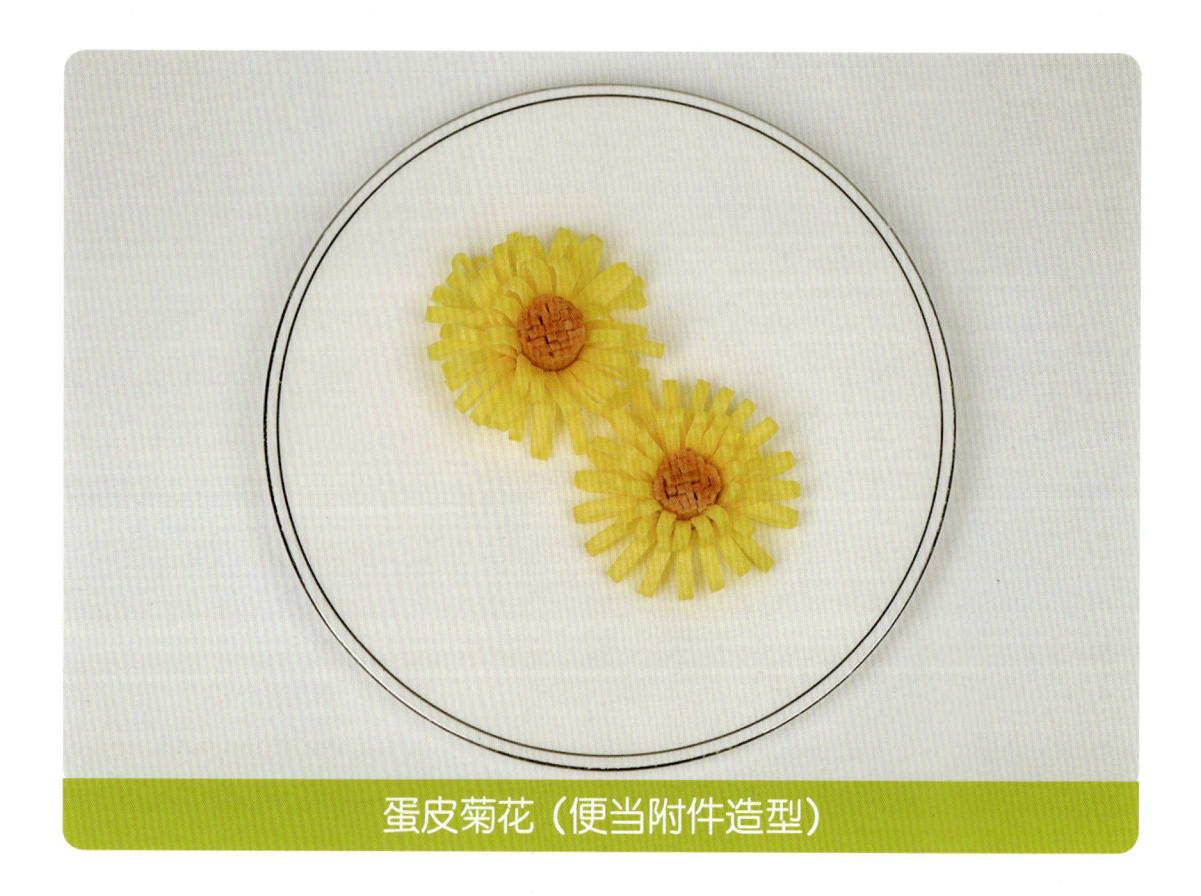

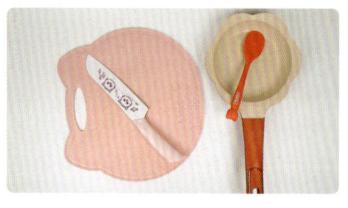

1. 准备工具：菜刀1把、菜板1个、奶锅1口、炒勺1把。

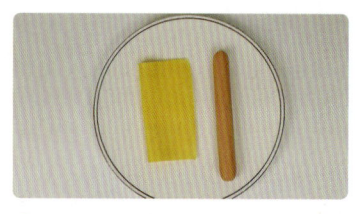

2. 准备原材料：长10cm、宽5cm的蛋皮1张，火腿肠1根。

3. 用菜刀将火腿肠切成3cm长的段，用菜刀在火腿肠的一段打十字花刀。

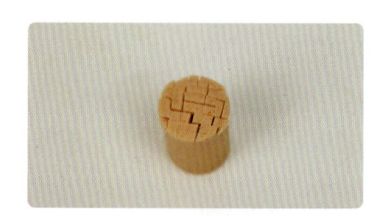

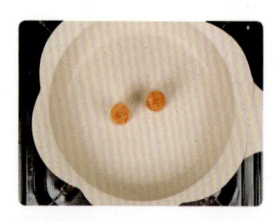

4. 将锅置于火上，将火腿肠打花刀的一面煎制微黄，出锅待用。

5. 将蛋皮对折后，用菜刀间隔0.3cm切不断刀的条。

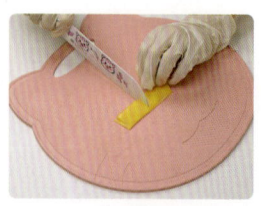

6. 将火腿肠放在蛋皮上卷制，用面固定即可。

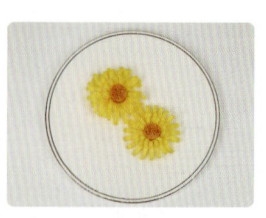

7. 蛋皮菊花造型制作完成。

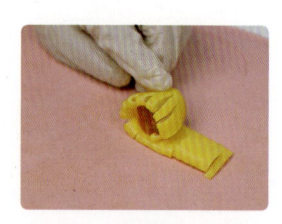

第七章 25至36月龄幼儿条块、球块状、营养餐食搭配制作 159

豆角猪肝焖饭

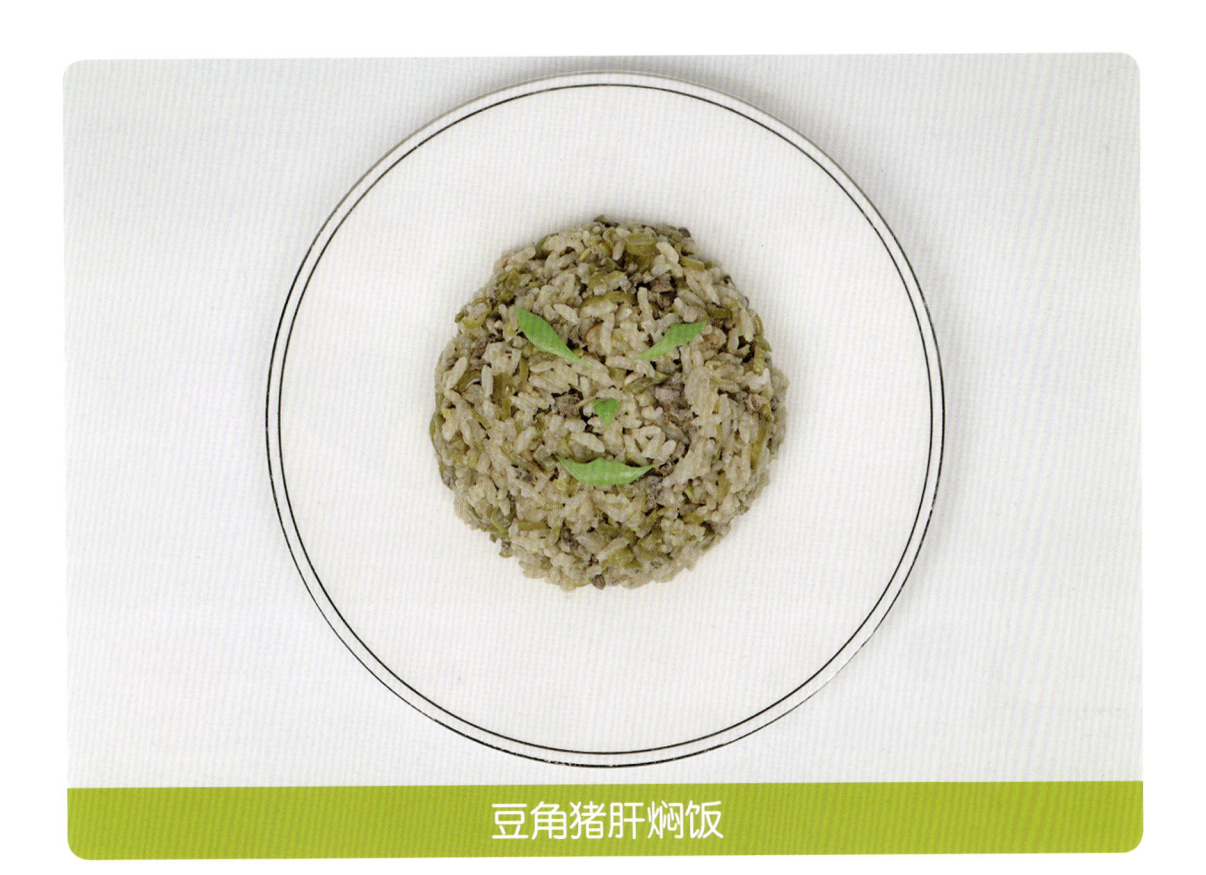

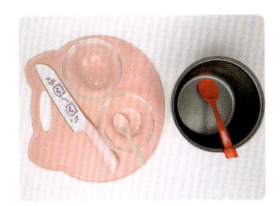

① 准备工具：菜板1个、菜刀1把、碗2个、电饭锅1个、炒勺1把。

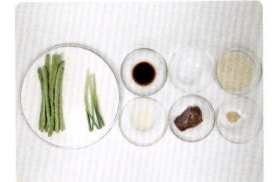

② 准备原材料：大米100g、猪肝50g、四季豆100g、小葱5g、盐1g、料酒10g、生抽10g、胡椒粉1g。

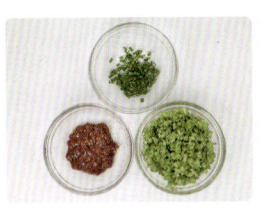

③ 将洗干净的四季豆切成丁，冲净血水的猪肝也切成丁，小葱切成葱花。

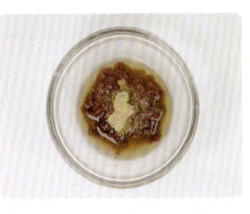

④ 在猪肝丁中加入料酒、胡椒粉腌制半小时。

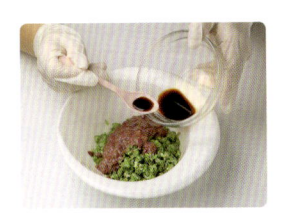

⑤ 将腌制好的猪肝和四季豆丁混合，加入盐、生抽搅拌均匀。

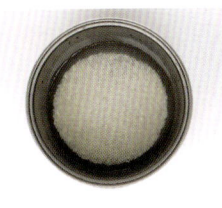

⑥ 大米淘净，放入电饭锅中，加入1.5倍于大米的水。

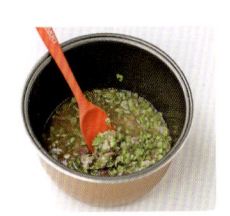

⑦ 将豆角猪肝丁放入电饭锅，用筷子略搅拌一下，开启程序将米饭蒸熟，撒葱花点缀。

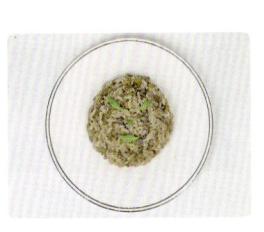

⑧ 豆角猪肝焖饭制作完成。

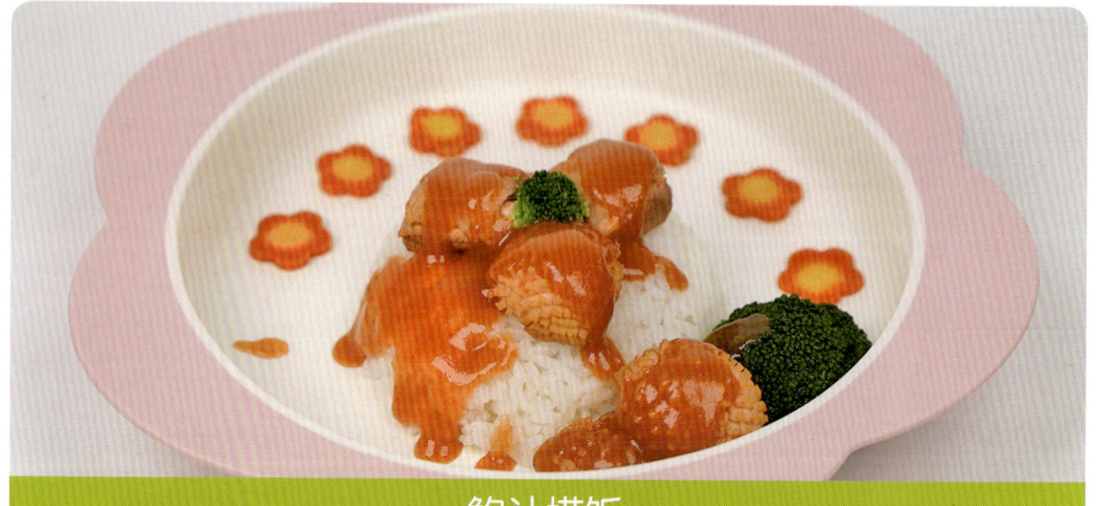

鲍汁捞饭

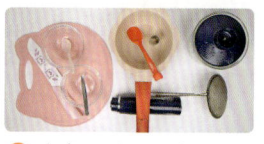

1. 准备工具：奶锅1口、碗2个、菜板1个、菜刀1把、汤勺1把、镊子1把、小花磨具1个、密漏1把、炒勺1把、料理机1台。
2. 准备原材料：鲍鱼4个、排骨3块、番茄1个、红枣10g、西兰花适量、胡萝卜适量、水淀粉适量。
3. 用镊子将红枣核去除干净。
4. 在西红柿顶部打十字花刀，用开水烫制方便去皮。
5. 用镊子撕去西红柿外皮。
6. 将西红柿切成小丁。
7. 将西红柿丁与红枣打成泥状。
8. 将西红柿红枣泥过滤掉粗渣。
9. 过滤好的西红柿红枣汁。
10. 用模具压出胡萝卜小花。
11. 将西兰花和胡萝卜小花焯水。
12. 将鲍鱼切花刀。
13. 将排骨焯水。
14. 将改好刀的鲍鱼焯水。
15. 用奶锅将西红柿红枣汁煮至冒泡。
16. 随后加入焯熟的排骨和鲍鱼。
17. 煮熟后捞出备用。
18. 原汁中加入水淀粉煮开。
19. 淋上酱汁。
20. 鲍汁捞饭成品。

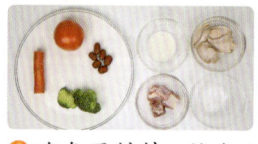

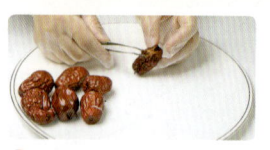

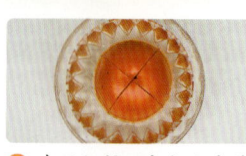

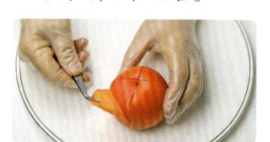

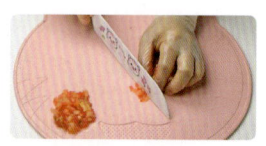

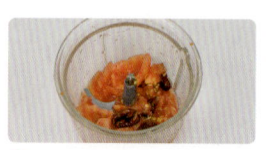

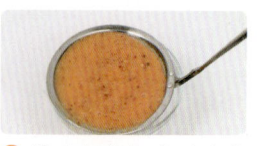

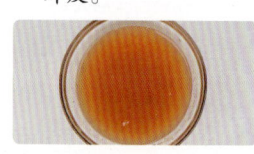

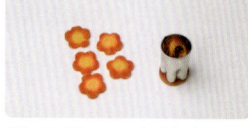

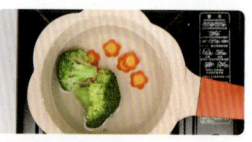

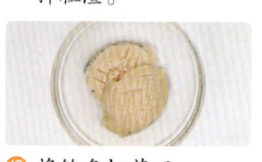

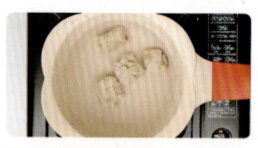

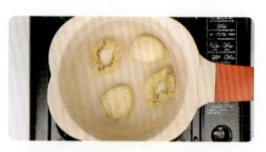

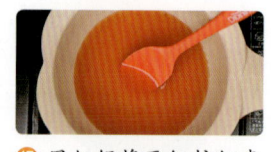

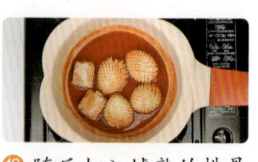

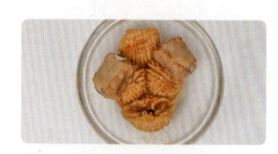

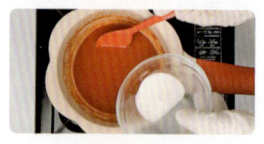

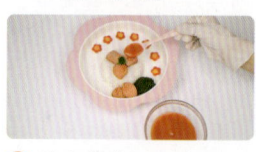

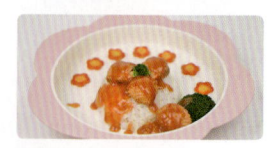

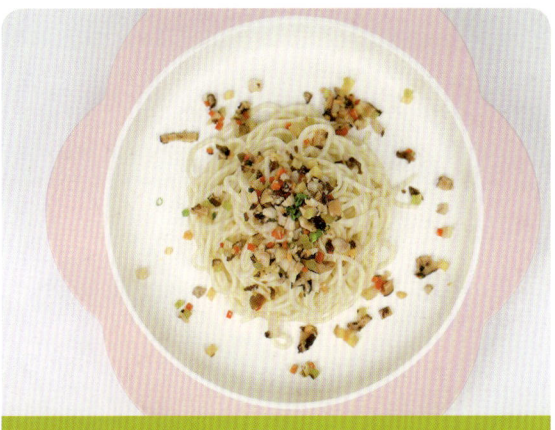

第七章　25至36月龄幼儿条块、球块状、营养餐食搭配制作

八宝拌面

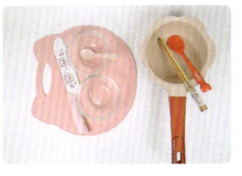

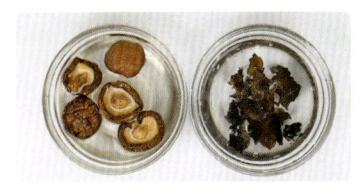

1. 准备工具：菜板1个、菜刀1把、汤勺1把、炒勺1把、筷子1双、碗2个、奶锅1口。

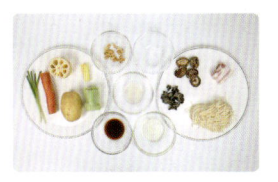

2. 准备主料：五花肉50g、干香菇10g、胡萝卜60g、土豆60g、莴笋60g、莲藕60g、干木耳5g、熟花生仁20g、面条100g；辅料：油20g、料酒10g、小葱5g、姜5g、酱油10g、盐1g。

3. 将干香菇和干木耳泡水涨发。

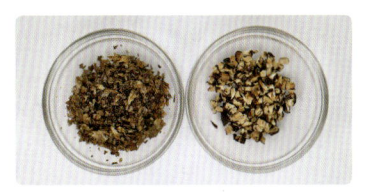

4. 将香菇和木耳切成小丁。

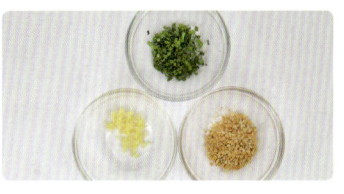

5. 将葱切成葱花，姜切成姜末，熟花生仁切碎。

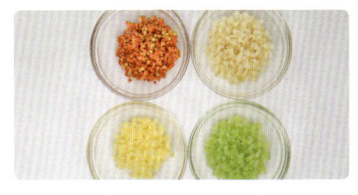

6. 将洗净去皮的胡萝卜、土豆、莴笋、莲藕切成小丁。

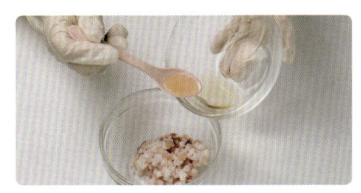

7. 将洗净的五花肉切成丁，加料酒腌制15分钟。

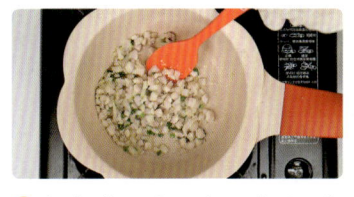

8. 锅内放入油，油温升至5成时，放入姜末、葱花爆香，加入五花肉丁炒至变色、炒香出色出味。

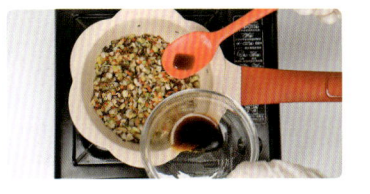

9. 加入酱油增色。

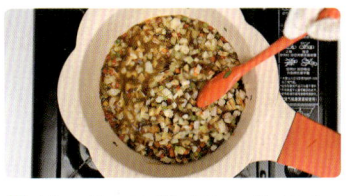

10. 倒入约250毫升水，烧开后调小火，炖煮20分钟。

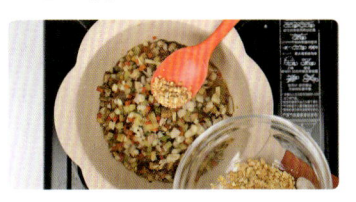

11. 加入花生碎、盐拌匀后关火。

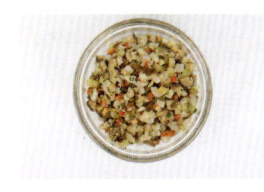

12. 将炒制好的臊子装碗待用。

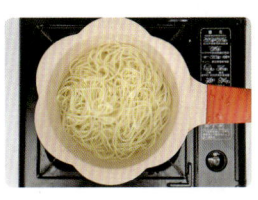

13. 在锅里加入足量的水，煮沸后加入面条，将面条煮熟后盛出。

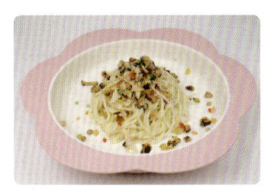

14. 将面条装入碗中，将炒好的臊子浇在面条上。

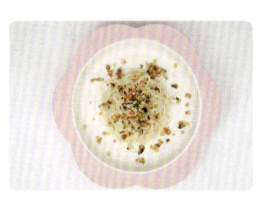

15. 八宝拌面制作完成。

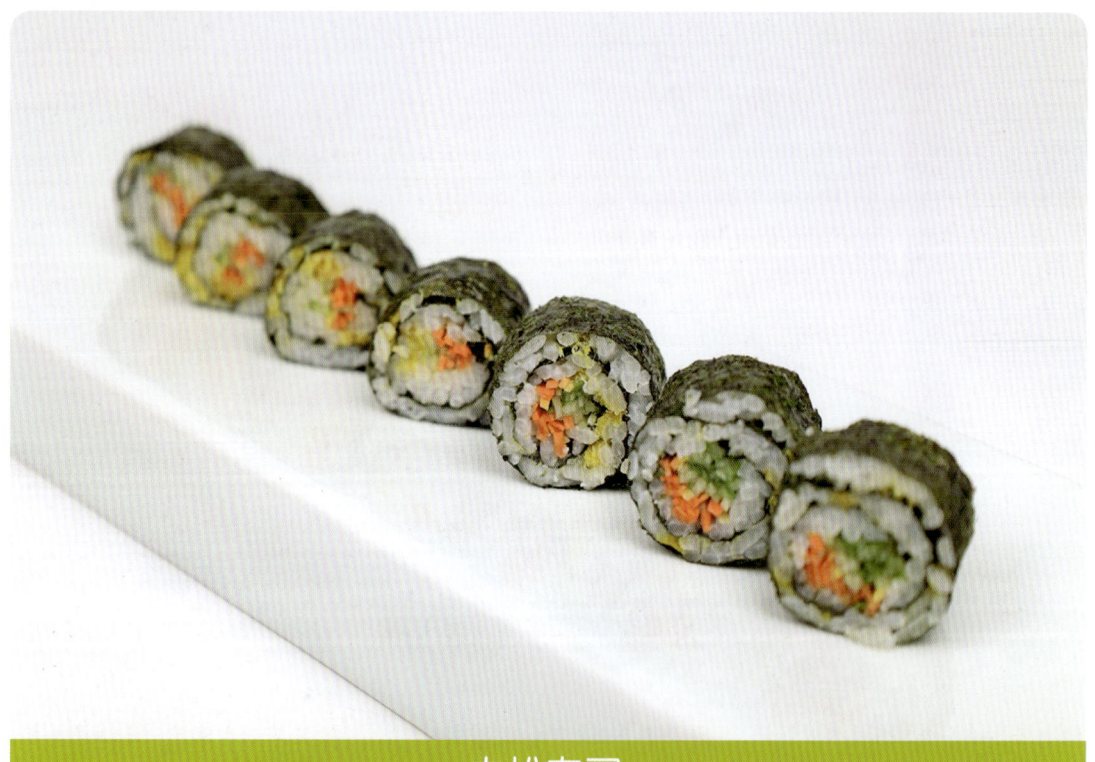

肉松寿司

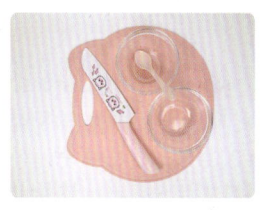

❶ 准备工具：菜板1个、菜刀1把、碗2个、汤勺1把。

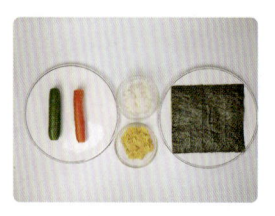

❷ 准备原材料：海苔2片、米饭400g、胡萝卜50g、黄瓜50g、肉松60g。

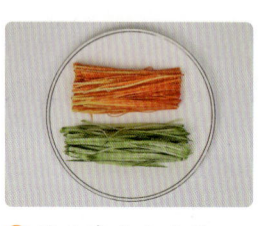

❸ 将洗净去皮后的胡萝卜和黄瓜切成细丝。

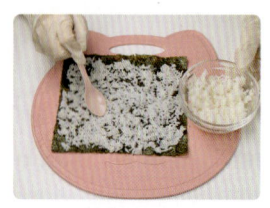

❹ 取1片海苔铺在菜板上，将米饭均匀铺在海苔上。

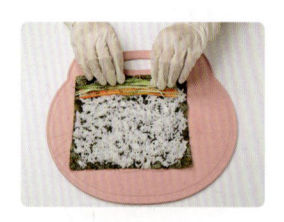

❺ 依次铺上胡萝卜丝和黄瓜丝。

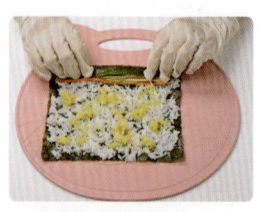

❻ 铺上肉松，从海苔的一端卷起，制成圆柱形。

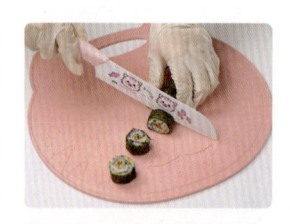

❼ 将寿司卷切片装盘。

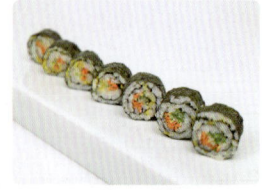

❽ 肉松寿司制作完成。

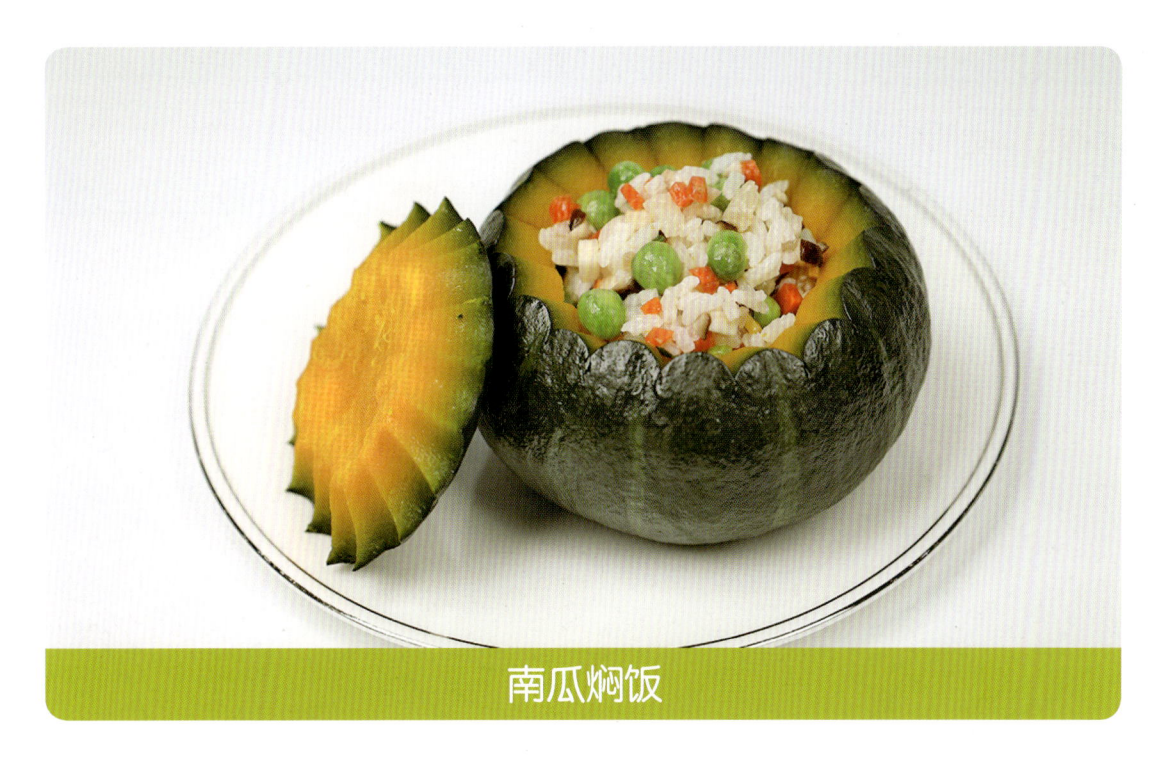

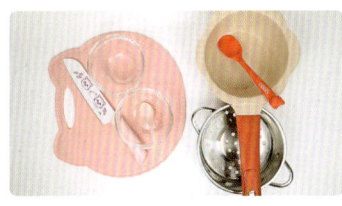

第七章　25至36月龄幼儿条块、球块状、营养餐食搭配制作

南瓜焖饭

① 准备工具：菜板1个、菜刀1把、汤勺1把、炒勺1把、碗2个、奶锅1口、蒸笼1个。

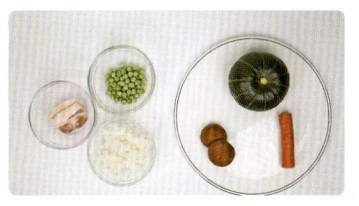

② 准备原材料：贝贝南瓜1个、香菇80g、胡萝卜80g、豌豆50g、猪肉80g、米饭100g。

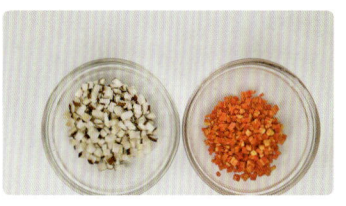

③ 将香菇和胡萝卜切丁。

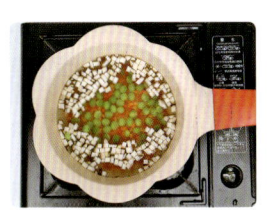

④ 水开后加入香菇丁、胡萝卜丁、豌豆进行焯水。

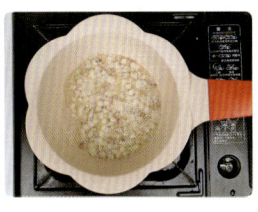

⑤ 锅热加入切好的猪肉，炒出油。

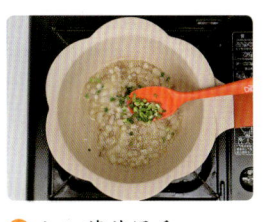

⑥ 加入葱花爆香。

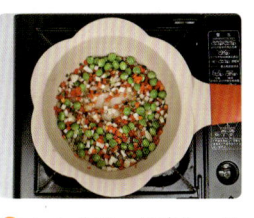

⑦ 加入香菇、胡萝卜、豌豆炒香。

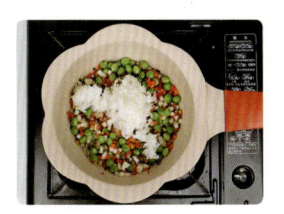

⑧ 放入米饭炒匀。

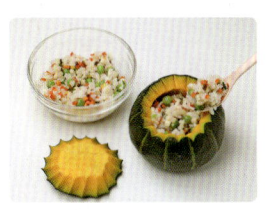

⑨ 贝贝南瓜开盖取瓤后，填入炒好的米饭馅料。

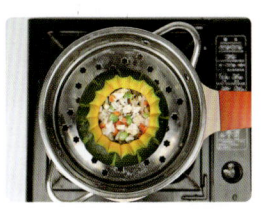

⑩ 上锅蒸15分钟。

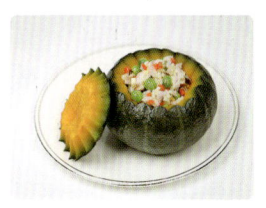

⑪ 南瓜焖饭制作完成。

香菇焖饭

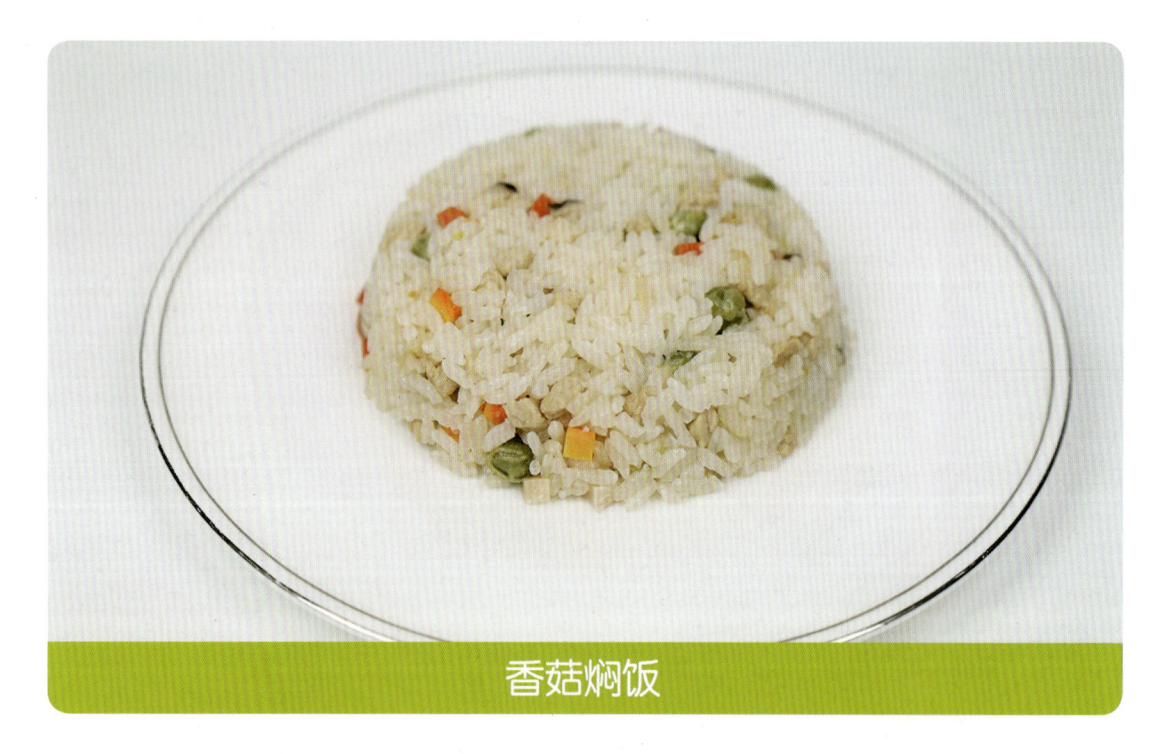

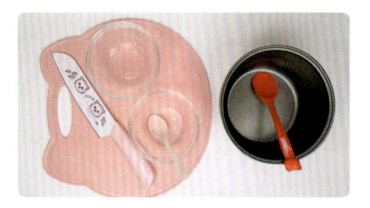

1. 准备工具：菜板1个、菜刀1把、汤勺1把、炒勺1把、碗2个、电饭锅1个。
2. 准备原材料：大米80g、鲜香菇30g、胡萝卜20g、青豆20g、猪里脊肉50g、油5g、小葱5g、姜5g、酱油10g。
3. 用葱、姜给猪里脊肉码味。
4. 香菇切粒、胡萝卜切粒、猪里脊肉切末。
5. 油热后加入猪里脊肉末炒变色。
6. 加入葱花炒香。
7. 加入香菇粒、胡萝卜粒、青豆炒匀。
8. 加入少许酱油调色。
9. 大米洗净放入电饭锅中。
10. 将炒好的料与大米混合后上锅煮熟。
11. 香菇焖饭制作完成。

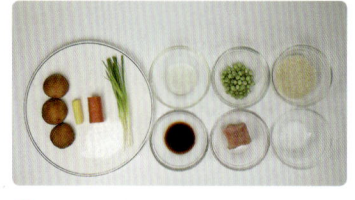

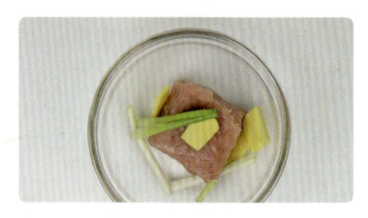

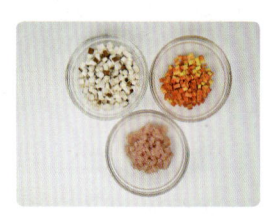

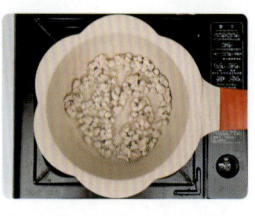

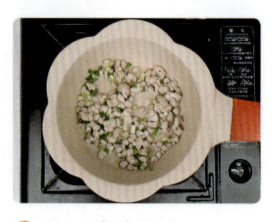

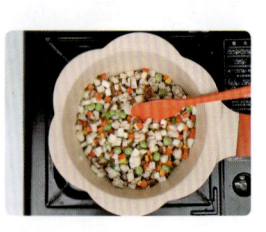

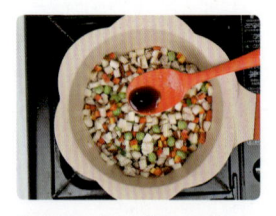

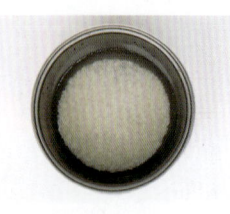

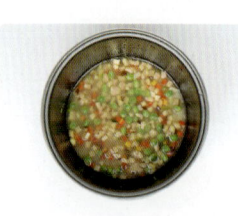

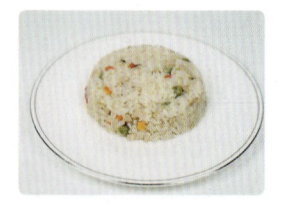

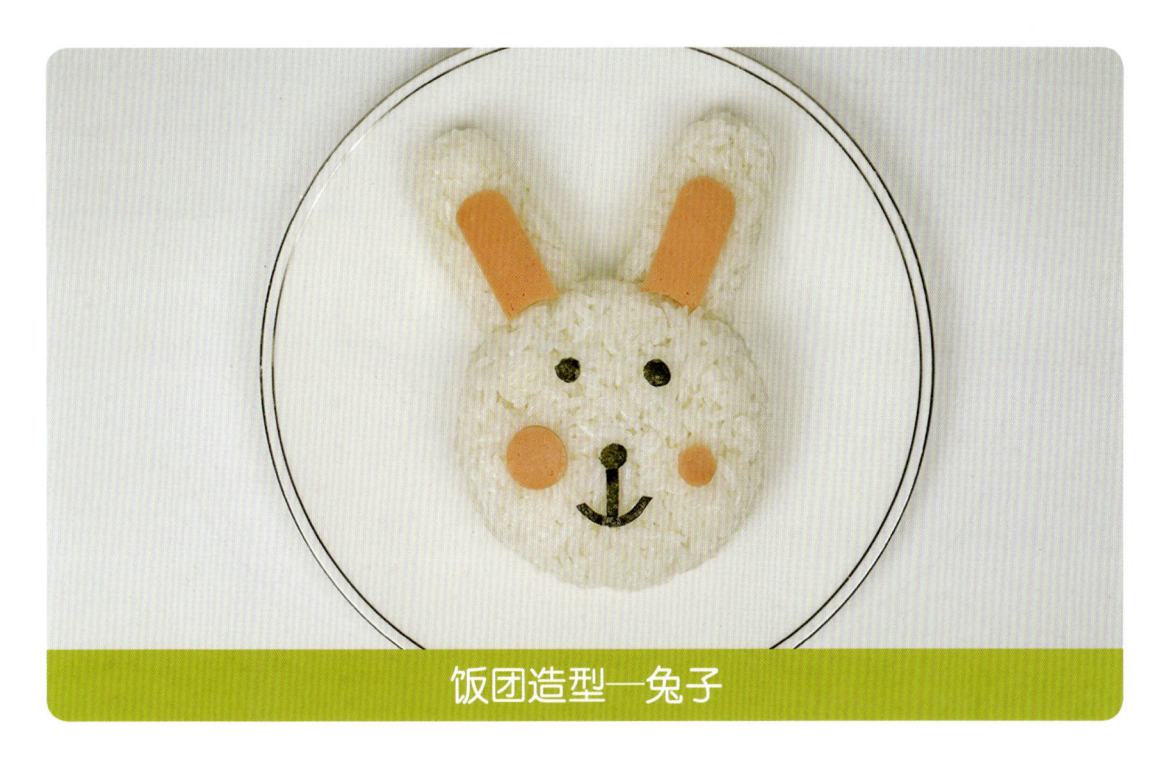

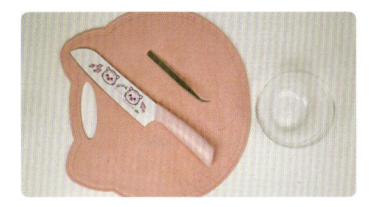

第七章　25至36月龄幼儿条块、球块状、营养餐食搭配制作

饭团造型—兔子

❶ 准备工具：菜板1个、菜刀1把、碗1个、镊子1把。

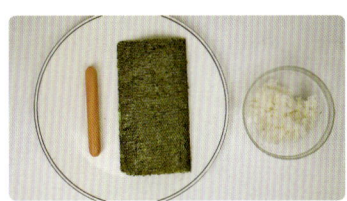

❷ 准备原材料：海苔4g、火腿1根、米饭80g。

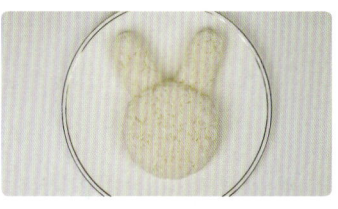

❸ 用米饭捏出兔子大致形状。

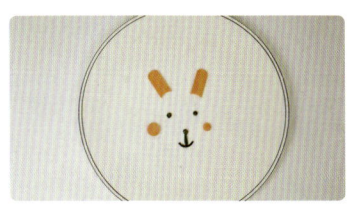

❹ 用海苔、火腿肠切出兔子脸部的各部件。

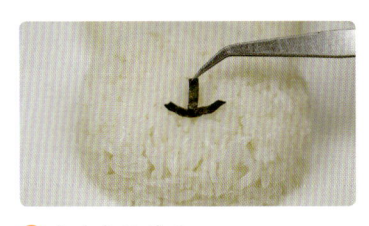

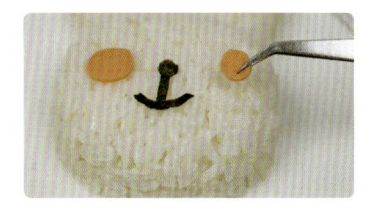

❺ 安上兔子嘴巴。

❻ 安上兔子脸上的红晕。

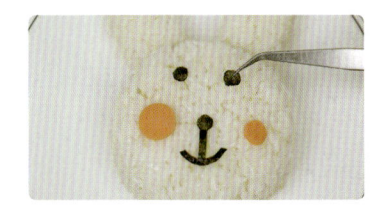

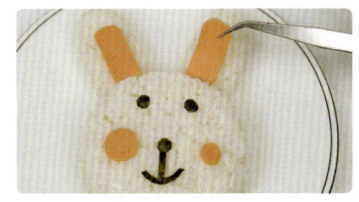

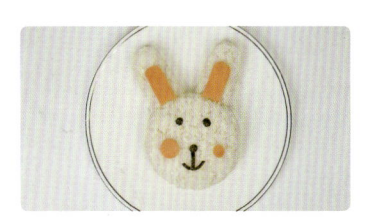

❼ 贴上兔子眼睛。

❽ 安上兔子耳朵。

❾ 兔子饭团制作完成。

饭团造型——小鸡

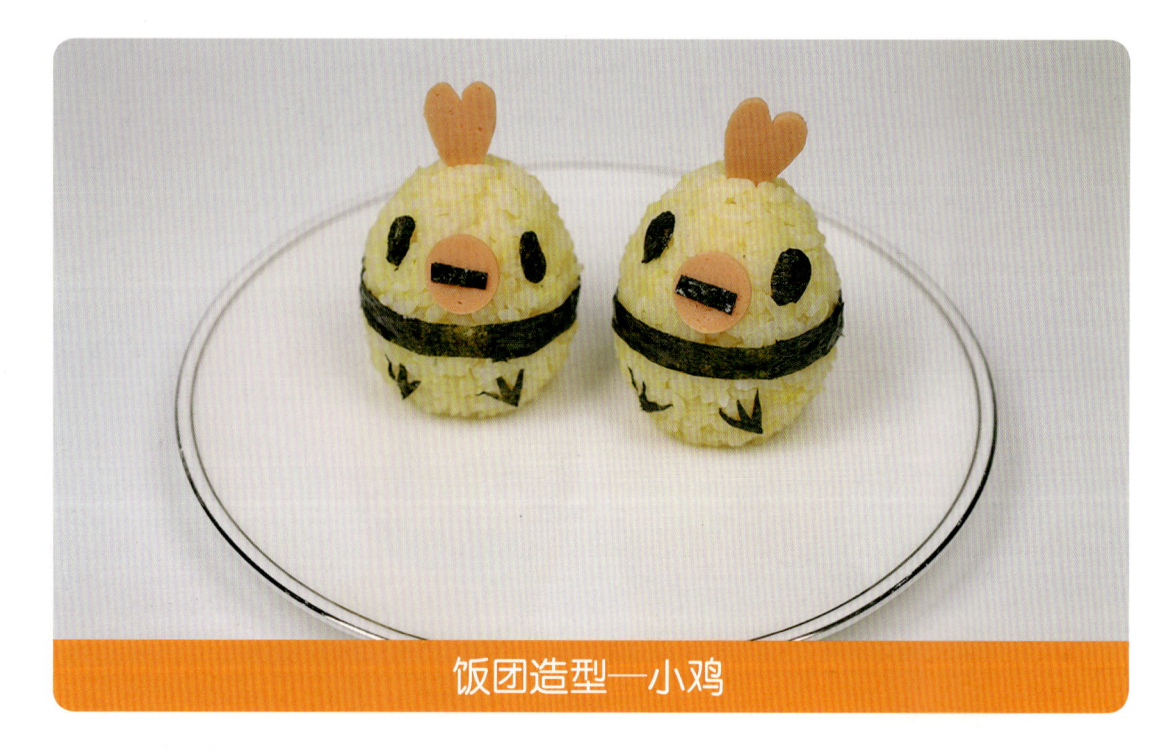

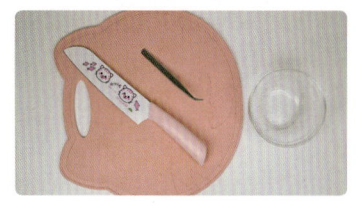

❶ 准备工具：菜板1个、菜刀1把、碗1个、镊子1把。

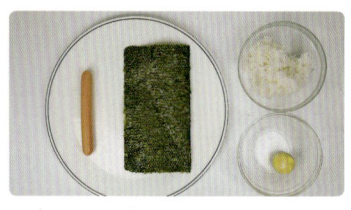

❷ 准备原材料：海苔4g、火腿1根、米饭80g、蛋黄1个。

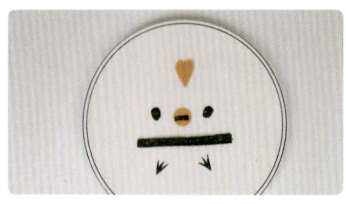

❸ 用火腿肠和海苔切出小鸡各部件。

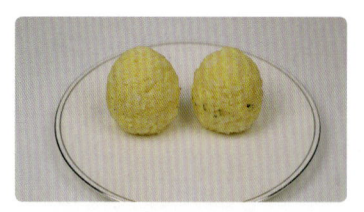

❹ 用蛋黄上好色的饭团捏出小鸡身体的大致形状。

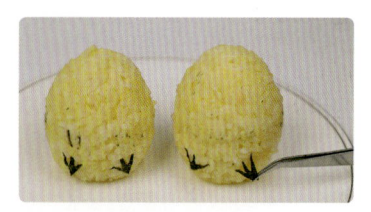

❺ 安上小鸡的爪子。

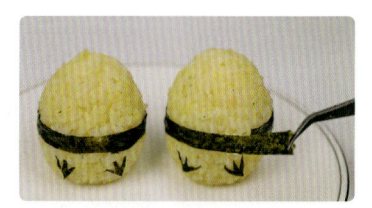

❻ 安上小鸡的腰带。

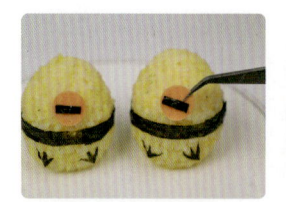

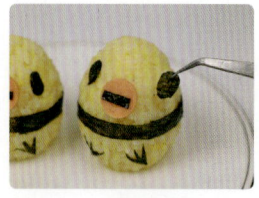

❼ 安上小鸡的嘴巴。

❽ 安上小鸡的眼睛。

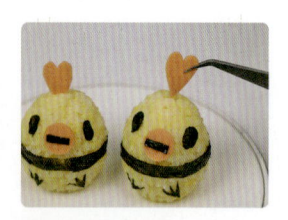

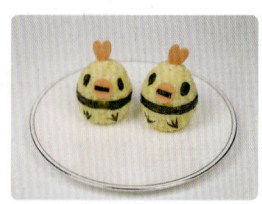

❾ 安上鸡冠。

❿ 小鸡饭团制作完成。

第七章 25至36月龄幼儿条块、球块状、营养餐食搭配制作　167

黄瓜鹌鹑蛋

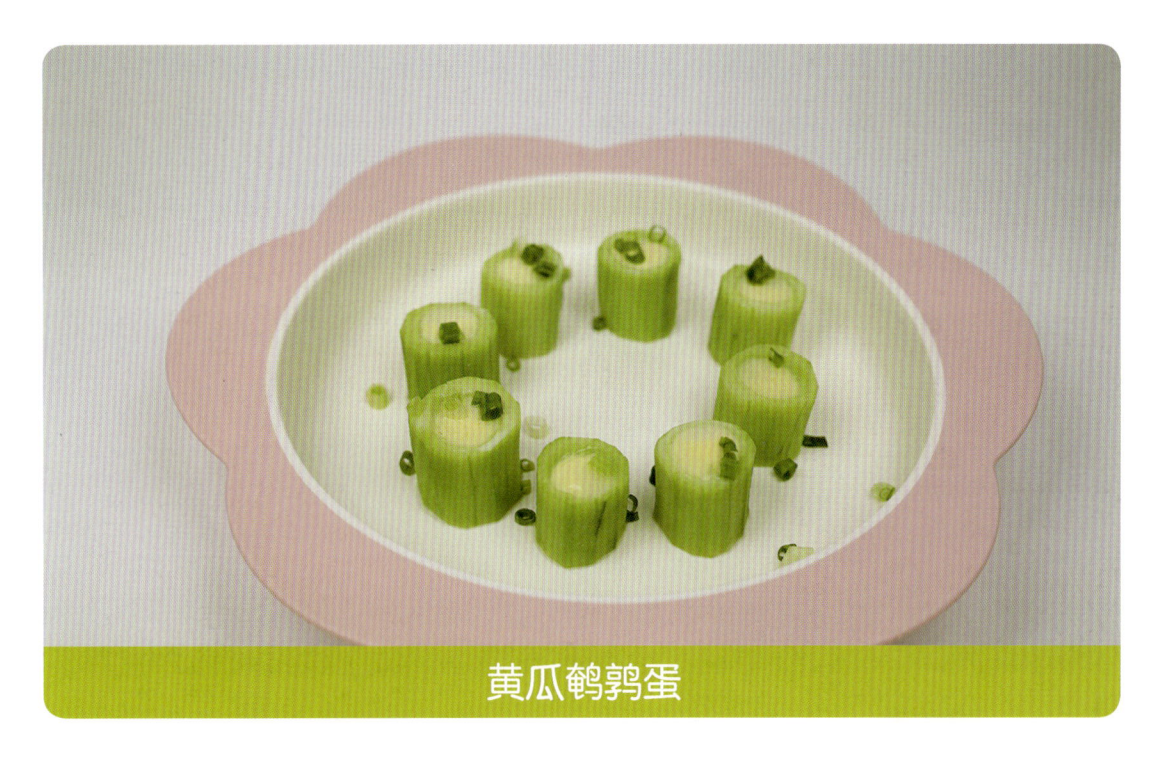

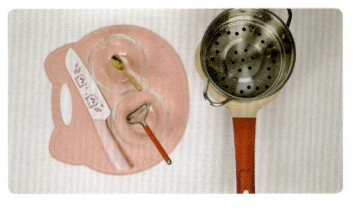

❶ 准备工具：奶锅1口、蒸笼1个、碗2个、菜板1个、菜刀1把、汤勺1把、刮皮刀1把。

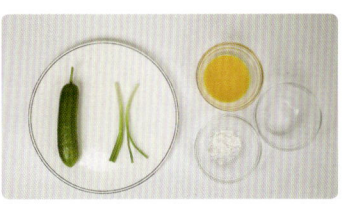

❷ 准备原材料：黄瓜1根（约180g）、鹌鹑蛋10～12个、淀粉10g、盐1g、葱5g。

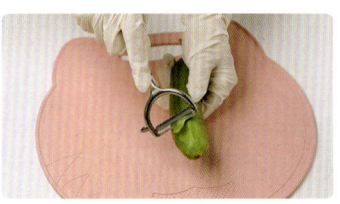

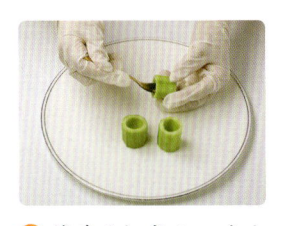

❸ 将黄瓜洗净后去皮。

❹ 将黄瓜切成3cm左右的段，用汤勺小心地挖出黄瓜段中的籽，使黄瓜呈杯子状。

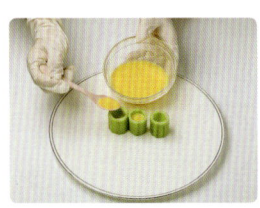

❺ 在鹌鹑蛋液中加入等量的清水，倒入黄瓜杯的中空部。

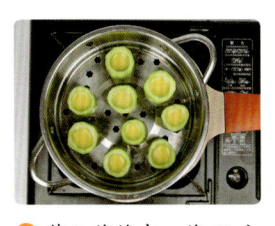

❻ 装入蒸笼中，蒸10分钟，蒸熟后取出装盘。

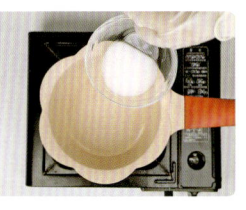

❼ 另取奶锅，开小火加入盐、加入约30g水，搅拌均匀后加入淀粉，顺时针搅拌成芡汁。

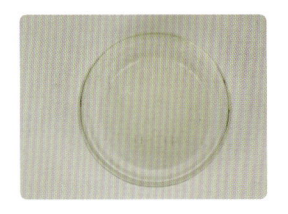

❽ 将芡汁成品装碗。

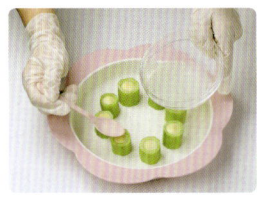

❾ 将芡汁淋在黄瓜鹌鹑蛋上。

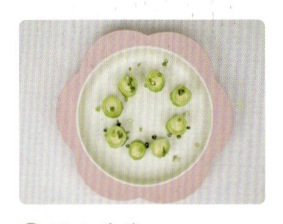

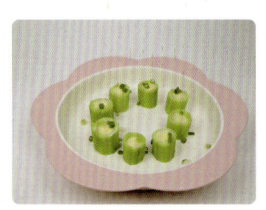

❿ 撒上葱花。

⓫ 黄瓜鹌鹑蛋制作完成。

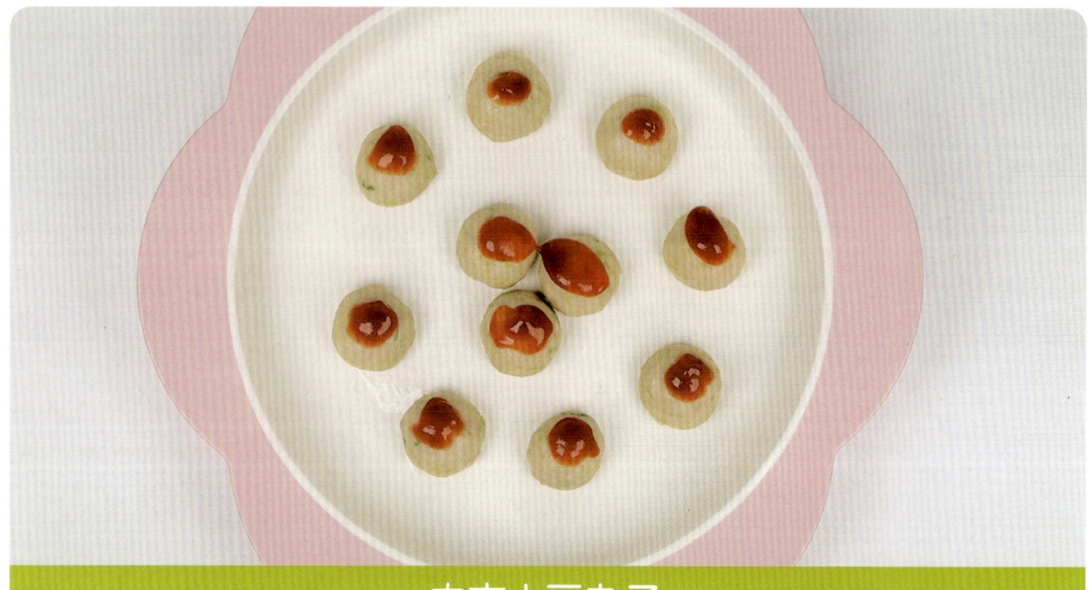

肉末土豆丸子

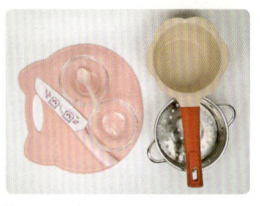

① 准备工具：菜板 1 个、菜刀 1 把、碗 2 个、汤勺 1 把、奶锅 1 口、蒸笼 1 个。

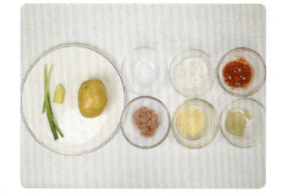

② 准备原材料：土豆 150g、面粉 50g、猪里脊肉馅 50g、料酒 5g、胡椒粉 1g、盐 1g、小葱 5g、姜 5g、番茄沙司适量。

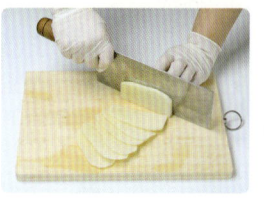

③ 将土豆去皮洗净切成片。

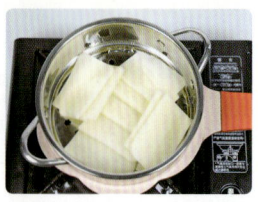

④ 将切好的土豆片上锅蒸 30 分钟至软。

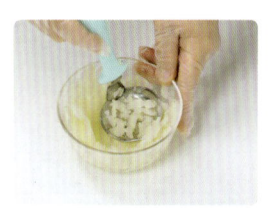

⑤ 将蒸熟的土豆装入碗中，用压泥器压成泥状。

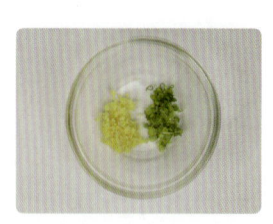

⑥ 小葱和姜洗净切成末。

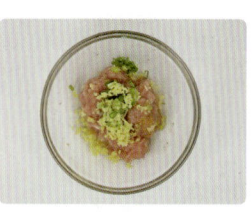

⑦ 在猪肉末中加入料酒、胡椒粉、葱末、姜末腌制 15 分钟。

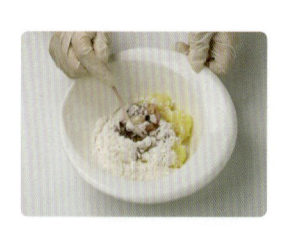

⑧ 将腌制好的肉末加入土豆泥，再加入面粉和盐，用手抓匀至有黏性的状态。

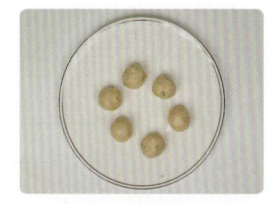

⑨ 用手搓成大小合适的丸子，均匀放置在盘子内。

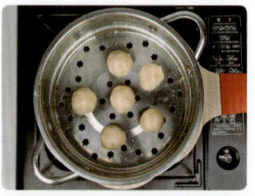

⑩ 将制作好的丸子放入沸水的蒸笼中，蒸 20 分钟后取出装盘。

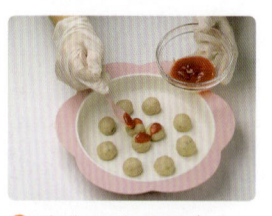

⑪ 将番茄沙司挤在丸子上。

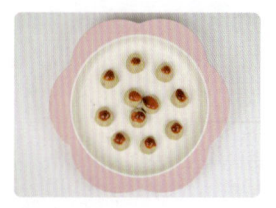

⑫ 肉末土豆丸子制作完成。

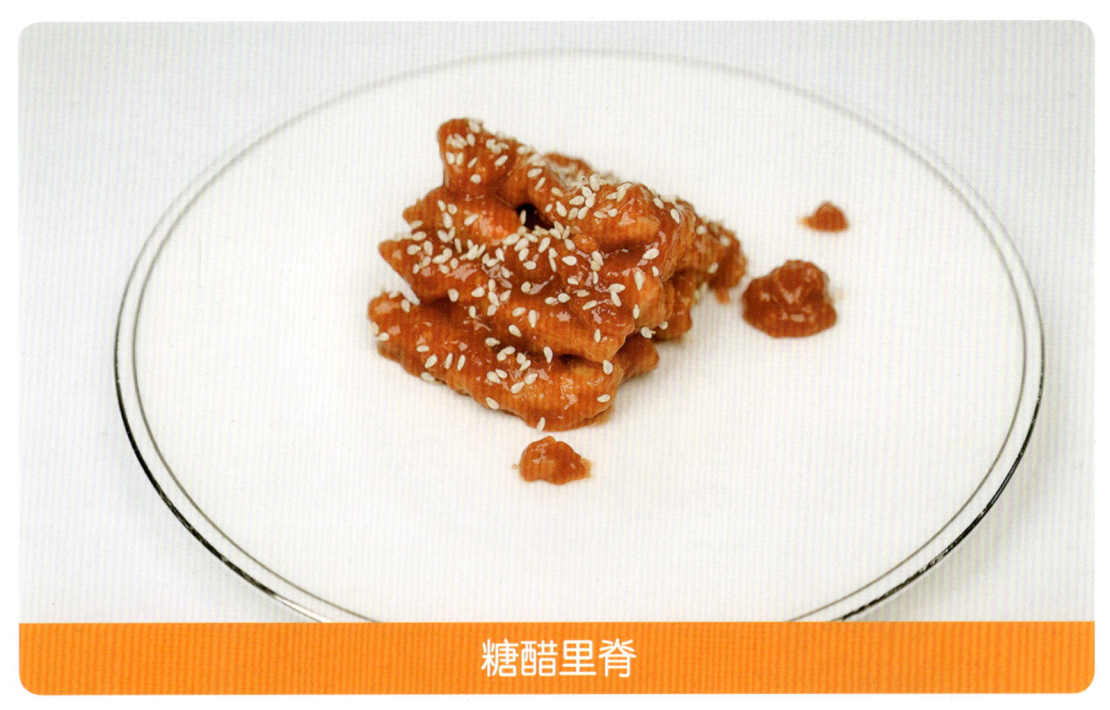

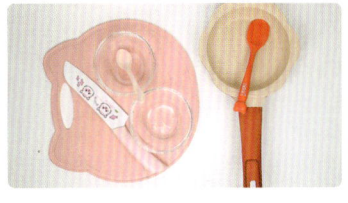

第七章　25至36月龄幼儿条块、球块状、营养餐食搭配制作

糖醋里脊

❶ 准备工具：菜板1个、菜刀1把、碗2个、奶锅1口、汤勺1把、炒勺1把。

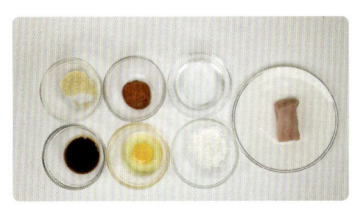

❷ 准备原材料：猪里脊肉150g、鸡蛋1个、番茄酱10g、白芝麻2g、淀粉15g、酱油8g、番茄酱5g、清水500g、淀粉5g。

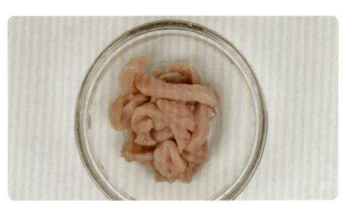

❸ 将里脊肉切成长6cm、宽0.6cm见方的条。

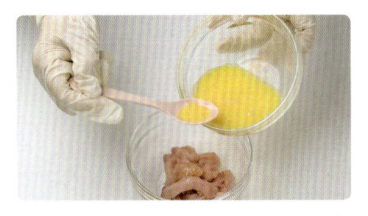

❹ 将打散的鸡蛋加入里脊肉条中抓匀。

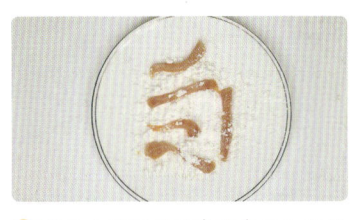

❺ 将裹上蛋液的里脊肉条放入淀粉中，均匀地裹上一层薄淀粉。

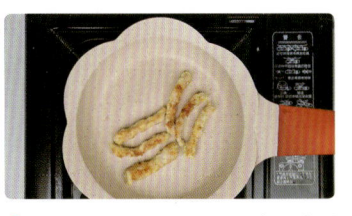

❻ 将锅置于火上，投入里脊肉条煎制表面微黄，出锅装盘待用。

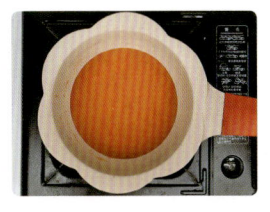

❼ 另起锅，加入清水500g、番茄酱5g、酱油8g、淀粉5g、煮制水沸。

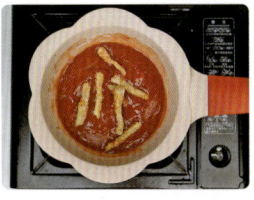

❽ 加入煎好的里脊肉条，收汁浓稠出锅装盘。

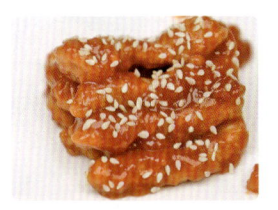

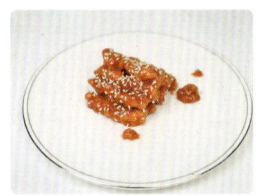

❾ 撒上白芝麻。

❿ 糖醋里脊制作完成。

咖喱鸡肉

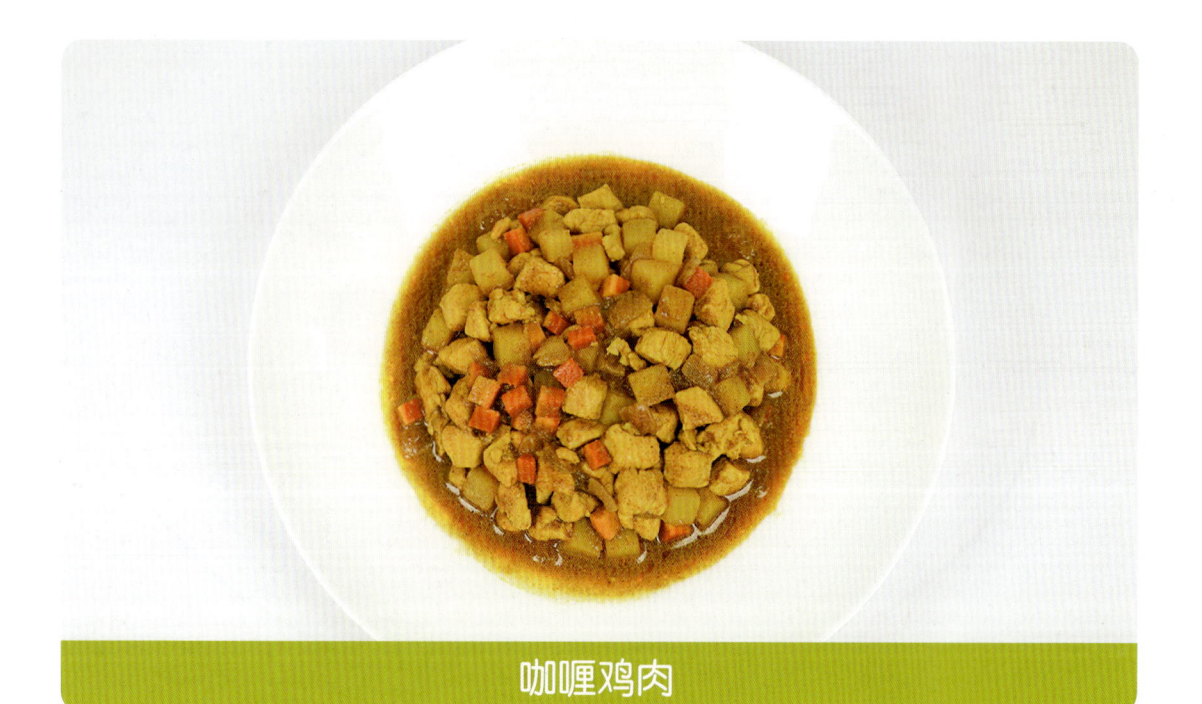

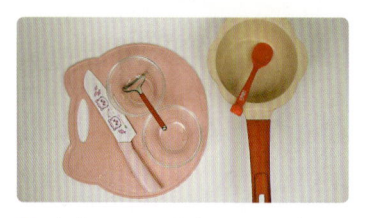

① 准备工具：菜板1个、菜刀1把、碗2个、刮皮刀1把、奶锅1口、炒勺1把。

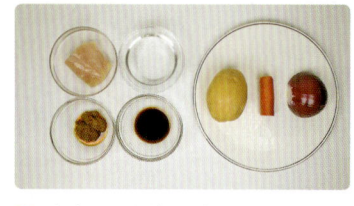

② 准备原材料：鸡肉100g、土豆20g、胡萝卜20g、洋葱15g、咖喱酱15g、洋葱8g、酱油5g、清水200g。

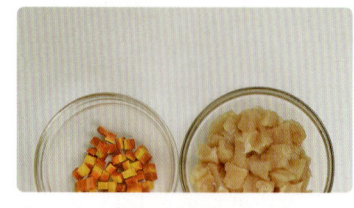

③ 将土豆切成1cm见方的丁，胡萝卜切成0.5cm见方的粒、鸡肉切成1cm见方的丁，洋葱改刀切成1cm见方的片。

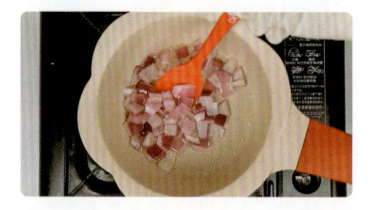

④ 净锅上火，加入洋葱爆香。

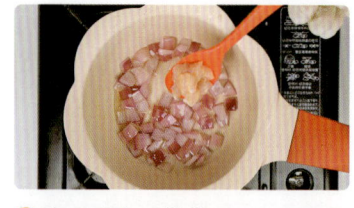

⑤ 加入鸡肉丁爆香。

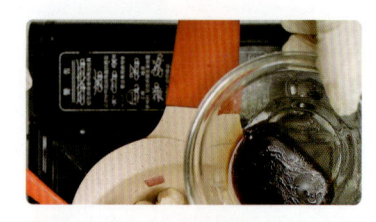

⑥ 加入酱油调色增香。

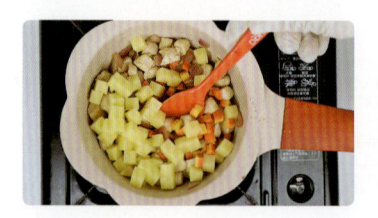

⑦ 加入土豆丁、胡萝卜粒、咖喱酱翻炒均匀。

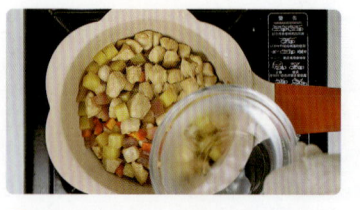

⑧ 加入清水大火煮制沸腾后，转小火焖制煮15分钟后再大火收汁至浓稠。

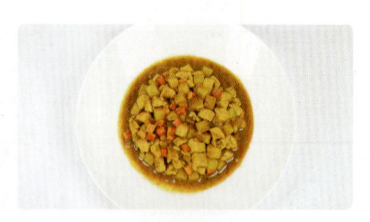

⑨ 咖喱鸡肉制作完成。

第七章 25至36月龄幼儿条块、球块状、营养餐食搭配制作

番茄土豆炖牛腩

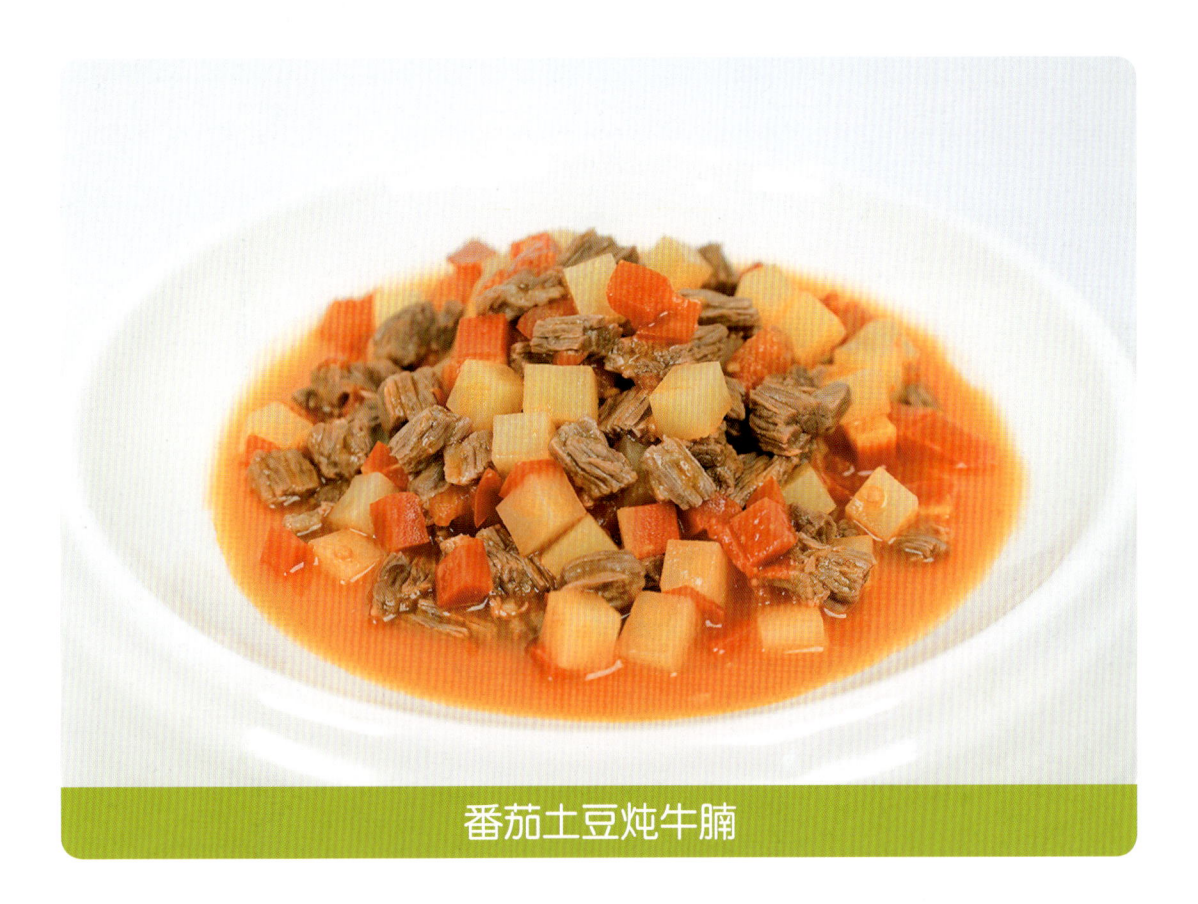

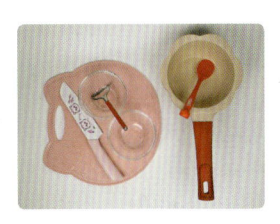

1. 准备工具：菜板1个、菜刀1把、碗2个、刮皮刀1把、奶锅1口、炒勺1把。
2. 准备原材料：牛肉100g、番茄10g、土豆10g、胡萝卜10g、葱5g、姜5g、清水500g。
3. 将牛肉、土豆、番茄切成1cm见方的丁，胡萝卜切成0.5cm见方的粒备用。
4. 在开水中加入牛肉，再加入姜、葱煮制沸腾后去浮沫，去渣捞出备用。
5. 在锅中加入土豆丁、胡萝卜丁爆香。
6. 加入牛肉丁、番茄翻炒均匀。
7. 加入水，大火煮沸后转小火焖煮30分钟。
8. 番茄土豆炖牛腩制作完成。

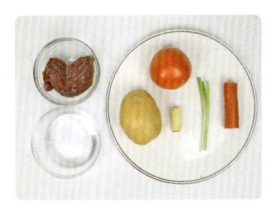

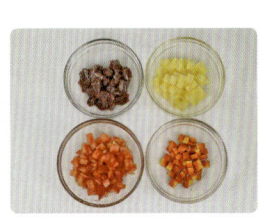

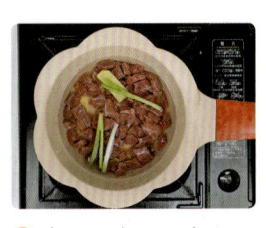

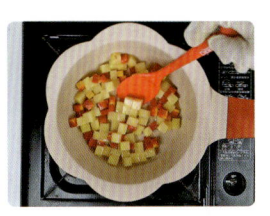

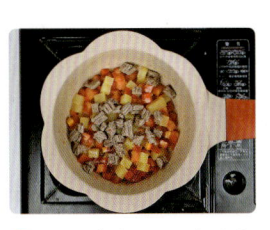

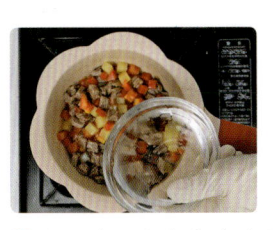

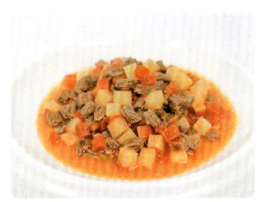

蒜香西兰花

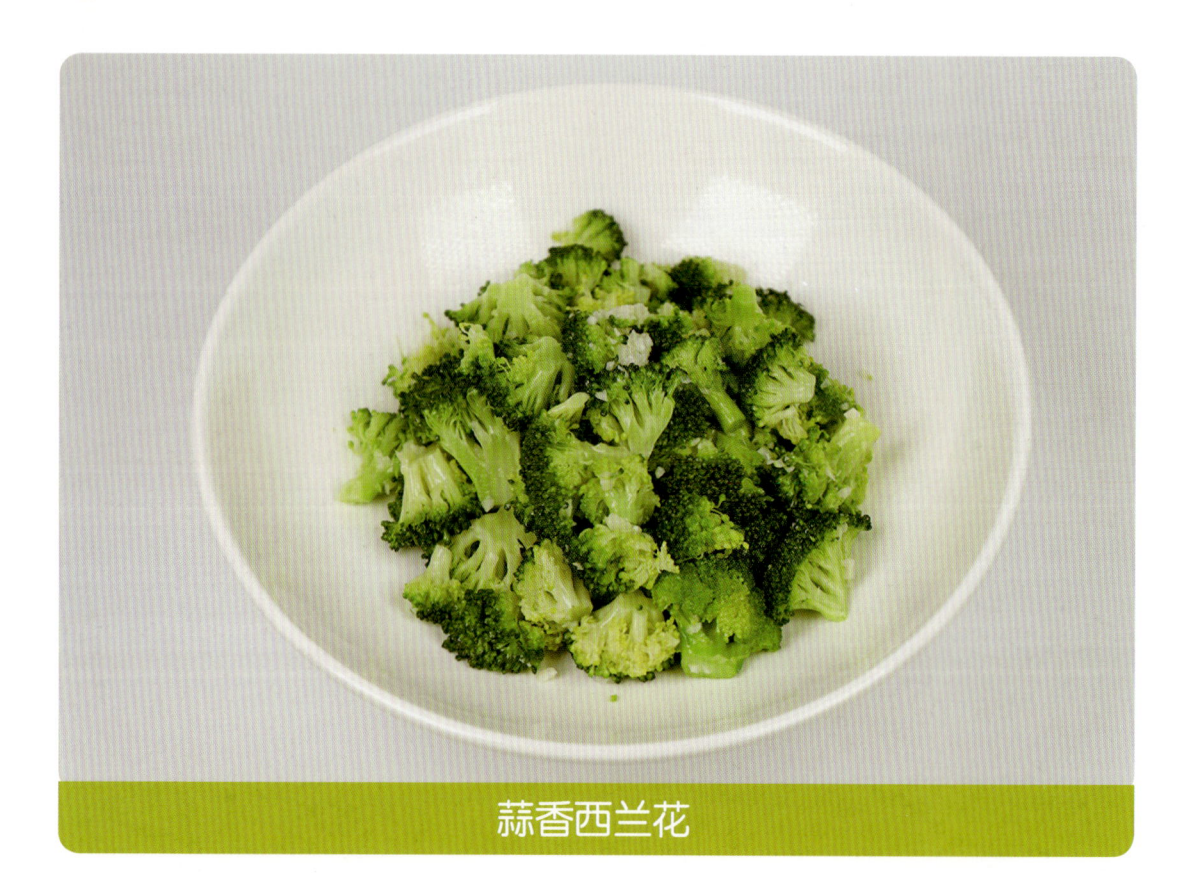

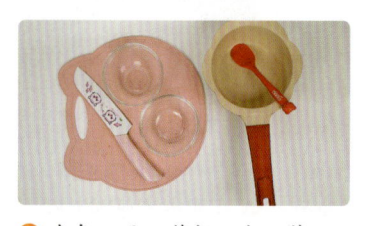

① 准备工具：菜板 1 个、菜刀 1 把、碗 2 个、奶锅 1 口、炒勺 1 把。

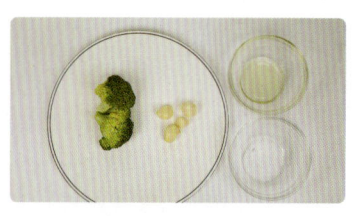

② 准备原材料：西兰花 100g、蒜 20g、辅食油 10g、盐 1g。

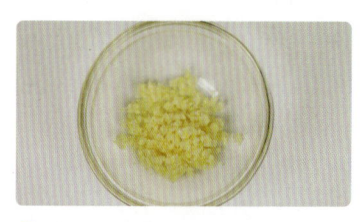

③ 将蒜切成米粒大小备用。

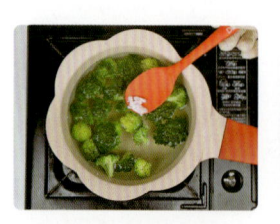

④ 将西兰花放入沸水中，加入盐，焯水。

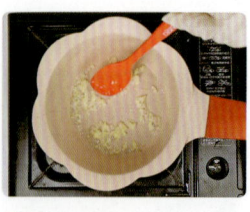

⑤ 净锅置于火上，加入蒜爆香。

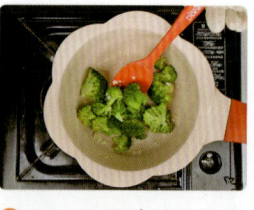

⑥ 加入西兰花炒熟，出香后装盘。

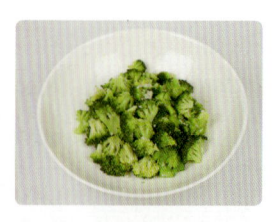

⑦ 蒜香西兰花制作完成。

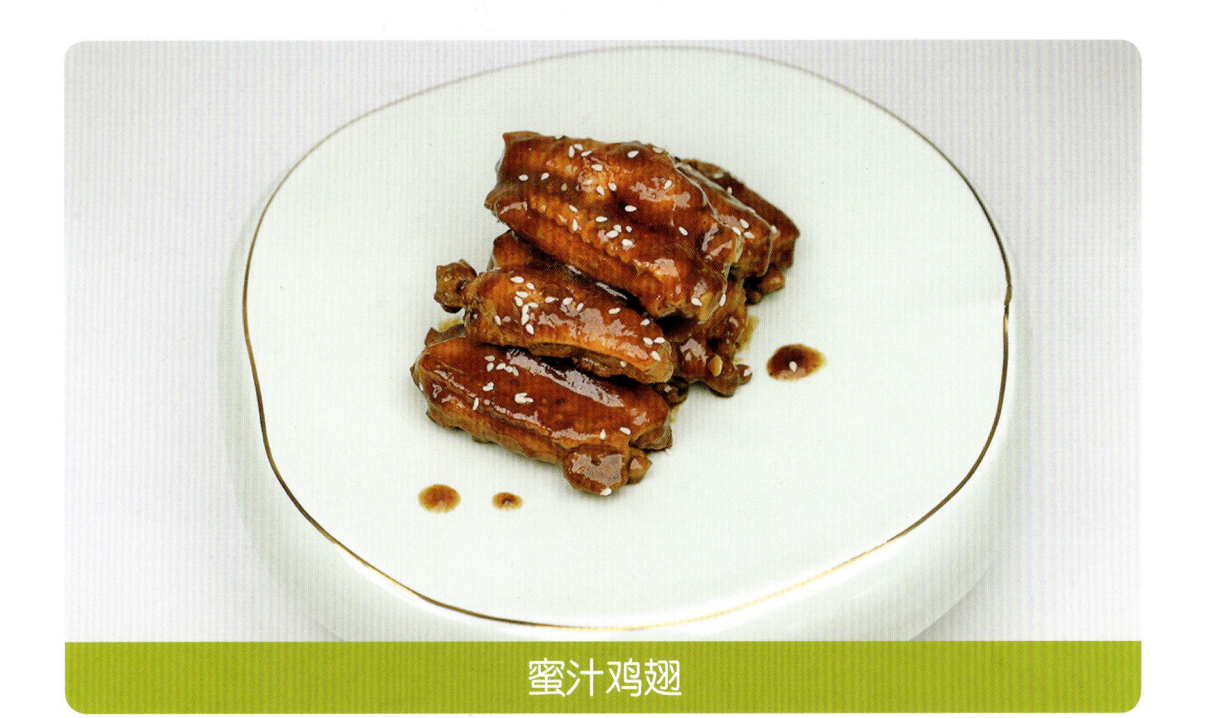

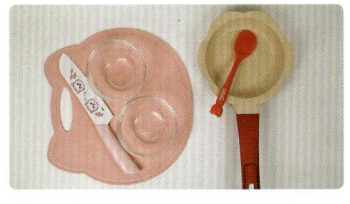

第七章 25至36月龄幼儿条块、球块状、营养餐食搭配制作　173

蜜汁鸡翅

❶ 准备工具：菜板1个、菜刀1把、碗2个、奶锅1口、炒勺1把。

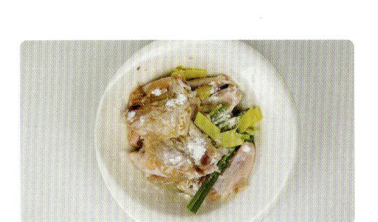

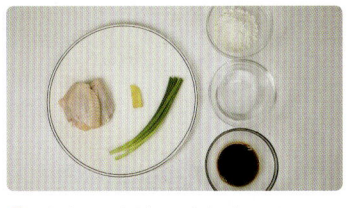

❷ 准备原材料：鸡翅中3个、玉米淀粉10g、小葱5g、姜片10g、酱油10g、辅食油10g、清水150g、白芝麻2g。

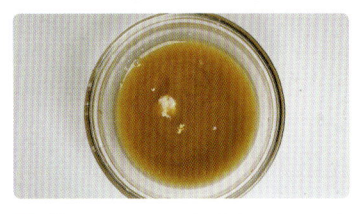

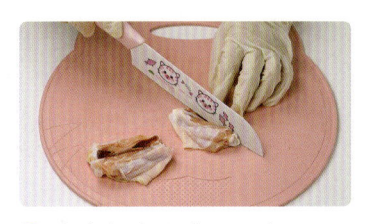

❸ 将鸡翅中洗净，从中间切开，装碗备用。

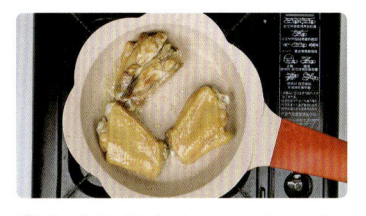

❹ 加入生姜、大葱、淀粉码味去腥。

❺ 酱油10g、玉米淀粉10g、清水150g调制成酱汁待用。

❻ 锅中加辅食油10g，加入鸡翅中煎制两面浅黄色。

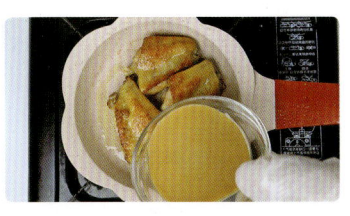

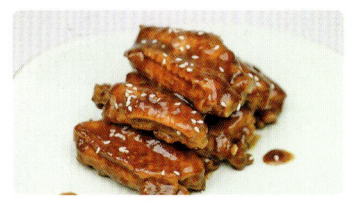

❼ 加入调制好的酱汁，大火煮沸。

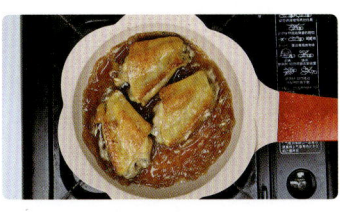

❽ 盖上盖子后转小火焖煮15分钟，再转大火收汁，出锅装盘。

❾ 撒上白芝麻。

营养套餐搭配视图 1

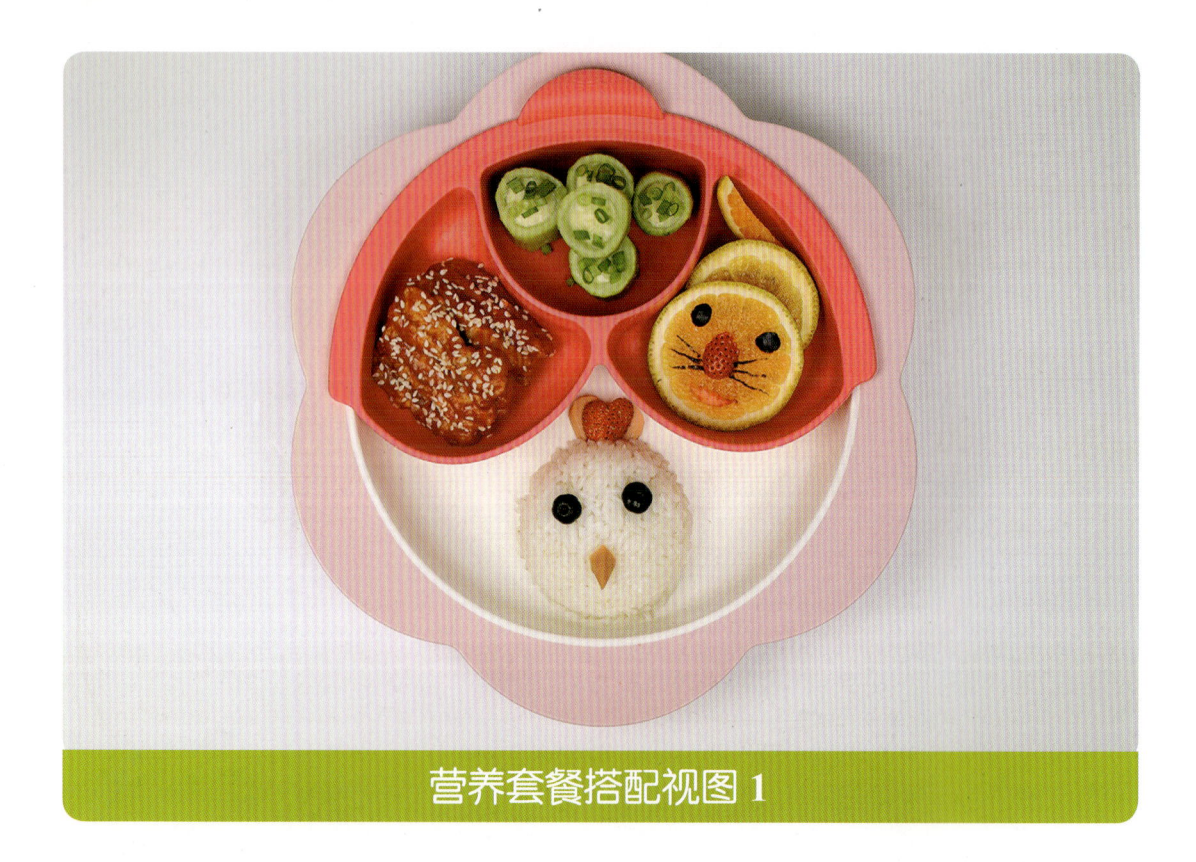

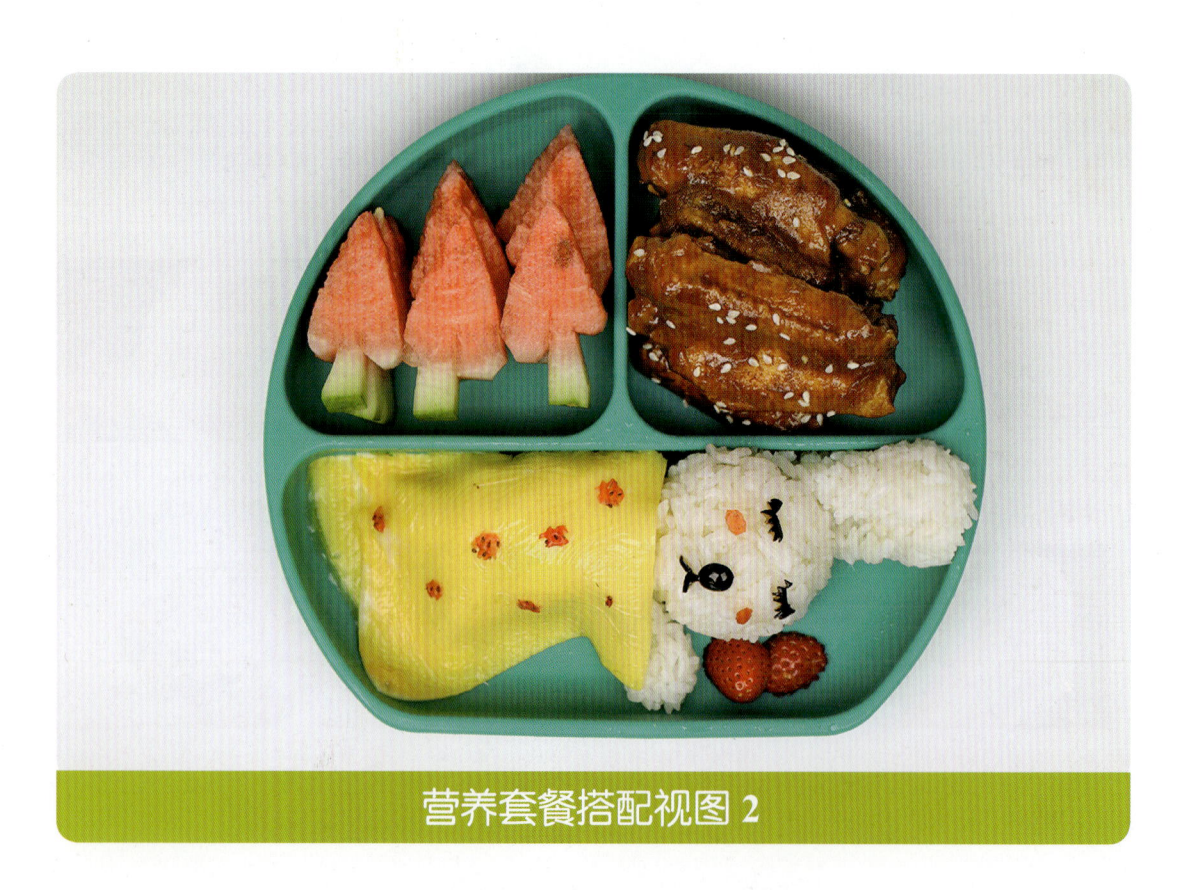

营养套餐搭配视图 2

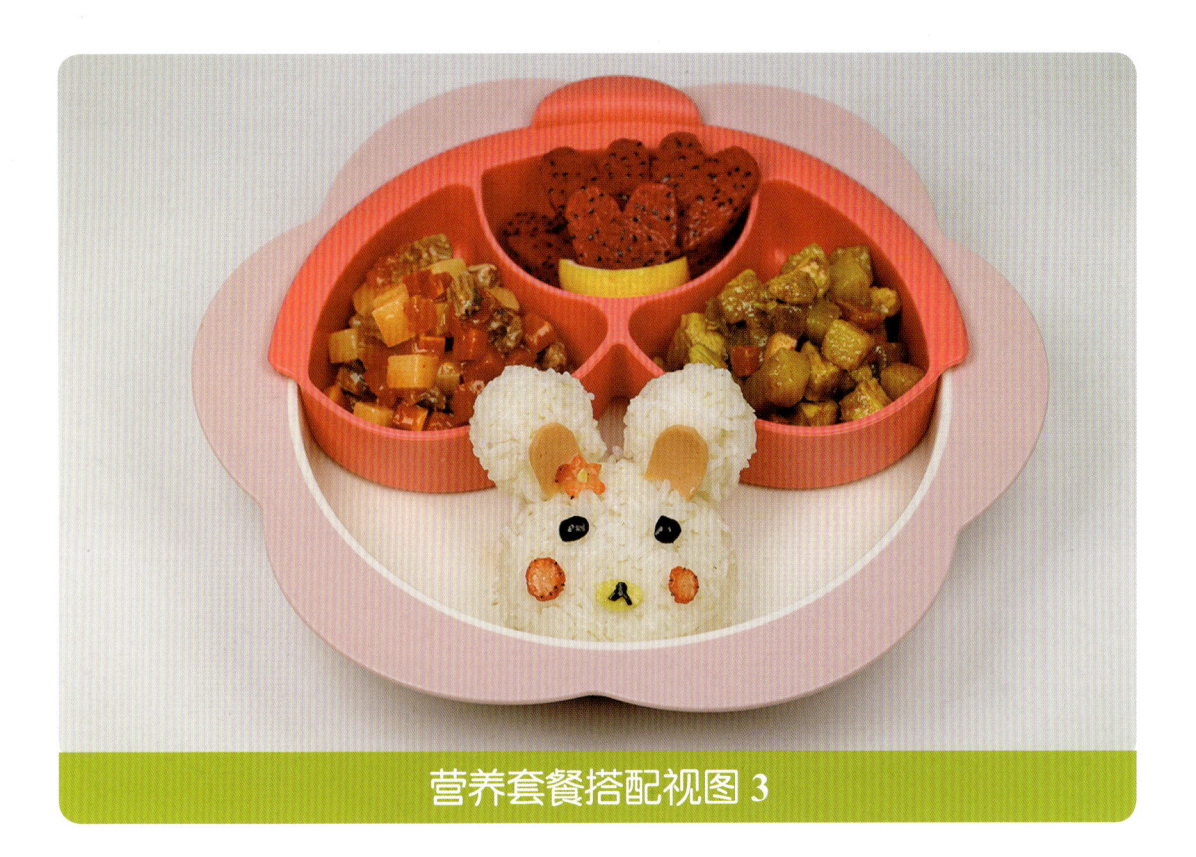

第七章 25至36月龄幼儿条块、球块状、营养餐食搭配制作

营养套餐搭配视图 3

参考文献

1. 张婷婷等. 婴幼儿营养与膳食指南. 北京：中国人民大学出版社，2022.
2. 李海芸，江琳. 婴幼儿营养与膳食指南. 2版. 北京：北京师范大学出版社，2020.

图书在版编目（CIP）数据

婴幼儿营养膳食/新东方烹饪教育组编. -- 北京：中国人民大学出版社，2022.11
　　ISBN 978-7-300-31196-8

　　Ⅰ. ①婴… Ⅱ. ①新… Ⅲ. ①婴幼儿－膳食营养－技术培训－教材 Ⅳ. ①R153.2

中国版本图书馆CIP数据核字（2022）第204415号

婴幼儿营养膳食
新东方烹饪教育　组编
Yingyouer Yingyang Shanshi

出版发行	中国人民大学出版社			
社　　址	北京中关村大街31号	邮政编码	100080	
电　　话	010-62511242（总编室）	010-62511770（质管部）		
	010-82501766（邮购部）	010-62514148（门市部）		
	010-62515195（发行公司）	010-62515275（盗版举报）		
网　　址	http://www.crup.com.cn			
经　　销	新华书店			
印　　刷	北京瑞禾彩色印刷有限公司			
规　　格	185 mm×260 mm　16开本	版　次	2022年11月第1版	
印　　张	12	印　次	2024年2月第2次印刷	
字　　数	248 000	定　价	49.00元	

版权所有　　侵权必究　　印装差错　　负责调换